ZAISHENGYU JISHU
FUWU ZHINAN

再生育技术
服务指南

主　编◎杨　丹　徐克惠
主　审◎陆　华
副主编◎朱明辉　邢爱耘
参　编◎（按姓氏汉语拼音排序）
　　　　杜　娟　贺　贞　李宁秀　吕　斌
　　　　谭　欣　田东梅　王英梅　杨　莉
　　　　杨速飞　岳焕勋　张　迅

 四川大学出版社

责任编辑:曾　鑫
责任校对:李金兰
封面设计:严春艳
责任印制:王　炜

图书在版编目(CIP)数据

再生育技术服务指南 / 杨丹，徐克惠主编. —成都：
四川大学出版社，2017.3
ISBN 978－7－5690－0446－5

Ⅰ.①再… Ⅱ.①杨… ②徐… Ⅲ.①优生优育－指
南 Ⅳ.①R169.1-62

中国版本图书馆 CIP 数据核字（2017）第 066037 号

书名　再生育技术服务指南

主　　编	杨　丹　徐克惠
出　　版	四川大学出版社
地　　址	成都市一环路南一段 24 号 (610065)
发　　行	四川大学出版社
书　　号	ISBN 978－7－5690－0446－5
印　　刷	郫县犀浦印刷厂
成品尺寸	130 mm×210 mm
印　　张	13.5
字　　数	312 千字
版　　次	2017 年 6 月第 1 版
印　　次	2017 年 6 月第 1 次印刷
定　　价	39.00 元

◆读者邮购本书，请与本社发行科联系。
电话:(028)85408408/(028)85401670/
(028)85408023 邮政编码:610065
◆本社图书如有印装质量问题，请
寄回出版社调换。
◆网址:http://www.scupress.net

前言

　　《再生育技术服务指南》是在总结四川"5·12"汶川特大地震灾害后再生育服务工作经验的基础上，由一批长期从事一线临床工作的专家撰写而成的工作指南。"5·12"汶川特大地震灾害后再生育服务工作面临了患者高龄比例大、健康状况复杂等困难，但仍取得了卓越的成效。总结和积累的经验，不仅有利于各种天灾人祸后失去子女夫妇的再生育服务工作，也有利于"全面二孩"政策后的再生育，尤其是为高龄妇女的再生育服务。

　　本书内容全面，覆盖了再生育服务的全程，包括围孕产期的心理准备与维护、孕前优生检查与生育指导、中止避孕措施、健康检查及生育力评估、影响生育力疾病的诊断与治疗、不孕症的诊断与治疗、辅助生殖技术的实施、孕期保健及监护规范、妊娠期常见异常的诊治、围分娩期保健及监护、新生儿保健、避孕方法的选择等内容。编写契合临床实际，内容条理清楚，尤其重视高龄妇女再生育的特殊性、通用性、科学性，可操作性强，是一本适用于基层医疗保健机构的技术服务指南，能为更好地开展生育健康全程服务，提高再生育服务技术水平提供参考。

　　本书编者均来自成都中医药大学四川大学。杨丹（成都中医药大学第二附属医院）、徐克惠（四川大学华西第二医院）担任主编，陆华（成都中医药大学附属医院）担任主审，朱明辉（成都中医药大学第二附属医院）、邢爱耘（四川大学华西第二医院）担任副主编。全书共十二章，其中：王英梅（四川大学）编写第一章；张迅（四川大学华西第二医院）编写第二章；岳焕勋（四川大学华西第二医院）编写第二章、第四章及第六章；杜娟（成都中医药大学第二临床医学院/第二附属医院）、杨丹编写第三章、第五章、第十二章；谭欣（成都中医药大学第二临床医学院/第二附属医院）、朱明辉编写第四章；吕斌（四川大学华西第二医院）、徐克惠编写第五章；田东梅（成都中医药大学第二临床医学院/第二附属医院）、朱明辉编写第六章；贺贞（成都中医药大学第二临床医学院/第二附属医院）编写第七章；邢爱耘编写第八章、第九章及第十章；杨速飞（四川大学华西第二医院）编写第十一章。

　　本书的编写得到了国家卫生计生委妇幼司的支持，它的出版将为基层从事妇幼保健计划生育技术服务的医务人员提供实用的指导，为要求再生育的夫妇生育健康子女提供有效的医学保障。

　　在本书编写过程中，国内许多专家给予了指导和帮助，在此特别致谢。书中存在的不足之处，敬请读者提出宝贵意见以便进一步完善。

《再生育技术服务指南》编写组

2016 年 12 月

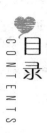

目录
CONTENTS

第一篇　再生育指导

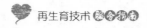

第四篇　辅助生殖技术的实施

第五篇　孕期和围分娩期保健及监护

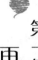

第一篇
再生育指导

围孕产期的心理准备与维护

第一节　心理维护在再生育服务中的目的和作用

　　再生育技术服务将帮助有再生育需求的家庭实现生育一个健康孩子的愿望，这些家庭包括符合再生育政策的要二孩的家庭或由于自然灾害或意外原因失去子女的家庭。客观上讲，再生育妇女多高龄，而且多有分娩史或已采用避孕措施多年（包括已做绝育手术）。有些需要终止避孕措施，如取出宫内节育器、接受输卵管或输精管再通术等，才能有妊娠的机会。在这种情况下的再生育，妊娠期病理因素增多，高龄孕产妇并发症及不良妊娠反应发生率明显增高。医学文献已表明，35岁女性生育能力仅为25岁时的一半，到40岁时下降至35岁的一半。即使怀孕，高龄妇女也是高危妊娠和胎儿染色体数目异常情况发生的因素。这些不利因素会加剧孕妇的心理紧张，进而导致神经功能和内分泌功能失调，将对孕期安全产生负面影响。

　　孕产妇精神心理因素与胎儿的生长发育存在着密不可分的内在联系，而其精神状态的好坏可直接影响胎儿的质量。除了对再生育妇女做心理干预外，在能保证安全分娩的前提下，我们还要考虑尽量提升孕妇的情绪健康和乐观水平，因为孕妇的情绪稳定状态直接关系到未来新生儿的人格要素和情绪水平。实践证明，通过实施心理干预，有助于降低孕产妇的焦虑、抑郁症状，使孕产妇处于最佳身心状态，促进正常分娩及母婴健康。为再生育家庭和孕产妇提供心理疏导可以有效减少孕期流产发生率，并大大提升新生儿的健康水平。因此从优生优育的角度看，再生育服务中的心理保健工作显得尤为紧迫和重要。

第二节　孕前心理准备

大量研究表明，女性怀孕期间的心理状态与情绪变化直接影响着体内胎儿的发育，影响着孩子成年后的心理素质和性格。由此看来，怀孕期间女性良好的心理状态不仅影响着孕妇，更重要的是对孩子有直接的影响。因此帮助孕妇及其家庭成员了解孕期可能产生的身心变化，在备孕期间做好充分的心理准备，是保障母子健康的基础。

一、备孕期妇女心理特点

焦虑和紧张是备孕期妇女的典型心理特点。尽管生育宝宝是家庭美好的期待，但是依然有很多备孕妈妈会对怀孕抱有焦虑、恐惧的心理。引起心理担忧的普遍问题主要有以下方面：自己无法成功怀孕、怀孕后行动不便、孩子是否健康、孕期并发症、产后没能力带好孩子、丈夫和家庭不能给予充分的支持等。经常处于焦虑状态中的孕产妇，会大大削弱自身的免疫力，很容易感染疾病，影响母子健康。

再生育妇女在备孕期间有时候还会出现极端情绪，甚至有些会有精神障碍的症状出现，例如，恐惧情绪扩张，明显表现出焦虑症的一系列症状；还有一些妇女出现入睡困难、多梦、噩梦、早醒等症状，乃至引发睡眠障碍；另有一些临床诊断为典型的抑郁症。这些都需要特别关注，需要及时进行心理干预，必要时则需要进行治疗。有研究表明孕期焦虑和抑郁症状对妊娠结局有明显的影响作用，可能引起流产、早产等并发症。在临床心理保健中要特别筛查和关注。

二、备孕期妇女心理保健

（一）消除和减缓焦虑和恐惧心理

通过心理调节消除对怀孕和分娩的恐惧心理，包括怀孕会使身材和容貌发生变化，害怕分娩生产时的疼痛，担心自己没能力带好孩子等恐惧情绪。因此要帮助备孕妇女尽早消除心理压力，使她们相信自己可以顺利度过孕期，生出的孩子会是健康的。

建议通过互联网的专业渠道组织备孕妈妈进行有效交流，或帮助她们在现实生活中结成孕产互助小组，促进交流和沟通，还可以定期组织妇产科医护专家对他们进行专业讲座，以消除和缓解焦虑和恐惧的心理。

（二）帮助待孕妇女保持乐观和平静的心态

通过讲座或一些科普的视频短片及心理辅导，帮助再生育妇女做好心理准备，以一种平和、自然的心境迎接怀孕和分娩的到来，以愉快、积极的态度对待孕期所发生的变化，坚信自己能够孕育健康的小生命，完成将孩子平安带到这个世界上的使命，引发做母亲的自豪感和自信心。

（三）做好临床心理诊断和筛查

如果在怀孕前经历过特殊心理创伤，比如有亲人去世或财物损失的备孕妇女，要对其特别关注，通过访谈了解其情绪和心理状态，确有抑郁症或焦虑症等明显精神障碍倾向的，要做进一步的临床诊断和心理治疗，待心理恢复到正常状态后，再做怀孕准备。

（四）做好家庭指导

为了迎接新生命的到来，再生育夫妻都要共同做好怀孕的精神准备。为了确保个人、家庭与孩子健康幸福，在计划要孩子之前，心理工作者要了解再生育夫妻的思想与内心状态，帮助双方进行必要的情感交流，尽可能相互理解、支持和帮助，建立家庭和谐的情感，共同参与怀孕前的准备。

三、温馨提示

准妈妈在备孕期间，心情要保持舒畅，不能计较太多，有困难的时候要敢于向别人求助。当心情不好、需要对别人倾诉的时候，心理工作者显得尤为重要，应与备孕妇女保持定期接触。另外丈夫的支持很重要，心理工作者要重点做夫妻共同的心理辅导，帮助备孕夫妇从心理和精神上做好如下的准备，包括：

（一）接受怀孕期特殊的变化　妻子形体变化、饮食变化、情绪变化、生活习惯变化以及对丈夫的依赖性的增加。

（二）接受未来生活空间的变化　小生命的诞生会

使夫妻双方生活空间和自由度较以前变小，往往会因此感到一时难以适应。

（三）接受未来情感的变化　无论夫妻哪一方，在孩子出生后都会自觉或不自觉地将自己的情感转移到孩子身上，从而使另一方感到不被重视。

（四）接受家庭责任与应尽义务的增加　怀孕的妻子需要丈夫的理解与体贴，尤其平时妻子可以做的体力劳动，在孕期大部分都会转移到丈夫身上；孩子出生后，夫妻双方对孩子的义务与对家庭的义务都在随着时间的迁移而增加。丈夫充分的心理准备可以帮助妻子顺利度过孕期的每一阶段，并为未来孩子的生长发育奠定坚实的基础。

（五）夫妻都要为怀孕做好充分的情感准备　从怀孕到做父母亲，产生的变化是人生经历的自然过程。因此无论是妻子还是丈夫，都要以合理、平和的心态接受这些自然的变化与过程。伴侣要及时沟通，共同警惕在每个过程或每个阶段可能发生的问题或矛盾，并及时处理解决，以健康的心理面对发生的一切，相互支持并顺利、安全地度过这个阶段。

建议夫妻双方计划怀孕前的三个月，共同进行适宜并合理的运动和体育锻炼，如慢跑、柔软体操、游泳、太极拳等，以提高各自的身体素质，为怀孕打下坚实的基础。

第三节　孕早期心理维护

孕早期是指受孕后的前三个月（即妊娠 12 周以内），又叫妊娠早期，这个时期是胚胎的形成阶段。此时期任何巨大的情绪波动或心理创伤都可能影响胚胎的正常发育，甚至引起早期流产或胎儿先天畸形，因此在此时期保证孕早期妇女的心理健康非常重要。

　　妊娠早期孕妇的焦虑水平明显高于妊娠中期。妊娠早期，孕妇对怀孕、分娩可能有不同程度的恐惧心理，且对顺利的妊娠过程缺乏自信。精神刺激在妊娠早期的伤害性最大，这是一个特别敏感的时期。因此，家庭成员要关心早孕妇女，尤其是丈夫应加倍体贴妻子，帮助孕妇摆脱妊娠反应的困扰，顺利渡过早孕阶段。

一、孕早期孕妇心理特点

　　在这一时期，由于早孕反应和内分泌激素变化，孕妇不仅身体出现了不适，心理反应也很强烈。如果情绪变化过大或不能尽快适应和接纳怀孕，可能会使孕吐反应加重，并出现体重减轻，甚至发生剧烈孕吐和其他反应。通常在孕早期会发生这样一些心理变化：

　　（1）情绪多变　经常处于矛盾、烦恼、抑郁、恐怖、焦虑和疑虑之中。

　　（2）敏感脆弱　原本很自信，遇事有主见，怀孕后却脆弱敏感，依赖性增强，爱激动、爱流泪是典型表现。

　　（3）担心过度　对怀孕虽然高兴，但对自己能否顺利孕育胎儿或胎儿是否正常总是持怀疑态度，特别是之前有因疾病子女病故经历后再次妊娠，会更加担心子女是否健康；对自己曾接触过某些不利因素担心不已，如放射线、电脑、装修、药物、宠物、病人等。

　　（4）紧张恐惧　对日后的生活感到茫然，为住房、收入、照料婴儿等问题担心，导致心理紧张。

（5）兴趣改变　开始注意观察小孩，如玩耍、游戏或喜欢听儿歌，对自己腹中的小生命越来越依恋，不知不觉中已逐渐产生母爱，并向胎儿输送。

（6）回避性生活　担心会伤害腹中的小生命，开始对性生活产生畏惧和回避心理，但有些人的性兴奋反而增强了。

（7）食物变化　由于孕早期的孕吐反应，孕妇会对某些食物出现爱好或厌恶等明显改变的现象，如以前并不喜欢吃的食物，现在却非常喜爱。

二、孕早期心理保健

孕早期心理保健的目的，是帮助孕妇逐渐接受妊娠，从心理上适应并接受怀孕之事，以新生命为契机看到生活的新希望，重新找到为人母的心理感觉及准备。其实孕妈妈自己就是最好的心理医生，只要帮助她们学会采取积极的心理暗示和适当的调节方法，很多心理问题就能迎刃而解。

以下几点可以作为给她们的建议：孕妇需经常告诉自己不要斤斤计较，遇到不顺心的事情不要钻牛角尖，让自己保持好心情；适当转移情绪，当心里出现担心、紧张、抑郁或烦闷的情绪时，去做些高兴或喜欢的事，如浇花、听音乐、阅读或郊游等；广交好友，充分享受与他们在一起的快乐，让他们的良好情绪感染自己；改变形象，换个发型，买件新衣服，改变沮丧的心情；漫步排遣，可去林荫大道、公园、江边、田野散步；不看有恶性刺激的电影与电视，以免引起情绪波动；减轻孕吐反应，早晨可先吃一些饼干或点心，半小时后再起床；无论呕吐轻重，都不用太紧张，多吃清淡可口的蔬菜水果，以少食多餐为好，可做深呼吸缓解呕吐，反应重可以找医生治疗；如果仍旧不能缓解紧张，及时联系心理医生。

医学研究证实，母亲和胎儿之间是由血液中的化学物质沟通的。当孕妇情绪发生变化时，会分泌出不同的化学物质，这些物质可以通过脐带或优或劣地影响胎儿。怀孕早期正是胎儿的器官组织高度分化和形成期，如果孕妇心理反应强烈，经常处于紧张不安、疑虑敏感等不良情绪中，就会严重地影响胎儿发育，因此进行心理保健是非常必要的。针对一些孕早期的具体困惑，心理工作者务必及时给予孕妇以下建议：

（1）多咨询和交流　如果出现一些不利于胎儿的因素，如服药、发烧或被病菌感染，使孕妇对胎儿发育非常担心，不妨建议孕妇多去求教专家，以消除不必要的担心。必要时去做一些化验，如弓形虫检查或取绒毛、羊水做染色体检查，也可找心理医生咨询疏导。

（2）营造良好环境　良好的生活环境，会给孕妇带来愉悦心情。帮助孕妇营造一个雅静、整洁、柔和的家庭环境，可据孕妇自己喜好重新布置家庭环境，也可摆放一些色彩鲜艳、气味清香的花草或盆景，播放一些优美动听的轻音乐，让自己一进入房间就感到轻松愉快和精神放松。

（3）转移情绪　生活中难免遇到不顺心或不愉快的事，如与人产生冲突或意见不合等，应帮助孕妇学会进行自我调节。转移注意力是一种非常有效的调节方法，遇到情绪不良应马上去做能使自己高兴起来的事，如换个发型、买件新衣服、洗个温水浴、外出散散步、找人倾诉宣泄等，把自己的不良情绪宣泄或排遣出去。

（4）健康饮食　情绪不佳时，避免过多进食巧克力、甜食、肉和鱼等食物，这些食物会促使血液中的儿茶酚胺水平增高，加重烦躁、忧郁等消极情绪。此时应多吃水果和时令蔬菜，例如香蕉、苹果等。

三、温馨提示

心理工作者要帮助孕妇的丈夫和家人建立心理保健的意识，在家庭中要多关心孕妇，帮助孕妇顺利度过第一心理妊娠期。对于孕妇的嗔怪或喜怒无常不要较真，尽量多包容，以免孕妇受到不良刺激。特别是孕吐反应较重时，要积极帮助其缓解症状，并给予生活上的细心照料。

第四节　孕中期心理维护

一、孕中期孕妇心理特点

进入妊娠中期以后，孕妇体内已经形成了适应胎儿生长的新平衡，孕吐等不适反应消失，孕妇的情绪也变得相对稳定。孕中期孕妇的心理状况相对安定，其保健的重点应在于通过生活、工作和休息的适当搭配，使身体上保持健康状态，从而保证和促进良好的心理状态。

二、孕中期心理保健

孕中期孕妇在心理保健方面，应注意以下问题：
（1）恐惧心理　虽然孕中期距分娩时间尚有一段距离，孕妇还是感到压力很大。有些孕妇开始感到惶恐不安。鼓励孕妇学习一些分娩的知识和技巧，鼓励孕妇和家人一起为未出世的宝宝准备一些必需品，能使孕妇心情好转，使孕妇从对分娩的恐惧变为正常的期盼。

（2）放松心理 身体状况的改善，可能会导致精神上的松懈，有些孕妇在这个阶段会大吃大喝，无所顾忌。但是，对于再生育的高龄孕妇来说，孕中期并不一定就平安无事，例如，怀孕会造成各个系统的负担，可能加重原有的心脏、肾脏、肝脏等疾病的病情；孕中期也可能会出现各种病理状况，如妊娠高血压综合征、贫血、妊娠期糖尿病等。如果过度放松对身体状况的注意，或不按时到医院接受检查，不注意监测胎心，很可能会导致不良后果。因此务必提示孕妇要按时进行正规产检。

（3）依赖心理 孕中期妇女适当做一些工作，并参加一些平缓的运动是有益的。但有些孕妇因体形显露而不愿活动，每天无所事事，凡事都由别人包办。从心理角度看，长久的空闲不易获得价值感和被重视感，反而易引起心理上的郁闷、压抑、孤独，这对胎儿是不利的。医学界认为，孕期适当的劳动可以增强孕妇的肌肉力量，对分娩有一定帮助。所以，孕妇可以从事一些家务劳动，如果没有异常情况，孕中期可正常上班，保持正常的作息和正常的人际交往，这样对于改善心理状态大有益处。

三、温馨提示

保持心情愉悦是这一孕期生活的心理保健目标。专家在对怀孕 18～32 周的孕妇进行的研究中发现，沮丧和焦虑程度高的孕妇，生下的孩子在 4 岁左右就会出现不同程度的行为和情绪问题，如过度活跃、无法集中精力等，发生率是正常人的 2～3 倍。由此有人推断，焦虑和沮丧情绪使孕妇的内分泌系统发生了异常，因此对胎儿的大脑发育造成了不良影响，增加了孩子在未来的发育过程中的异常概率。

在这一时期，孕妇的身体和心理都处于相对平稳的状态，可建议孕妇利用这个时间段购置新生儿用品，布置新生儿的生活空间，安排好产褥期的人、财、物，为孩子出生后的生活做必要的准备，为孩子起名等，让孕妇的生活充满希望。

第五节　孕晚期心理保健

一、孕晚期孕妇心理特点

处于妊娠晚期的孕妇，其焦虑水平又明显高于妊娠中期。妊娠晚期胎儿迅速生长发育，孕妇身体行动越来越不便，心理负担也会加重，害怕分娩时疼痛、出血多，害怕难产，担忧新生儿的健康等，均可能造成孕妇巨大的心理压力。

过度焦虑和抑郁可能影响妊娠，甚至影响分娩过程。焦虑紧张的孕妇痛阈会相对下降，从而对疼痛的耐受降低，对疼痛反应敏感，在分娩过程中会出现宫缩痛较早（假性宫缩）的情况，且疼痛程度相对较重，使孕妇不能耐受宫缩痛而出现哭闹、耗费体力，影响子宫收缩力。孕妇不良情绪还可引起交感神经－肾上腺系统的兴奋，导致儿茶酚胺的大量释放，血管紧张素增加，肌肉紧张导致外周动脉血流阻力增大，血压升高，胎儿因缺血、缺氧导致宫内窘迫。若不能调整心理状态，对孕产妇、胎儿、新生儿均十分不利。

二、孕晚期心理保健

（一）克服恐惧

克服恐惧最好的办法是鼓励孕妇和丈夫一起去医院或孕妇学校，了解相关医学知识，了解分娩全过程以及可能出现的情况，了解分娩时怎样配合，学习进行分娩前相关训练。这些对减轻孕妇的心理压力，解除心理负担大有帮助。

（二）做好准备

指导孕妇积极去做孕晚期检查，特别是临近预产期时，要求其丈夫应减少应酬，留尽量多的时间陪伴孕妇，使孕妇心中有所依托。让孕妇感到家人及医生为自己做了大量的工作，并对意外情况也有所考虑，使孕妇心中有底。

（三）转移注意力

指导孕妇根据兴趣酌情做一些转移注意力的事，如编织、散步、书画、摄影、文艺欣赏、娱乐、听优美的轻音乐、近郊旅游、参加集体活动、欣赏美景等。这些方法都可稳定孕妇的情绪，减少产前忧虑和紧张。

（四）语言暗示

对于充满恐惧和紧张的孕妇，可教其经常对自己说正向的语言，如："分娩的疼痛是可以忍受的"，或"我的骨盆宽，顺利分娩没问题"，或"我很健康，生宝宝时肯定有力"，或"分娩是会疼痛，但是是分娩的正常现象，别人行我也行！""分娩是做母亲的本能，我也可以！""我学会了呼吸的配合，了解分娩的过程，没问题！"等。

（五）宣泄紧张

通过心理工作者的指导和反复练习，保证当孕妇感到内心焦虑和紧张时，其家人能够做到耐心倾听，让其有机会宣泄。家人只需要倾听，并不需要给以太多安抚或解释。倾听，是使孕妇的情绪得到抚慰和安定的最好方式。

（六）适度运动

孕晚期要适量运动，而此时期最适宜的运动是散步。散步有利于促进血液循环和神经调节，可安定孕妇的神经系统，放松紧张与焦虑的心态，调整精神，并为分娩做好身心准备。

三、温馨提示

科学指导孕产妇通过呼吸调节缓解紧张，在紧张时，做三个深呼吸，让头脑冷静下来，逐渐平稳情绪。倡导自然分娩，学习自然生产的呼吸法；倡导母乳喂养，学习母乳喂养的知识和方法。

如果孕妇无意外或身体不适，不宜提早入院。因为入院后有很多外界因素都可能会影响孕妇的情绪，例如入院后较长时间不临产，会使孕妇产生紧迫感，尤其看到有人分娩，对她们的心理也是一种刺激。因此，除非医生建议提前住院，应在家中安心等待分娩。

第六节　产褥期心理保健

一、产妇心理特点

（一）情绪问题

因为产妇产后身体内的雌激素和孕激素水平下降，与情绪活动有关的儿茶酚胺分泌减少，体内的内分泌调节处在不平衡状态，所以其情绪很不稳定。据统计，有50%～70%的妇女在产后三天会产生抑郁现象，表现为精神沮丧、焦虑不安、失眠、食欲不振、易激动、注意力和记忆力减退等。其中有部分产妇由于家庭支持不够和心理健康意识和心理保健不及时，严重时发展成产后抑郁症，甚至引发自杀或伤害婴儿等严重事件。

（二）意识片面

产妇经过十月怀胎的辛苦和分娩时痛苦折磨之后，亲眼看到自己期待已久的婴儿后，做妈妈的幸福感便会油然而生；但分娩时巨大的体力消耗，使产妇倍感辛劳。由于这两种感觉占据了主导地位，掩盖了一些身体出现的不良现象，若产妇不能及时发觉和诊治，会导致产生产后各种并发症。

（三）禁忌心理

这种心理在农村产妇中尤为显著，由于受传统习俗和产妇营养卫生知识的缺乏的影响，有些产妇在饮食上往往沿袭传统的做法，忌这忌那，这种片面的传统饮食习惯和生活习俗，造成了一些产妇食欲不振、微量元素缺乏、缺铁性贫血、乳量不足等现象。

（四）依赖心理

产妇由于分娩时巨大的体力消耗，产后非常疲劳，体质比较虚弱，强调产妇的充分休息固然重要，但并不意味着完全不活动。许多的产妇按照我国的传统的习惯，产后静养不活动，整天躺在床上，这会使产妇形成依赖与懒惰的心理；更有甚者在产后最初几天不坐起来吃饭，而让家人一口一口地喂饭。由于长期平卧姿势，使松弛的子宫韧带得不到恢复，从而造成子宫后位，以至产后腰痛等，精神状态也不易振作，表现萎靡。

（五）失望心理

由于受家庭环境以及传统观念的影响，有些地方的产妇对生育男婴比较满意，生育女婴则快快不乐，思想压力较大，怕丈夫公婆嫌弃。有的产妇自身也有重男轻女思想，而表现出对女婴的嫌弃和失望心理。

（六）母乳喂养心理障碍

由于对母乳喂养的认识不足，有些产妇会产生母乳喂养的心理障碍，表现在以下几个方面：认为哺乳会影响体型，个别产妇为了保持体形美而不哺乳；孕妇对初乳的价值认识不足，认为初乳又黄又稠不干净，吸出后弃之；对纠正乳头凹陷缺乏耐心，致使部分婴儿得不到初乳和纯母乳喂养。

二、产褥期心理保健

许多人认为在顺利生产后心理护理已经完成，其实不然。胎儿娩出后可引起产妇的情绪激动，表现为沮丧或兴奋。这两种情绪都可能影响其子宫收缩，导致宫缩乏力或大出血。此期间产妇要按时按摩子宫，增强子宫收缩力，预防产后出血，另一方面要对产妇进行心理安慰，叮嘱其不要过分激动，同时母婴进行早接触、早吸吮，以促进子宫收缩及加深母子感情，预防产后出血及其他并发症。对于饮食、休息，哺育新生儿的方法，医生要给予一定的指导，鼓励孕妇及家人很好地完成抚育下一代的任务。

在分娩前要医生了解产妇的精神状态，鼓励产妇通过看书、听讲座、看录像等方式，宣传妊娠、生育、育儿知识，介绍分娩知识和分娩过程，使产妇认识到分娩的生理过程，帮助产妇以积极心态迎接即将到来的分娩，消除紧张、恐惧的消极情绪；帮助产妇进入角色，教会她们科学护理婴儿的一般知识和技能，讲述母乳喂养的优点，及时进行母乳喂养的指导并促进哺乳母亲间的相互交流；加强家庭支持，对产妇的家庭成员进行有关心理卫生方面的宣教，做好家庭成员间的相互沟通，建立温馨的家庭氛围，关心产妇的心理感受，对刺激产妇情绪的敏感问题应尽力避免。

心理工作者要特别注意充分利用各种渠道宣传产后抑郁症的防治知识，提高社区孕妇的自我保健意识，自觉采用有利于健康的行为和生活方式，对于可能出现的心理问题，要给予足够重视，主动寻求社会团体的帮助，教会产妇及家人及时进行心理调适，降低产后抑郁发生水平，提高产褥期的生活质量。

三、温馨提示

产妇要合理膳食。产妇应根据自己的体质，结合中医的指导，给予自己合理的膳食调适，吃当季的蔬菜，保持大便通畅。注意和积极阳光的人在一起，听积极向上的音乐，避免接受消极的话语；家庭活动温馨积极，与家人和谐相处；确保每天睡前给自己一个积极向上的暗示语。

新生儿家庭要给予产妇足够的理解和关爱，尤其是丈夫要多体贴、多倾听，避免产后抑郁症和家庭矛盾的发生。

心理工作者和志愿者对产妇的陪伴也很重要。应通过交谈、疏导、抚慰等方式，减轻产妇的焦虑、抑郁情绪，促进其正常饮食，保证其充分的睡眠时间。要充分把握产妇的心理状态，以和蔼可亲、理解同情的态度，体贴入微地对孕产妇做好安慰和鼓励，讲解焦虑、抑郁等不良情绪对新生儿的不良影响，采用认识疗法、松弛技术等帮助产妇学会评估自己的潜能。对家庭关系较为紧张的产妇应给予家庭指导，并帮助产妇做心理疏导，教会她学会自我放松，进行自我情绪调节。

心理保健可使孕妇达到最佳的心理状态，能充分调动孕妇的主动性，使她们积极配合医护人员的检查、治疗和护理，使她们在妊娠期间精神愉快，分娩时信心十足，产褥期能够舒心调养和哺乳。对孕妇加强孕期心理保健及健康宣教，宜采用通俗易懂的语言向她们讲明受孕、妊娠、分娩的过程和妊娠时的内分泌变化。同孕妇交流时要因人而异，要有针对性，表达语言要有科学性、安慰性、鼓励性，从而提高孕产妇心理承受能力，使其保持平和乐观的心态。

再生育的妇女在产前、产后，因年龄、文化、经济状况、生育经历等的不同，所产生的心理变化也不相同。胎儿的发育情况、流产、早产、难产、产程延长、宫缩异常、产后大出血、产后泌乳等情况，都与妊娠、分娩时的心理状况有关。因此，做好再生育孕妇的心理护理非常重要。在产前、产时、产后对产妇进行心理护理，以人为本，实行人性化服务，减轻、消除一切不良因素，这对母婴安全、家庭幸福、社会稳定有着重要的意义。

虽然孕产期妇女在备孕期、孕早期、孕中期、孕晚期和产褥期的心理状态不同，需要针对的问题和使用的心理保健方法不同，但每个时期都有一个共同的心理特点，就是焦虑和恐惧。因此，在整个孕产心理保健的工作过程中，减缓再生育妇女的焦虑和恐惧情绪是贯穿始终的。另外，由于大部分孕产期妇女的心理问题具有同质性，提倡在医院或者社区多以团体辅导的形式开展心理保健工作，这在提高心理工作效率和促进孕产妇之间交流和互助方面可以起到非常好的效果。

（王英梅）

第 二 章
孕前优生检查与生育指导

第一节　孕前优生检查的意义

　　孕前优生检查是以提高出生人口素质、减少出生缺陷和先天残疾发生为宗旨，为准备怀孕的夫妻提供孕前优生健康教育、孕前健康状况检查与评估、孕前健康咨询与指导为主要内容的孕前保健服务。孕前保健是孕期保健的前提。孕前保健是出生缺陷一级预防的重要手段，也是出生缺陷预防的关键环节。各级医疗保健机构应逐步提供规范化、系统化孕前保健服务。2007 年卫生部出台了《孕前保健服务工作规范（试行）》，2010年国家人口计生委也出台了《国家免费孕前优生健康检查项目试点工作技术服务规范（试行）》，用于指导各级医疗保健机构和计划生育技术服务机构为计划怀孕的夫妻提供孕前保健技术服务。针对再生育对象的孕前优生检查有着更特殊的意义。再生育对象与一般准备生育的人群不一样，再生育对象一般为曾经生育过孩子，但由于自然灾害、意外事故、疾病等原因失去了子女而需要再次生育。他们在年龄、身体、生理、心理以及家族遗传等方面，都可能不同程度地存在不利于优生的状况。

对再生育对象在怀孕前进行优生检查，发现存在的不利因素，提前进行预防和生育指导，是保证再生育对象能够生育一个健康的孩子重要的和有效的措施。

第二节　孕前优生检查的程序

一、孕前优生检查的对象和检查时间

（一）孕前优生检查的对象

1. 所有计划怀孕的夫妻都应该在怀孕前进行孕前优生检查。

2. 符合国家免费孕前优生健康检查的对象，可以享受免费孕前优生检查。

3. 符合相关政策的再生育对象，可以享受免费孕前优生检查。

（二）孕前优生检查的时间

1. 孕前优生健康教育是一项长期的、持续性的工作，没有时间限制。但对计划怀孕的夫妇，至少应该在计划怀孕 4~6 个月前接受一次孕前优生健康教育。

2. 孕前优生检查、健康状况评估、咨询指导最好应该在计划怀孕前 4~6 个月进行。

3. 孕前优生检查后如果超过半年没有怀孕，建议应当重新进行相关咨询和检查。

（三）提供孕前优生检查的机构

1. 所有具有产科技术服务的医疗保健机构，都有义务提供孕前优生检查技术服务。

2. 国家免费孕前优生健康检查由指定的医疗保健

及计划生育服务机构提供孕前优生检查技术服务。

二、孕前优生检查基本流程

孕前优生检查基本流程如图 2-1 所示。

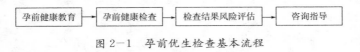

图 2-1 孕前优生检查基本流程

三、孕前优生检查风险评估流程

孕前优生检查风险评估流程如图 2-2 所示。

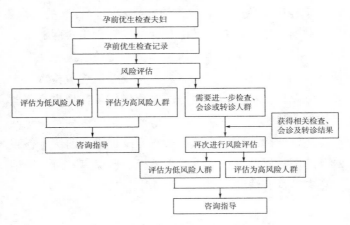

图 2-2 孕前优生检查风险评估流程

四、知情同意

孕前优生检查的医学伦理学原则包括：尊重自主，知情同意；趋利避害，有利母儿；保守秘密，尊重隐私；遵守法规，社会公益；伦理监督，权益保护。其核

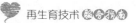

心是尊重受检者的自主权或知情同意权。知情同意权，是指有行为能力的受检者在充分知晓孕前优生检查有关的信息并充分理解这些信息后，在没有任何外力胁迫或诱导下，自由自愿地做出参与或不参与孕前优生检查的决定。知情同意不是例行手续，更不是医生推诿责任的手段。

知情同意的要点：信息的充分告知、信息的完全理解、受检者的自由意志与自愿。其内涵包括：有行为能力的受检者在充分知晓与所接受的孕前优生检查的相关信息并充分理解这些信息后，在没有任何外力胁迫或诱导下，自由自愿地做出接受或不接受检查的决定。知情的对象：接受孕前优生检查的夫妻双方。告知的对象：提供孕前优生检查服务的医疗保健及计划生育服务机构的医务人员。知情过程：医务人员对受检者进行一对一知情告知。知情同意书的签署：接受孕前优生检查的夫妻双方及提供优生检查服务的医疗保健及计划生育服务机构的首诊医生负责签署。知情同意书的保存：一式两份，接受孕前优生检查的夫妻双方及提供孕前优生检查服务的医疗保健及计划生育服务机构各保存一份。知情同意书是具有法律效力的医学文书。

第三节 孕前优生检查的内容

孕前优生检查主要包括优生健康教育、病史询问、体格检查、临床实验室检查、影像学检查、风险评估和咨询指导等内容。

一、孕前优生健康教育

（一）孕前健康教育的形式

孕前健康教育虽然重点时限是在怀孕前，但实际上它是一项长期和持续的工作，使计划妊娠的夫妇早一点知晓和掌握相关优生的知识，避免在计划怀孕时，发生不可逆的生育影响。在怀孕前，孕前健康教育可以通过多种方式向计划怀孕夫妇宣传优生科学知识，增强出生缺陷预防意识，树立"健康饮食、健康行为、健康环境、健康父母、健康婴儿"的预防观念。与计划怀孕夫妇充分沟通，了解需求，建立良好人际关系。积极引导夫妇接受知识、转变态度、改变行为，共同接受孕前优生检查，做好孕前准备。

（1）设置优生健康教育宣传栏。

（2）提供优生健康教育资料。

（3）播放优生健康教育音像制品。

（4）举办优生知识讲座。

（5）组织优生知识问答。

（6）开展公众咨询活动。

（二）优生健康教育主要内容

（1）与怀孕生育有关的心理、生理基本知识。

（2）实行计划妊娠的重要性和基本方法，以及孕前准备的主要内容。

（3）慢性疾病、感染性疾病、先天性疾病、遗传性疾病对孕育的影响。

（4）不良生活习惯、营养不均衡、肥胖、药物及环境有害因素等对孕育的影响。

（5）预防出生缺陷等不良妊娠结局的主要措施。

（6）孕前优生检查的主要目的及内容等。

二、孕前优生健康检查

（一）病史询问

1. 基础信息采集

（1）姓名

咨询者的姓名必须以身份证所载姓名为准，不能使用别名、曾用名、小名等其他姓名。身份证所载姓名是正在使用的、具有法律意义的名称，是咨询者法定姓名。使用身份证姓名是为了避免咨询者在优生咨询过程中所产生的所有医疗文书和其他法定文书发生误差，而导致这些资料失去法律效力。

（2）民族

民族是指人们在历史上形成的一种具有共同语言、共同地域、共同经济生活以及表现在共同文化上的共同心理素质的稳定的共同体，如汉族、蒙古族、基诺族等。民族的填写应当以咨询者身份证所载明的民族为准，但如果其父母属于不同民族，应当给予注明并在咨询中加以考虑。了解受咨询者的民族状况对他们进行有针对性的检查和指导，有利于避免不良因素对婚育的影响。在收集民族信息时需要注意不同民族的混血情况，如藏汉、藏回等。

（3）年龄

各种人口现象，如结婚、生育等，都与每个人的年龄密切相关。所以，正确计算年龄具有十分重要的意义。《中华人民共和国母婴保健法》及《中华人民共和国母婴保健法实施办法》规定：孕妇预产期年龄等于或大于 35 周岁应当建议进行产前诊断。年龄的计算方法按照公历和周岁年龄计算。不能按照农历和虚岁年龄计算。注意身份证出生年月和实际出生年月的误差，登记年龄时应该以实际出生年月进行计算。

（4）文化程度

胎儿出生缺陷的危险因素与母亲的文化素质关系密切。通常情况下，母亲受教育的水平越高对优生的关注程度就越高，对有关优生方面知识的掌握就越迫切，对有关优生的知识的接受能力就越强。同时，文化程度高的人群对医生有关知识介绍和指导的理解能力也越强，反之就越低。因为文化程度的差异，对周围事物的接触程度和范围不同，对一些事物的认识也有不同，对心理造成的影响和压力也不同。

（5）职业

了解和掌握受检夫妻所从事职业的目的是掌握受检夫妻在所从事的职业环境中可能接触的不良环境因素以及受检夫妻所从事职业的强度、工作内容等状况是否会对妊娠有影响。因此，在询问职业时，更需了解和掌握的是受检夫妻从事职业所接触的相关环境。

（6）户口所在地

户口所在地除人口管理方面的意义外，还应注意以下的意义：是否生活在户口所在地，目前长期生活的地区（至少 1 年以上），出生的地区，祖籍地等。其了解内涵是，医生可以根据这些情况判断是否存在地方性疾病、地区环境状况、地方性遗传病等的可能。必要时应当建议进行相关疾病的筛查。

2. 一般情况采集

（1）疾病史

通过疾病史的采集，初步了解受检夫妻双方目前身体状况、所患疾病，以及曾经或者目前采取的治疗措施对生育以及胎儿可能的影响。对于不能明确诊断的疾病，必要时需要建议采取进一步的检查方法对所患疾病进行进一步的判断，或转诊到上一级的医疗保健机构对疾病进行确诊。根据疾病的诊断和治疗情况，分析疾病和治疗对生育及优生的影响并进行评估，提出相关医学指导意见。

疾病史采集要点包括：疾病的准确诊断，疾病的病因，疾病的治疗过程，疾病目前的状况及目前所采取的治疗方法，疾病是否为出生缺陷及是否存在家族史等。

（2）用药史

1）近期用药情况　孕前长期使用化学药物可能会对生殖细胞造成遗传毒性，使生殖细胞发生遗传损伤，从而使胚胎发育异常。孕前短期使用某些化学药物可能半衰期过长或在体内蓄积，药物的作用可能延续至怀孕期间，造成对胚胎的直接损伤。因此，必须详细掌握受检夫妻近期使用药物的情况，根据具体情况提供医学建议以保障生殖细胞的质量和胚胎正常的发育。

近期用药史采集的要点包括：使用药物的名称及成分、药物使用的时限等。

2）疫苗注射情况　妇女在妊娠期间机体抵抗力往往会有所下降，使得孕妇在孕期容易患上一些感染性疾病。因此，计划怀孕的妇女除了应在孕前加强营养和适当锻炼以提高机体免疫力外，最好能注射相关的疫苗。通过对计划怀孕夫妻疫苗注射情况的收集，掌握他们的机体的免疫力情况并进行指导。同时应当根据疫苗的种类，建议在疫苗注射后与妊娠的间隔时间，以避免疫苗对妊娠的不良影响。

疫苗注射采集要点包括：注射疫苗的名称、注射疫苗的时间等。

3）避孕措施情况　避孕是指采用科学的手段使妇女暂不受孕。采用合适的避孕措施可以避孕，但采用不恰当或不规范的避孕措施可能对生育和优生有影响。了解计划怀孕夫妇所采用的避孕措施的意义是指导他们在计划怀孕期间采用恰当的避孕措施，尽量避免所采取的避孕措施对生育和优生的影响。

避孕措施采集的要点包括：避孕方式、避孕措施的应用时间等。

（3）孕育史

孕育史包括月经史、妊娠史以及现有子女状况。一个人的孕育史可能反映：性发育情况、内分泌功能情况、生育能力情况、是否有遗传性疾病或为遗传性疾病的携带者等。完整的孕育史收集可以对受检夫妻的以上情况进行初步判断，提出进一步的诊治方案，并对是否能够生育或如何进行生育前的准备以及产前诊断提出指导性意见。

1）月经史　除初潮年龄和末次月经外，需要了解月经是否规律、月经量、痛经的情况以及发生的时间。重点掌握月经发生异常是从初潮开始并持续到现在，还是与妊娠和人工流产有关或其他不明原因。例如，从月经初潮开始月经量就少，应该考虑子宫和卵巢的发育是否有异常；如果月经量的减少和痛经发生在人工流产后，提示可能有子宫内膜的损伤和粘连。

2）妊娠史　对每次妊娠情况进行详细记录，包括婚内、婚外及再婚，按照时间顺序进行记录。如果是再婚夫妇，丈夫有妊娠史也应该进行记录。

3）妊娠结局　对每次妊娠结局进行详细记录，包括婚内、婚外及再婚，如果是再婚夫妇，丈夫有异常的妊娠结局也应该进行记录。

4）出生缺陷儿生育史　如果生育过出生缺陷患儿，无论是婚内、婚外及再婚，都应当准确记录其诊断，如诊断不明，必须记录患儿的详细情况。如果是再婚夫妇，丈夫有出生缺陷儿生育史也应该进行记录。

5）现有子女情况　现有子女包括婚内、婚外子女及再婚夫妇的继子女情况。如果子女患有疾病，应详细注明疾病名称，如诊断不明，则应详细描述患儿的情况。

（4）家族史

通过家族史的采集，了解在家族的婚姻状况中，是否存在近亲结婚的情况以及家族中的疾病发生情况，以判断家族中是否存在有遗传性疾病或发生遗传性疾病的可能性。根据对家族史情况的判断，提出咨询和指导意见，避免遗传性疾病的发生。

1）婚姻状况的采集　询问受检夫妻双方家族中三代以内直系血亲婚姻状况，判断是否存在近亲结婚的情况。三代以内的直系血亲包括：计划怀孕夫妻、双方的父母、双方的祖父母及外祖父母。应针对以上所有婚配进行逐一询问，切忌笼统询问。如果存在近亲结婚的情况，应当绘制家系图并必须注明近亲结婚的夫妻双方属于何种血缘关系。

2）家族疾病史的收集　疾病收集的范围应该尽量

包括受检夫妻双方三代以内的直系血亲和旁系血亲的所有成员。所收集的疾病主要针对遗传性疾病、出生缺陷或不能判定是否是遗传性疾病的所有疾病。如果对疾病是否是遗传性疾病不能进行判断，应当建议转诊至上级医疗保健机构进行相关的遗传咨询。家族史的收集以先证者为中心，尽量对其上下世代中的三代以内的直系血亲和旁系血亲的情况进行收集，并应用国际通用符号绘制成家系图。

（5）饮食营养状况

妊娠是孕育生命的一个漫长过程，而生命的孕育对营养的要求非常高。营养是胎儿健康发育的物质保障，孕前营养储备是保障胎儿生长发育所需要的各种营养素的前提，营养不良不仅影响胎儿的正常发育，还可能引发出生缺陷。甚至有些成人疾病的起源为胎儿时期的营养不良。

（6）生活习惯

不良的生活习惯包括吸烟、吸食毒品、饮酒、化妆、染发等，这些不良的生活习惯会对生殖细胞有影响，可能使生殖细胞发生基因突变、染色体畸变以及数量较少、存活率低等。如果孕妇在孕期仍然保持这些生活习惯，则对胚胎和胎儿的生长发育也有严重的影响。因此，在孕前了解受检夫妻的生活习惯有利于指导其纠正这些对胎儿发育有影响的生活习惯，指导建立优良的生活习惯，促进胚胎和胎儿的正常发育。

（7）环境毒害物接触史

环境是指人所处的周围条件。环境一般分为自然环境和社会环境。环境优生学所涉及的环境是主要是自然环境，包括生活环境和职业环境。人类赖以生存的外界自然环境存在着各种物质，如空气、水、土壤、食物等等。由于人类的生产和生活活动，使外界环境中的物质往往具有各种复杂的构成而形成不同的环境状态，并对人体健康产生一定的影响，甚至可以造成对生殖细胞的损伤。对于生活在母体内的胎儿来说，同样会受到环境因素的影响，这种影响则是对胚胎或胎儿的发育造成损害。

（8）社会心理因素

社会心理因素是指某些影响到心理变化的社会因素，而这些心理变化又反作用于人们的健康和疾病以及生殖功能。生殖系统功能和表现行为主要是在神经内分泌系统和复杂的心理活动支配下所产生，受经济、文化、工作压力、人际关系等社会因素的影响很大。不良的社会心理因素可能影响男女双方的内分泌功能、生殖细胞的发育、受孕能力以及胚胎和胎儿的正常发育。

（二）医学检查

1. 基本检查

基本检查是指常规体格检查项目。

（1）常规检查。

（2）女性生殖系统检查、男性生殖系统检查。

（3）实验室检查。

（4）妇科常规超声检查等。

2. 选择性检查

选择性检查指不在基本检查项目范围内，但受检夫妻根据自己的情况自愿选择的检查，例如：染色体检查、精液常规检查、丙肝检查、心电图检查、肝胆胰脾肾的医学影像检查等。

3. 针对性检查

针对性检查是指在信息收集中已经发现或怀疑异常情况，在基本检查或选择性检查中发现或怀疑异常情况所进行的相关检查。特别是针对再生育夫妻，可能第一胎本身就存在异常情况，针对性检查就显得更加重要。针对性检查包括染色体检查、基因检查、生育力评估等。

第四节　孕前优生检查的风险评估与咨询指导

通过孕前优生检查，对所获得的计划怀孕夫妻双方的病史、体格检查、实验室检查、医学影像学检查等所有资料（包括进一步检查、会诊、转诊等资料）进行综合分析，识别、判断和评估存在的可能导致出生缺陷等不良妊娠结局的遗传、环境、心理、身体和行为等方面的风险因素，形成风险评估意见。通过风险评估，有针对性地对计划怀孕夫妻进行咨询指导，提出具体预防措施，进行健康促进，降低风险，减少出生缺陷发生，提高出生人口素质。

一、风险评估的原则

（1）经过孕前优生检查后，每一例接受检查的对象必须做出孕前优生检查的结论后才能进行风险评估；不能做出结论的情况应当进行会诊或转诊，在获得会诊、转诊结果并做出检查结论后，再进行风险评估。

（2）高风险因素：凡是可能造成出生缺陷等不良妊娠结局的因素，为高风险因素。

（3）高风险人群：存在的可能导致出生缺陷等不良

妊娠结局的高风险因素不能在孕前避免，这些因素可能带到孕期并对妊娠可能造成不良后果的情况。例如乙肝携带者、甲亢病等；慢性疾病长期服药且不能停药的情况等，应当评估为高风险人群。

（4）低风险人群：存在的可能导致出生缺陷等不良妊娠结局的高风险因素可以在孕前避免，这种有害因素不会持续到孕期而不会对妊娠造成不良后果，可以不评估为高风险人群，但必须对其提出相关的避免这些有害因素的意见和建议：如染发、化妆等，但铅、汞检查为正常，或慢性疾病且可以停止使用药物，需停药 3 个月以上再怀孕。

（5）无论评估为高风险人群或是低风险人群，只要在孕前优生检查中发现计划怀孕夫妻双方存在可能导致出生缺陷等不良妊娠结局的高风险因素，无论是否可以在孕前避免，均应当提出相关的书面指导建议书。指导建议书的内容应当包括：普遍性指导意见、针对评估为高风险因素的个性化指导意见。

（6）风险评估应由专人进行统一评估，而不能由男科和妇产科分别进行评估。

二、风险评估的意见

（1）评估为高风险因素指存在可能导致出生缺陷等不良妊娠结局的因素。

（2）评估为低风险人群指不存在可能导致出生缺陷等不良妊娠结局的高风险因素或存在可能导致出生缺陷等不良妊娠结局的高风险因素，经评估没有发现这些高风险因素可能对生育造成影响的计划怀孕夫妻。

（3）评估为高风险人群指有明显的高风险因素暴露

情况，经评估发现这些高风险因素可能对生育造成影响的计划怀孕夫妻。

三、咨询指导原则

（一）普遍性咨询指导原则

对所有计划怀孕夫妻，无论在孕前优生检查过程中是否发现有高风险因素存在，都应给予普遍性健康指导，制定妊娠计划，建议其有准备、有计划妊娠，避免意外妊娠，避免大龄生育。建议其在计划怀孕之前采用避孕套避孕。一旦决定怀孕而没有采取任何避孕措施时，随时可能怀孕，因此必须在解除避孕措施后按照已经怀孕对待。在计划怀孕期间，避免在生活环境中和工作环境中接触任何环境不良因素，包括物理因素、化学因素和生物因素，包括：放射线、高温、铅、汞、甲醛、苯系列物质、农药等；不能接触家禽和喂养宠物等；对风疹、乙肝、流感等传染病没有免疫力的受检夫妻应当注射相关疫苗；戒除不良嗜好，保持健康的生活方式和行为。保持良好的心理素质，以平常心对待妊娠；合理营养、均衡膳食，适当增加肉、蛋、奶谨、蔬菜、水果的摄入，保证营养均衡，根据情况科学地补充营养素及微量元素；服用叶酸增补剂；积极治疗慢性疾病和感染性疾病。在计划怀孕期间，尽量避免使用药物，如必须使用时，需在专科医生的指导下使用。如果接受了孕前优生健康检查 6 个月或更长时间后仍没有怀孕，那么夫妇双方应共同接受进一步咨询、检查和治疗。

（二）针对性咨询指导原则

评估为高风险人群的计划怀孕夫妇，必须进行一对一的咨询，医生应在普遍性指导的基础上，根据存在的高风险因素进行详细的分析、指导和提出医学建议。

四、风险评估与咨询指导

（一）基础信息的风险评估与咨询指导

1. 年龄

【风险评估】女方预产期年龄大于或等于35周岁应评估为高风险人群。

【咨询指导】根据《中华人民共和国母婴保健法实施办法》的规定，分娩时（预产期）年龄为35岁或以上的孕妇应当进行产前诊断；建议加强围产保健，预防妊娠并发症的发生。确定妊娠时尽快在医疗保健机构定期进行围产保健；年龄超过35岁且有月经紊乱者，应当在怀孕前进行生育力评估。

2. 职业

【风险评估】受检夫妻从事职业如有接触有不良环境因素为高风险因素，但如能够在怀孕前4～6个月脱离这些环境，经相关检查没有对身体造成伤害的，评估为一般人群；如果不能完全脱离这些环境，应该评估为高风险人群；虽然已经脱离高风险环境因素，经检查这些不良环境因素已经对身体造成伤害，应该评估为高风险人群。例如，职业接触高铅环境已经造成高血铅血症或铅中毒者，虽然已经脱离了高铅环境，但经检查已经对身体造成伤害。

【咨询指导】凡是职业环境可能接触有害环境物质

的计划怀孕夫妻应当脱离有害环境至少 4～6 个月才能怀孕；必要时根据所接触的环境有害物质的具体情况进行针对性检查，并根据检查结果或可能造成的后果进行判定后再给予指导意见。例如，有铅或汞职业接触，必须在怀孕前检查体内铅和汞的状况等。如果已经造成身体损害则不宜妊娠；不能完全脱离高风险因素环境的人群，不宜妊娠。不能确定是否已经受到不良环境因素的影响的情况（即有不良环境因素接触史，且已经脱离或没有完全脱离的情况，但无法经过现有的医学手段对是否已经造成对身体的影响的情况），应当建议在孕期进行相关的产前诊断。

（二）一般情况的风险评估与咨询指导

1. 孕前用药

（1）用药史

【风险评估】女方长期使用药物但在孕前可以停止使用药物至少 3 个月以上，评估为一般人群；如果在孕前不能停止使用药物且孕期也不能停止使用，评估为高风险人群。男方长期使用药物但在孕前可以停止使用药物至少 3 个月以上，评估为一般人群；如果在孕前不能停止使用药物，评估为高风险人群。短期用药如果能够停止使用药物后怀孕，则评估为一般人群，但必须确定药物是否在体内已经完全排除。

【咨询指导】如果患急性疾病，必须待疾病痊愈并停止使用药物后才能考虑怀孕。从停止使用药物到可以怀孕的期限应当根据药物的性质、药物在体内的药代动力学情况决定，如药物的半衰期、药物在体内是否有蓄积等。如果是慢性疾病，应当由专科医师会诊后决定是否能够停止使用药物进行治疗。如果能够停止使用药物，则最好停止使用药物至少 3 个月以上再考虑怀孕。如果不能停止使用药物，应该在专科医师和妇产科医师的配合下，既要选择对疾病治疗有效的药物进行治疗，又要考虑选择没有遗传毒性和胚胎毒性或遗传毒性和胚胎毒性最小的药物进行治疗。孕前不能停止使用药物，且所必须使用的药物遗传毒性或胚胎毒性均较大时，不宜妊娠。孕前不能停止使用药物，且所必须使用的药物遗传毒性或胚胎毒性均较较小时，可以妊娠，但必须向当事双方讲清楚可能发生的风险，由夫妻双方自己决定是否妊娠，如果决定妊娠应当建议进行相关的遗传咨询和产前诊断。男方使用药物只考虑药物的遗传毒性，而女方使用药物除考虑遗传毒性外，还必须考虑胚胎毒性。

（2）疫苗的使用

【风险评估】无特殊评估。

【咨询指导】孕妇为感染传染病的易感人群，因此，建议在怀孕前尽可能的进行相关疫苗的注射。特别是丈夫为乙肝携带者，女方为正常且没有免疫力时应当注射应该乙肝疫苗。根据使用疫苗的种类进行指导。疫苗的主要种类有：减毒活疫苗、灭活疫苗、基因重组疫苗等。原则上，注射减毒活疫苗至少 3 个月后怀孕，其他种类的疫苗在注射完成并具有免疫力后可以怀孕。

（3）避孕措施

【风险评估】无特殊评估。

【咨询指导】孕前准备期间，应当采用避孕套避孕。决定怀孕后再解除避孕措施。一旦解除避孕措施，任何时候都可能受孕，因此，解除避孕措施后，任何时候都有怀孕的可能，应当视为已经妊娠，避免发生任何意外情况造成对胚胎和胎儿的影响。避孕方法终止后妊娠时间的选择参见第三章"终止避孕措施"。

2. 孕育史

(1) 月经

【风险评估】月经紊乱的评估应当针对引起的具体原因进行评估。若因为不能纠正的原因所致月经紊乱，如：染色体异常、性发育异常等，应评估为高风险人群；如造成月经紊乱的原因可以纠正，则不应评估为高风险人群，如：功能性子宫出血、心理因素等。

【咨询指导】所有月经异常的情况均应明确原因，然后根据其原因判断对生育能力的影响，然后根据具体情况进行生育和优生指导。凡是能够在怀孕前进行治疗的月经异常，应当在专科进行治疗，治愈后再怀孕。凡是由于染色体异常所致的月经异常，应在怀孕期间进行羊水染色体产前诊断，如超雌综合征（XXX 综合征）。如果是由于染色体异常所致的性发育异常，应在怀孕期间进行羊水染色体产前诊断，如部分嵌合型 Turner 综合征的患者具有生育能力，必须进行产前诊断。对于能够进行治疗的性发育异常应当在怀孕前进行治疗。

(2) 妊娠结局

【风险评估】所有不良妊娠结局的情况均应评估为高风险人群。如反复性早期自然流产、死胎、死产、医学性人工流产、治疗性引产、新生儿死亡、出生缺陷儿等。

【咨询指导】所有不良妊娠结局的情况都应在孕前进行优生遗传咨询，对发生原因进行检查，并针对原因进行相关治疗。应当根据造成不良妊娠结局的原因进行相关的咨询和指导。所有有不良妊娠结局的高危人群，都应该在孕期进行相关的产前诊断。

（3）出生缺陷史

【风险评估】受检夫妻双方或之一患有出生缺陷的情况均应评估为高风险人群。近亲属中有遗传性疾病且可能对受检夫妻有影响的情况，应评估为高风险人群。例如，女方兄弟为进行性肌营养不良患者，女方姐妹生育过进行性肌营养不良患者等。

【咨询指导】夫妻双方或之一患有出生缺陷的均应当在怀孕前进行优生遗传咨询，根据具体情况由具有相关遗传咨询资质的专科医生提出再生育指导意见。夫妻双方或之一患有严重、再发风险高、又不能进行产前诊断的遗传性疾病的情形，建议不宜采用自身配子再生育，但可以采用辅助生殖技术再生育。可以再生育的情形，应当建议在孕期进行相关的产前诊断。近亲属中有遗传性疾病且可能对计划怀孕夫妻有影响的情形，应当建议在怀孕前进行相关检查以确定是否为遗传病的携带者。对相关出生缺陷的指导原则详见《常见出生缺陷的临床特征及咨询指导原则》。

（4）现有子女状况

【风险评估】如果现有子女中有出生缺陷或遗传性疾病患者，应评估为高风险人群。如果有出生后死亡的子女，其死亡原因为出生缺陷或遗传性疾病，应评估为高风险人群。

【咨询指导】生育过出生缺陷或遗传性疾病患儿的夫妻应当在怀孕前进行优生遗传咨询，根据具体情况由具有相关遗传咨询资质的专科医生提出再生育指导意见。对于生产过严重、再发风险高又不能进行产前诊断的遗传性疾病患儿的情形，不宜采用自身配子再生育，但可以采用辅助生殖技术再生育。对生育过出生缺陷患儿，但可以再生育的情形，应当建议在孕期进行相关的产前诊断。对相关出生缺陷的指导原则详见《常见出生缺陷的临床特征及咨询指导原则》。

3. 家族史

【风险评估】存在有遗传病家族史的情况，应当评估为高风险人群。

【咨询指导】任何一方患有出生缺陷或生育过出生缺陷患儿的夫妻应当在怀孕前进行优生遗传咨询，根据具体情况由具有遗传咨询资质的专科医生提出生育指导意见。对于生育过严重、再发风险高又不能进行产前诊断的出生缺陷或遗传性疾病患儿的情形，不宜生育或采用辅助生殖技术生育。对生育过出生缺陷患儿，但可以再生育的情形，应当建议在孕期进行相关的产前诊断。近亲属中有遗传性疾病且可能对计划怀孕夫妻有影响的情形，应当建议在怀孕前进行相关检查以确定是否为遗传病的携带者，必要时应当在孕期进行相关产前诊断。有关出生缺陷的指导原则详见《常见出生缺陷的临床特征及咨询指导原则》。

4. 不良环境因素

【风险评估】对于计划怀孕的夫妇，其所处的生活环境和职业环境里，所接触的不良环境因素为高风险因素。但能够在怀孕前 4~6 个月脱离高风险因素并经相关检查没有对身体造成伤害的，评估为一般人群。如果不能完全脱离这些环境，则应该评估为高风险人群。虽然已经脱离高风险环境因素，但这些不良环境因素已经对身体造成伤害，例如：职业接触高铅环境已经造成高血铅血症或铅中毒者，虽然已经脱离了高铅环境，但因已经对身体造成伤害，故应该评估为高风险人群。

【咨询指导】凡是职业环境和生活可能接触有害环境物质的计划怀孕夫妻，应当脱离有害环境至少4～6个月才能准备怀孕。必要时，根据所接触的环境有害物质的具体情况，孕前进行针对性检查。根据检查结果或可能造成的后果进行判定后再给予指导意见。例如，有铅或汞接触史（职业接触和经常使用化妆品等），必须在怀孕前检查体内的铅和汞等。不能完全脱离高风险因素环境的人群，不宜妊娠。不能确定是否已经受到不良环境因素的影响的情况（即有不良环境因素接触史，且已经脱离或没有完全脱离的情况，但无法经过现有的医学手段对是否已经造成对身体的影响的情况），应当建议在孕期进行相关的产前诊断。

5. 生活习惯咨询指导原则

【风险评估】有不良生活方式且不能改变或不能避免，或经检查已经表明对身体造成危害应评估为高风险人群。如经常化妆、染发等，检查出体内铅汞超过正常标准；喂养有宠物并已经感染弓形虫等情况。有不良生活方式，但能够在孕前至少3个月前改变或避免不良生活方式，同时经相关检查没有发现已经对身体造成危害，可评估为一般人群。

【咨询指导】有不良生活方式的受检夫妻应当在怀孕前至少3个月改变或避免不良生活方式，同时进行相关医学检查，确定是否已经对身体造成不良影响。如果证实不良生活习惯已经对身体造成危害，应当在怀孕前进行治疗，治愈后才能怀孕，例如，体内铅汞超过标准、感染弓形虫、精子质量下降、营养不良等。如果已经证实不良生活习惯没有对身体造成危害，则在改变或避免不良生活方式后至少 3 个月以上再怀孕。孕前长期接触环境有害物质的夫妻，如果不能完全脱离有害环境因素，必须在孕期进行相关的产前诊断。

6. 饮食营养咨询指导原则

【风险评估】营养状况的评估依据为：体重指数 BMI＝体重（kg）/身高^2（m^2）。中国成人正常体重指数标准范围是：$18.5\sim23.9 kg/m^2$。体重指数等于或大于 $24 kg/m^2$ 为超重，等于或大于 $28 kg/m^2$ 为肥胖；体重指数低于 $18.5 kg/m^2$ 为体重过低。计划怀孕夫妻营养不足应评估为高风险人群。计划怀孕夫妻营养过剩应评估为高风险人群。

【咨询指导】营养素的补充原则：均衡、全面、足量。均衡是指膳食必须符合个体生长发育和生理状况等特点，含有人体所需要的各种营养素，比例适当，全面满足孕妇和胎儿发育的需要，这种膳食称为"均衡膳食"。

7. 社会心理因素咨询指导原则

【风险评估】对生育的严重焦虑且不能通过心理咨询缓解的情况，应评估为高风险人群。轻微的心理压力能够通过心理咨询和自身调整恢复正常的情况，应评估为一般人群。

【咨询指导】在计划怀孕期间，安排好生活和工作节奏，调整好心理状况。提前做好生育准备，包括物质、经济和心理准备，尽可能避免意外怀孕。学习和掌握一些关于妊娠、分娩和胎儿在宫内生长发育的孕育知识，了解如何才能怀孕及妊娠过程出现的某些生理现象。同时需要学习一些预防出生缺陷的知识。如果对生育有压力，应该到优生咨询门诊或心理咨询门诊进行咨询。如果孕期长期心理压力过大，建议进行相关产前诊断。

（三）遗传性疾病风险评估与咨询指导

【风险评估】若受检夫妻本人为遗传病患者或携带者，应评估为高风险人群。受检夫妻生育过遗传病患儿应评估为高风险人群。受检夫妻三代以内直系血亲和旁系血亲有遗传病患者，应评估为高风险人群。受检夫妻双方或之一为染色体异常携带者，应评估为高风险人群。

【咨询指导】根据所患遗传性疾病的具体情况及遗传方式予以遗传咨询指导。

（四）常见疾病的风险评估与咨询指导

受检夫妻如果曾经或现在患有某些疾病，可能对生育或优生有影响；某些疾病可能是遗传性疾病，疾病将传递给子代；某些疾病可以影响胎儿发育；某些感染性疾病可能垂直传播给胎儿，造成胎儿宫内感染，从而诱发出生缺陷；某些疾病怀孕可能影响孕妇的健康，因此，通过孕前优生健康检查对相关结果进行综合判定和评估，提供咨询指导和相关的医学建议。

1. 贫血

【风险评估】若地中海贫血筛查结果为携带者，评估为高风险人群。若诊断为不能治愈的贫血，如再生障碍性贫血，评估为高风险人群。

【咨询指导】对可以治愈的贫血，应当在治愈后再怀孕。建议在专科积极查找贫血原因并及时进行针对性治疗，应在贫血得到彻底治愈后再考虑怀孕。贫血治愈后，孕期应增强营养，定期检查，继续注意防治贫血。

对于籍贯在地中海贫血高发地区的计划怀孕夫妇，如果存在贫血情况，应当建议进行地中海贫血的筛查或基因诊断。受检夫妻任何一方如果被诊断为地中海贫血，应该到具有产前诊断资质的医疗保健机构进行遗传咨询，必要时进行产前诊断。难以治愈的贫血应当根据具体诊断进行咨询指导。

2. 母儿血型不合

【风险评估】女方血型为 Rh 阴性，男方血型为 Rh 阳性时，无论是否已经产生抗体，应评估为高风险人群。女方血型是 O 型，男方血型是 A 型、B 型或 AB 型时并已经产生了相关的血型抗体，应评估为高风险人群。

【咨询指导】如果受检夫妻双方的血型的类型不会发生母儿血型不合的情况，则不需特殊的指导和预防。如果受检夫妻双方血型的类型可能发生母儿血型不合的情况，则需特殊的指导和预防。

ABO 血型：如果孕前女方已经产生了抗体，则应当观察至抗体消失或降低后再怀孕；必要时可以使用药物降低或者消除抗体后再考虑怀孕。如果没有产生抗体，则可以立即怀孕。

Rh 血型：如果母亲为 Rh 阴性且没有产生抗体，则最好一次怀孕成功，不要输 Rh 阳性血，不要人工流产，避免母体产生抗体。如果女方孕前已经产生抗体，应当待抗体消失后怀孕。

3. 高血压

【风险评估】若男方被诊断为高血压且一直服用降压药物，则评估为高风险人群。若女方被诊断为高血压，无论是否在使用降压药物，均评估为高风险人群。

【咨询指导】患有高血压的受检夫妻，应在怀孕前到有关专科进行咨询、诊断和治疗。由专科医生对女方的身体状况能否胜任妊娠进行判定，如果能够胜任妊娠，应当在血压得到有效的控制后再考虑妊娠；如果女方的情况不能胜任妊娠，例如：严重慢性高血压、高血压合并糖尿病、心或肾功能不全者，则不宜妊娠。受检夫妻双方如果不能够停止使用治疗高血压药物，应当选择使用没有遗传毒性的降压药。如果女方必须在孕期使用降压药物，应当选择使用对胚胎发育相对安全的药物，同时，应当对血压情况进行定期监测，根据情况调整用药情况。孕前及孕期使用治疗高血压的药物必须在内科医生和优生遗传医生或妇产科医生的共同配合下进行，并须在孕期进行相关产前诊断。加强围产保健、注意休息、低盐饮食。

4. 心脏病

【风险评估】对凡有心脏病病史，无论是否治愈，或体检发现心脏有异常的计划怀孕夫妇，均评估为高风险人群。若有先天性心脏病家族史，亦应评估为高风险人群。

【咨询指导】有心脏病病史的女方应当到相关科室对心脏功能进行评估，以判断是否能够胜任妊娠，即确定妊娠对孕妇的安全是否会有影响。妊娠对孕妇的生命和健康有危害的情况，不宜妊娠。如果女方的心脏病能够承受妊娠，必须告知其可能存在的风险，同时定期进行心脏功能的检查。如果夫妇一方因心脏病需要长期使用药物，应当在专科医生的指导下，调整药物的种类，尽量选择没有遗传毒性和生殖毒性的药物。必要时应当建议进行产前诊断。

若夫妇一方为先天性心脏病患者，无论是否有家族史或是否已经进行了治疗，均应建议在孕期对胎儿进行先天性心脏病的产前诊断。有先心病家族史或生育过先天性心脏病患儿，无论夫妻是否有先心病，均应建议在孕期对胎儿进行先天性心脏病的产前诊断。受检夫妻任何一方有先天性心脏病或有先天性心脏病家族史或生育过先先性心脏病患儿，应当在孕前进行病毒检查，并在孕期避免病毒感染。

5. 糖尿病

【风险评估】若女方患有糖尿病或曾经发生过妊娠期糖尿病，评估为高风险人群；若男方患有糖尿病且不能停止使用药物，评估为高风险人群。

【咨询指导】如果女方为糖尿病患者，应当在相关专科评估是否适宜妊娠以及确认妊娠的最佳时间。同时对糖尿病进行治疗，控制好糖尿病病情后再考虑怀孕。孕期只能使用胰岛素治疗糖尿病，因此，必须在孕前至少3个月对药物进行调整，改用胰岛素治疗并直到血糖控制正常。同时，在整个孕期密切监测疾病的变化情况。如果男方为糖尿病患者，应该在计划怀孕前至少3个月前，调整所使用的药物，避免使用有遗传毒性的药物。如果女方有糖尿病家族史或曾经发生过妊娠期糖尿病，则应该在孕前和整个孕期密切监测是否发生糖尿病。有糖尿病或妊娠期糖尿病的孕妇，应当进行相关产前诊断。孕期注意营养，避免食用含糖量高的食物。

6. 甲状腺疾病

【风险评估】若受检夫妇任何一方为甲状腺功能亢进（后简称"甲亢"）或甲状腺功能减退（后简称为"甲减"）患者均评估为高风险人群。

【咨询指导】若女方为甲亢患者，应当在怀孕前至少半年采用丙硫氧嘧啶进行治疗，在较小药物剂量时，每一个月检查一次甲状腺功能，至少连续三个月以上病情稳定才能考虑怀孕。如果女方为甲减患者，应当在怀孕前至少半年采用甲状腺素进行治疗，在较小药物剂量时，每一个月检查一次甲状腺功能，至少连续三个月以上病情稳定才能考虑怀孕。若女方为甲亢或甲减患者，在怀孕早期三个月，应当定期检查甲状腺功能，根据情况及时调整治疗方案。如果男方为甲亢或甲减患者，最好采用丙硫氧嘧啶或甲状腺素进行治疗。若女方为甲亢或甲减患者，无论是否服药均应当进行相关产前诊断。男方为甲亢或甲减患者并长期服药，应当进行相关产前诊断。新生儿出生后必须进行新生儿疾病筛查。

7. 生殖道感染及性传播疾病

【风险评估】凡患现有医疗技术不能完全治愈的生殖道感染和性传播疾病的，应当评估为高风险人群。如：艾滋病、生殖道疱疹、尖锐性湿疣等。

凡患有现有医疗技术能够治愈的生殖道感染和性转播疾病的，可以不评估为高风险人群，但必须在治愈后才能怀孕。

【咨询指导】避免危险性行为，使用安全套，注意性生活卫生。男女双方一方诊断为生殖道感染或性传播疾病，应该对男女双方同时进行相关治疗，治愈后才能妊娠。特殊性传播疾病，如艾滋病感染者、梅毒等应当转诊至相关机构进行规范治疗。如果特殊性传播疾病在治愈前怀孕，应当进行相关的母婴传播阻断干预，并进行相关的产前诊断。如果被一般生殖道感染或患性传播疾病，如被支原体、衣原体、疱疹、霉菌、滴虫、淋球菌感染等，在孕期复发，应当在专科医生指导下进行治疗。治疗时既要考虑对疾病有效，又要考虑对胎儿无伤害。必要时应当进行相关的产前诊断。

8．TORCH 感染

【风险评估】女方 TORCH 急性感染期间应评估为高风险人群。男方急性感染期间，女方不具免疫力应评估为高风险人群。TORCH 结果判断为机体既往感染，对相应病原体有一定的抗感染能力，不应评估为高风险人群。

【咨询指导】若女方 TORCH 血清学检查均为阴性，则提示不具有免疫力，应注射相关疫苗。注射疫苗后应当至少 3 个月以后才能妊娠。TORCH 血清学检查结果提示急性感染，不宜妊娠，必要时进行治疗，增强免疫力，痊愈后再考虑妊娠。TORCH 血清学检查结果提示既往感染，可以妊娠。

9．梅毒螺旋体感染

【风险评估】凡确诊为梅毒感染者均应评估为高风险人群。

【咨询指导】梅毒初筛实验阳性的夫妇应当进一步行确诊实验。夫妇之一确诊为梅毒感染者，不宜妊娠。孕期感染梅毒应当及时进行治疗并对胎儿进行相关的产前诊断，是否终止妊娠由夫妻双方自行决定。

10．肿瘤

【风险评估】女方患恶性肿瘤应评估为高风险人群。女方所患良性肿瘤如果对生育可能造成影响，则评估为高风险人群，如黏膜下子宫肌瘤、直径大于 5cm 的卵巢囊肿等。

【咨询指导】女方患恶性肿瘤不宜妊娠，建议及时到医院进行诊治。若女方患良性肿瘤，如果对生育没有影响，可以暂时不予治疗，例如浆膜下子宫肌瘤或肌壁间子宫肌瘤或子宫腺肌症，无症状，子宫小于 10 周孕大小者。若女方患良性肿瘤，如果可能对生育造成影响，则建议治疗后怀孕，例如黏膜下子宫肌瘤等。

第五节　孕前优生检查结果及评估建议的告知

根据每一位受检者的孕前优生检查结果，填写《孕前优生健康检查结果及评估建议告知书》，注明评估意见和医学建议。对所有的接受孕前优生检查的计划怀孕夫妻都应当给予书面的有关优生的普遍性指导意见和医学建议。凡是在孕前优生检查中发现的高风险因素或评估为高风险人群的情况，都必须书面给予针对性医学建议，同时将这些医学建议详细向夫妻双方进行解释，让夫妻双方充分了解并完全理解这些建议内容。

（张迅）

第六节　再生育男性备孕过程中的优生指导

一、男性年龄与生育力及生育风险

再生育夫妇可能较一般生育人群年龄偏大，不仅女方增龄的生理病理变化对生育产生不利的影响，男方增龄是否可能影响生育力和增加生育风险等问题也日益受到关注。现今对高龄父亲的年龄界定尚无明确的定义和界限，通常引用的临界标准是致孕时男方年龄大于 40 岁，再生育夫妇中可能有一部分男性年龄超过了这个界限。

在男性增龄过程中主要表现睾丸体积减小和间质细胞数量减少的等变化，同时伴随着垂体性腺轴功能减退。老龄化的过程中体重改变和生活环境因素可以影响下丘脑－垂体－性腺轴功能。这些变化会导致雄激素水平下降、生理功能减退以及与衰老有关疾病增加，包括骨密度、体量、体能、肌肉强度下降，心理、认知能力，情绪变化，以及频发的勃起功能障碍。增龄对男性生殖系统的影响是渐进性的。年龄对常规精液参数的影响和意义尚有争议，而且年龄相关的精液质量下降并不能证明高龄男子致孕或受精机会降低。精液不同指标的下降始于30~40岁，发生明显改变是在55岁以后。精子浓度、总数、运动能力和正常形态精子随年龄进程而减少，这种变化可能存在较大的个体变异。多种因素包括毒物接触的蓄积、自身的因素如泌尿生殖道感染、血管性疾病、年龄等可都能导致精液质量的改变。40岁以上的男性除了生育力下降以外，同时伴有对后代产生影响的遗传学风险。增龄增加了精子DNA损伤，DNA损伤在受精后可以进一步诱导子代染色体畸变和基因突变，增加了后代发育缺陷和遗传性疾病的风险。高龄父亲被视为人群中新的基因突变的重要原因。年龄（>40岁）对接受辅助生育技术（ART）治疗的妊娠结局也产生影响，妊娠率有可能随男方增龄而降低。对男性生育力评价中的年龄因素，推荐应该根据对象的具体情况分析，包括对精液指标的变化，以及出生缺陷风险评估，而不作为影响生育能力和生育风险的主要因素，在出现异常时须小心加以解释。

二、生活方式与优生

　　许多生活方式因素如营养失衡、高脂饮食、缺乏运动、久坐不动（静态）和心理压力等，可以对生育能力产生实质性的影响。生活习性或嗜好如吸烟、酒精、毒品和咖啡因的摄入均可以负面影响生育能力。环境中干扰激素平衡的物质，如农药、杀虫剂、二噁英和有机溶剂具有高危险性，不当的职业暴露如长期暴露于温室环境、辐射、射频、雷达，以及焦虑特质和焦虑状态也对男性的生殖能力有负面影响。

　　关于吸烟和饮酒对男性生育能力、精子参数和生殖结局的影响有大量的研究结果，但结论仍然是有争议的。吸烟可以导致细胞 DNA 甲基化改变，对糖尿病和男性不育的发生起促进作用。精子的 DNA 和 RNA 损伤与吸烟量相关。如丧子需再生育者，男方常常会以烟酒来缓悲痛情绪，且过量的情况时有发生。

　　肥胖对男性生育存在不利影响，可以发生在下丘脑－垂体－性腺轴和精液指标没有明显的改变的情况下。肥胖可能通过干扰生殖内分泌、散热、遗传和性功能影响男性生殖功能。肥胖男性常表现出雄激素和性激素结合球蛋白（SHBG）水平减少并伴随雌激素水平升高。肥胖关联的低睾酮血症是一种可逆的功能性改变。有数据表明，男性肥胖也会损害后代代谢和生殖健康，提示父亲的健康状况很有可能传播给下一代。体重的增减对于游离睾酮的作用只有在超过标准体重 15％以上才表现明显。

　　性生活频率低也可能是再生育夫妻中导致生育力减低的一个重要因素。年长丧子（或女）必然会给夫妻双方情绪上带来巨大的冲击，在一定阶段会直接影响到夫妻之间的性生活。男方常常会因为悲痛产生性欲减退、勃起功能障碍等现象，不能完成正常的性交，从而间接影响生育力。增龄的生理改变会加重和延长性功能障碍。

上述负面因素不一定单独成为导致男性生育力下降的病因，但是可能对已有的生育力低下产生叠加或放大效应。

三、优生咨询和心理指导

对于生育能力受到潜在危害因素影响的男性，生育前的准备应该针对不良生活方式和习惯，以及有毒有害的环境因素给予纠正，包括脱离戒除烟酒、避免各种不利环境因素如高热、辐射，防止各种感染性疾病尤其是病毒感染，有益于增加自然生育机会和优化辅助生殖技术结果。

一般肥胖症患者为达到有效地减肥，以指导改善生活方式为主。改变生活方式包括改变饮食习惯和膳食结构，加上合理的锻炼，达到减持体重的目的。

推荐再生育技术服务人员对于再生育对象，应该强调改善生活习性和脱离有害环境的必要性，并有一个跟踪督促的时期（1~2周），对改善效果可能具有促进作用。

如伴随有明显的雄激素缺乏者（包括高雌激素血症或雄：雌激素比例失调），可以考虑药物治疗。雄激素补充对性腺功能减退和高龄男性肥胖患者减少总体脂含量有帮助。对面临着不育问题的肥胖男性可以选用抑制食欲、减肥药物、芳香化酶抑制剂等方法。芳香酶抑制剂防止多余的芳香化酶将睾酮转化为雌激素，有利于改善高雌激素和低睾酮水平。不推荐将补充外源性雄激素作为常规的治疗手段。

推荐糖尿病患者寻求内分泌专业医师的指导和治疗，以控制血糖。

对于有性生活不协调的夫妇，应该对其讲明一定性生活频率和质量对生育的重要性，帮助再生育夫妇尽快从悲痛中缓和出来。推荐对心因性功能障碍的再生育男性对象提供心理治疗，必要时可以给予适当的药物，以帮助恢复患者信心。

（岳焕勋）

第二篇

避孕措施中止

避孕措施中止

第一节　概　述

大多数再生育夫妇既往采用了一定的避孕节育措施，如宫内节育装置、甾体激素避孕（口服避孕药、避孕针、皮下埋植剂）、避孕套、输卵管绝育、输精管绝育等。据2010年中国计划生育年鉴显示，目前全国避孕方法使用的构成比例为：放置宫内节育器约占53.50%、女性绝育约占31.10%、男用避孕套约占8.30%、输精管绝育约占5.50%，余下为甾体激素避孕与其他。拟再生育夫妇在计划妊娠前，首先需要终止现有避孕措施。

第二节　避孕措施中止的方式

一、宫内节育器

宫内节育器（IUD）具有避孕效果好、安全、可逆、长效、使用方便、经济等优点，是目前我国育龄妇女最常用的避孕方法。我国妇女宫内节育器的使用率占世界使用其避孕者的 80％。

宫内节育器按材料和形态分为不同的类型。惰性宫内节育器，以金属、硅胶、塑料等制成，不含铜或药物等具有生物活性的物质，但因失败率和脱落率较高被逐步淘汰，1993 年停止生产。目前我国妇女使用的宫内节育器为活性宫内节育器，并以含铜宫内节育器为主。

（一）中止使用 IUD 后生育力的恢复

宫内节育器避孕的原理主要是作为异物在子宫腔内引起无菌性炎症反应，改变宫腔内生化环境，从而影响受精卵着床和发育。活性宫内节育器中，含铜宫内节育器所释放的铜离子具有杀伤精子或受精卵的作用，含孕激素的宫内节育器中孕激素成分通过抑制内膜生长、增加宫颈黏液黏稠度等多环节起到避孕作用。宫内节育器具有很好的可逆性，一经取出，子宫腔内环境恢复，即可恢复生育力。

（二）宫内节育器取出术

1. 宫内节育器取出的医学标准

（1）适应证

1）拟再生育的夫妇。

2）因副反应或并发症需取出者。

（2）禁忌证

1）全身情况不良或处于疾病急性期者暂不取，待好转后再取。

2）并发生殖道感染性疾病时，需在抗感染治疗后再取出节育器。

2. 取出时间

（1）月经干净后 3～7 天。

（2）月经失调者或异常子宫出血者可随时取出，也可在经前取出并同时做诊断性刮宫，取子宫内膜送病理检查。

3. 术前准备

（1）术前咨询，了解取宫内节育器的原因，受术者知情并签署同意书。

（2）取宫内节育器前，应作定位诊断（如尾丝、超声检查、X线检查等），尽可能了解宫内节育器的种类及位置。

（3）做妇科检查及阴道分泌物常规检查。

（4）测量血压、脉搏、体温。

（5）术前排空膀胱。

4. 手术步骤

按节育技术规范操作。（参见人民卫生出版社《临床技术规范·计划生育分册》）

5. 异位宫内节育器的处理原则

根据宫内节育器异位不同类型，可通过B超检查导视或用宫腔镜对异位类型予以评价，必要时可在腹腔镜下或进行开腹手术取出。如取出时存在子宫肌壁损伤，术后应及时告知患者并重点强调术后多久可以复孕。

6. 术中注意事项与术后处置

（1）用取环钩取无尾丝宫内节育器时，取环钩的钩端容易损伤子宫内膜或子宫肌壁，有时可能发生子宫穿孔，甚至盆腔脏器损伤。钩取宫内节育器时必须准确、轻柔，不宜反复搅动、盲目钩取，并应避免向子宫壁钩取。

（2）如取宫内节育器失败，或患者出现明显疼痛、出血等不适情况，应立即停止手术，查明原因及再次对宫内节育器定位后再行手术。

（3）及时、如实填写手术记录。

（4）告知受术者注意事项：术后休息1天，2周内禁止性交及盆浴。

（三）宫内节育器取出术并发症的防治

1. 术时出血及术后短期出血

（1）定义

手术时及术后 24h 出血量超过 100ml 者，或术后 7~14 天出血量增至 100ml 以上。

（2）原因

1）组织损伤　如子宫颈管损伤、子宫穿孔等，多于术时及术后 24 小时内出血。

2）感染　局部子宫内膜受损坏死伴发感染，多于术后数天再出血，合并其他感染表现。

（3）诊断

1）取出宫内节育器术时、术后 24h 内出血量超过 100ml。

2）术后少量流血数天后出血量增加至超过 100ml。

（4）处理

1）手术当时出血者，首先应用止血药及宫缩剂。

2）怀疑手术损伤时，停止手术操作，进行超声检查，必要时行腹腔探查。

3）术后出血伴发感染者，给予止血、抗感染等治疗。

4）术前有感染者应待感染控制再实施手术，并在术后给予抗生素预防。

2. 术后感染

（1）定义

术前无生殖器感染，术后 2 周内发生生殖器官感染性疾病。

（2）原因

1）未按无菌操作规程，消毒不严格。

2）术前患者有生殖器感染性疾病未予治疗而取宫内节育器。

3）取宫内节育器后近期未注意生殖器官局部卫生。

4）手术时合并损伤。

（3）诊断

1）受术者出现腹痛、腰痛、阴道流血、血性或脓性白带、发热等症状。

2）检查阴道分泌物呈血性或脓性，有臭味，子宫或附件区有压痛，增厚或扪及包块。

3）实验室检查血常规白细胞升高。

（4）处理

1）抗菌药物治疗感染。

2）严重感染者可行宫颈分泌物培养及药物敏感实验选择抗菌药物。

3）发生盆腔脓肿，先行药物治疗，如无效，应手术切开引流。

3. 子宫穿孔

（1）定义

子宫壁完全被操作器械穿透。

（2）原因

1）术前子宫位置判断不清，或可能对宫内节育器异位状况未行检查和重视。

2）对瘢痕子宫等子宫本身存在的高危因素未予以高度重视。

3）手术者操作技术不熟练，未按操作规范常规施术，操作粗暴，手术器械使用不当。

（3）诊断

1）受术者有轻重不同的腹痛。

2）器械进入宫腔超过子宫大小，或有无底感。

3）若穿孔部位伤及大血管有内出血表现。

4）因取出钩造成穿孔合并脏器损伤时，受术者有剧烈腹痛和腹膜刺激症状。

（4）处理

1）发现或疑子宫穿孔，应立即停止手术操作。

2）单纯性穿孔住院严密观察，给予宫缩剂及抗生素。

3）疑为复杂性穿孔，应及时剖腹探查，发现损伤根据情况立即行修补术或切除术。

（四）宫内节育器取出后恢复生育的技术流程

技术流程如图3-1所示。

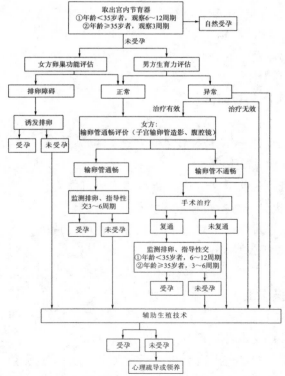

图3-1 宫内节育器取出后恢复生育的技术流程

二、甾体激素避孕

（一）常用的甾体激素避孕方法

我国妇女常用的甾体激素避孕方法包括：①口服避孕药：复方短效口服避孕药、紧急避孕药；②避孕针剂：复方长效避孕针、单纯孕激素避孕针；③缓释避孕装置：皮下埋植剂、宫内缓释避孕系统等。

甾体激素避孕药是主要通过以下机制达到避孕目的：抑制卵巢排卵；孕激素使宫颈粘液粘稠、量少，精子穿透受阻；改变子宫内膜，使之不适宜孕卵着床；改变受精卵在输卵管内的正常运行速度，导致受精卵发育与子宫内膜不同步，干扰受精卵着床。

（二）停药后生育力恢复

（1）复方短效口服避孕药一旦停止用药，生育力迅速恢复。

（2）长效避孕针（单纯孕激素避孕针）停用后恢复生育时间稍长，平均为6～10个月。排卵恢复后可计划妊娠。

（3）缓释避孕系统的皮下埋植剂和含左炔诺孕酮的宫内节育装置取出后生育力即可恢复。

（三）停药后对生育力的影响

所有药物避孕方法无论使用多长时间，停用后对生育力均无影响。

（四）停药后对子代的影响

目前研究证实，甾体激素避孕药不会对子代造成影响，停用后即可计划复孕。根据长效口服避孕药中激素代谢情况，建议最好在停药后6个月再开始怀孕。

（五）终止药物避孕措施后恢复生育的技术流程

技术流程如图3-2所示。

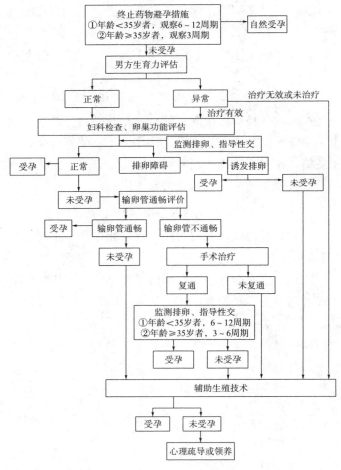

图3-2　终止药物避孕措施后恢复生育的技术流程

（六）皮下埋植取出术

皮下埋植避孕剂是一种安全、高效、可逆的避孕方法，甾体激素通过体内缓释装置每日定量缓慢释放，能维持较长的避孕时间。

1. 皮下埋植取出的医学标准

（1）拟再生育夫妇计划妊娠即可取出皮下埋植剂。

（2）埋植剂使用期已满。

（3）身体患有其他疾病不宜继续使用者。

2. 禁忌证

（1）全身各系统疾病急性期（因皮下埋植剂引起严重不良反应除外），需待治愈或病情稳定后再取。

（2）局部皮肤感染时先控制感染后再取，如因埋植剂引起的感染需在抗感染同时立即取出埋植剂。

3. 术前准备

（1）术前咨询，受术者知情并签署同意书。

（2）体格检查，包括测体重、血压，心肺听诊，乳房和盆腔检查。

（3）检查手术部位，触清皮埋剂的位置、活动度，评估手术难易程度，必要时行超声或放射检查。

4. 手术步骤

按节育技术规范操作（参见人民卫生出版社《临床技术规范·计划生育分册》）。

5. 术中注意事项

（1）钳夹时一定要夹住硅胶棒末端，避免硅胶棒断裂，造成取出困难。

（2）取出困难时，不要勉强，必要时可行第二切口，或等6~8周后再行取出术。

（3）全部取出后清点埋植剂根数，核对完整性，并记录埋植剂的外观有无缺损。

6. 术后处置

(1) 填写手术记录表。

(2) 告知受术者注意事项：术后 24～48h，受术上臂避免用力，24h 后清除局部加压包扎；保持局部干燥，5 天更换创可贴；术后一周随访，如手术操作困难择期密切复查；术后观察月经情况，必要时监测排卵。

三、终止屏障避孕法和外用避孕药

在性交时停止使用男用阴茎套、女用避孕套或外用杀精剂，生育力即可恢复。

四、输卵管复通术

输卵管绝育术是指通过手术或药物切断或堵塞输卵管，阻断精子和卵子的相遇从而达到节育目的，应用最为广泛的是经腹小切口或经腹腔镜输卵管结扎术、切断电灼或输卵管黏堵等方式。已采取输卵管绝育术避孕的妇女拟再生育，可行输卵管复通术。但应排除因疾病不宜再生育或子宫破裂、多次剖宫产史、宫体部剖宫产史等因素后实施输卵管绝育术者。

（一）输卵管复通术后生育力的恢复

输卵管复通术一般包括两种方式：输卵管手术部位的端端吻合和输卵管宫角部植入，重建输卵管的通畅，使精子和卵子可以相遇而妊娠。显微外科技术的应用使输卵管复通术后宫内妊娠率有所提高。

（二）输卵管复通术的适应证

（1）夫妇双方身体健康。

（2）女方年龄最好小于 37 岁。

（3）月经规律，卵巢功能正常。

（4）男方精液正常。

（5）生殖器无明显病变，全身检查及专科检查未见明显异常。

（三）输卵管复通术的禁忌证

（1）双侧输卵管多处阻塞。

（2）输卵管妊娠史。

（3）卵巢功能异常及月经紊乱。

（4）弥漫性腹膜炎或盆腔严重粘连。

（5）严重疾病不宜妊娠。

（6）子宫破裂史、多次剖宫产、宫体部剖宫产史者。

（7）生殖器官恶性肿瘤。

（8）男方严重精液异常，或有不宜生育的遗传性疾病。

（四）术前医学评价

（1）采集病史，咨询和知情同意，了解结扎方式，手术过程及术后情况。

（2）夫妇双方身体健康状况评估。

（3）必要时行子宫输卵管碘油造影。

（4）男方精液检查。

（5）年龄大于 35 岁的女性，卵巢功能评估。

（6）常规术前辅助检查。

（五）手术时机

月经干净后 3~7 天，且本月经周期未性交。

（六）手术方式

（1）经腹输卵管吻合术

适用于输卵管结扎、输卵管夹、套环、电凝等绝者术后复通。

常用的有输卵管峡部对峡部吻合术、输卵管峡部对壶腹部吻合术、壶腹部对壶腹部吻合术、输卵管峡部与间质部吻合术。

1）峡对峡部端端吻合术　适于输卵管峡部结扎术后的复通术，此部位两端管径大小相一致，多采用端端吻合的方法。

2）峡部对壶腹部吻合术　由于远端管径略大于近侧，因而远端作平切面，近端作斜切面，或峡侧针距小，壶腹侧针距略大，若两端管径相差较大时，可做部分封闭后端端吻合，或做漏斗状吻合。

3）壶腹部对壶腹部吻合术　两端管径大致相等，采用端端吻合。

4）峡部与间质部吻合术　亦称子宫输卵管吻合术，仅适于输卵管峡部近端阻塞，间质部及其他部位正常者，切除瘢痕后放入支架，做端端吻合，缝合肌层及浆膜层，拔除支架物，通液至不渗漏为止。

（2）输卵管造口术

适用于伞端切除绝育术后。年龄大于 35 岁的再生育妇女一般不选择输卵管造口术，除非不愿选择辅助生殖技术助孕。

（3）输卵管宫角移植术

适用于输卵管间质部或峡部闭塞。

（七）注意事项

（1）术中注意保持组织湿润，尽量减少组织创伤，减少或控制术中出血，防止术后粘连。

（2）输卵管系膜间断缝合，系膜切口应与输卵管长轴呈垂直方向，以防缝合后的瘢痕使输卵管受压而影响管道通畅及正常的蠕动。

（3）如术后时间仍处于月经前半周期可行输卵管通液术；如在月经后半周期，建议待月经干净后 3～7 日内行通液检查。

（4）输卵管复通术后应警惕异位妊娠的发生。

（八）影响输卵管复通术效果的有关因素

（1）年龄

年龄越大宫内妊娠率越低。

（2）绝育术式

双折结扎切除复通妊娠率较低，抽芯包埋法复通妊娠率较高。

（3）吻合术后输卵管剩余长度

如在输卵管复通术中探查发现输卵管长度小于 5cm，伞端不完整，术后需告知患者复通后输卵管功能不易恢复，术后妊娠率低。

（4）吻合部位

峡部—峡部吻合妊娠率高于峡部—壶腹部吻合，峡部—壶腹部吻合高于壶腹部—壶腹部吻合。

（5）显微外科手术妊娠率高于一般吻合法，尽量选择显微外科吻合术。

（九）输卵管复通术后生育恢复的技术流程

技术流程如图 3—3 所示。

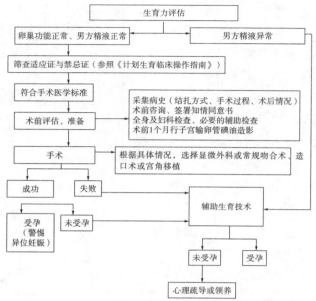

图 3-3　输卵管复通术后生育恢复的技术流程

五、输精管复通术

输精管结扎术是通过手术或非手术途径阻断精子输出的通道，使排出的精液中不再含有精子，从而达到节育目的。已实施输精管结扎术节育的夫妇拟再生育，可行输精管复通术。

（一）输精管复通术后生育力的恢复

输精管复通手术可重建输精管通畅。显微外科吻合手术的效果明显高于常规手术，输精管复通率可达到81%～98%，复孕率大约为50%～60%。

（二）输精管复通术的适应证

（1）夫妇双方身体健康。

（2）女方卵巢功能正常，年龄最好小于 35 岁。

（3）显微外科吻合术适用于常规吻合术适应证和常规吻合术失败病例。

（三）输精管复通术的禁忌证

（1）全身健康状况不良或出血性疾病，不能耐受手术。

（2）手术局部或生殖系统炎症未治愈。

（3）术前行全身及泌尿生殖系体格检查，特别是阴囊内容物评价，如睾丸及附睾体积和质地，了解输精管断端位置，近端输精管长度，输精管有无结节、瘢痕，是否适合吻合手术。

（4）必要的实验室检查和相关辅助检查。精液常规检查以排除自发性再通。

（四）术前准备

（1）向受术者及家属讲明吻合术的成功率，包括复通率、再孕率、再育率及可能发生的并发症，夫妇双方知情，签署同意书。

（2）详细询问病史，了解其接受过何种输精管绝育术，是否做过输精管吻合术及术时、术后情况。

（3）做全身体检及相关辅助检查（血常规、尿常规、凝血功能检查等），重点检查泌尿生殖系统及精液常规，以了解是否宜于手术，决定手术和麻醉方式。

（4）阴部备皮后，用温水、肥皂清洗下腹、阴茎、阴囊及会阴。

（五）手术方法

常用手术方法为输精管吻合术。分为肉眼吻合和显微外科吻合两种，有条件尽量选择显微吻合。多采用单层端端吻合，显微吻合可选用 7−0～8−0 带针线，也有采用 9−0～10−0 带针线缝合黏膜、然后用 7−0～8−0 带针线间断外膜及浅肌层缝合的双层吻合法。显微吻合不需安放支架。

若附睾端查不到精子，可探查附睾，在附睾管查见精子处以 10−0～11−0 带双针的线以拖入法将附睾管拖入输精管腔，实施显微外科端侧输精管附睾管吻合术。

（六）预后评估

（1）受术者阴囊内局部情况，尤其是输精管及其与周围组织的关系。如附睾端输精管长，附睾端输精管查见精子和有较高质量的液体，精囊端输精管清楚，结节不大，与精索等组织无明显粘连，手术易做，效果较好。

（2）绝育手术距吻合手术时间越长，复通后妊娠概率越低。年龄较大再生育夫妇，男性绝育时间长，估计复通后妊娠率低可首选辅助生育技术助孕。

（3）术中发现输精管附睾端有精子肉芽肿形成，预后较好。精子肉芽肿可缓冲精子及液体对附睾的压力，减少对附睾和输精管的损伤。

（4）显微外科输精管吻合术的效果显著优于常规手术。

（七）术后处理

（1）使用阴囊托并避免体力劳动 3～4 周，避免性生活 2 周。

（2）术后 1、3、6、12 个月复查精液了解精子数量和质量的恢复以及妊娠情况。

（3）大多数妊娠发生在术后 24 个月内。

（4）若输精管吻合术后 6 个月或输精管附睾吻合术后 18 个月无精子复现，提示手术失败。

（八）影响复通效果和再育因素

（1）吻合术成功取决于术中吻合口对位精确，无张力缝合，良好血供，手术者无创手术技术。

（2）显微外科吻合较常规肉眼吻合复通效果好。

（3）术后精浆抗精子抗体产生。

（4）附睾和睾丸的改变。

（5）术中交感神经末梢的损伤。

（九）输精管复通术后生育恢复的技术流程

技术流程如图 3-4 所示。

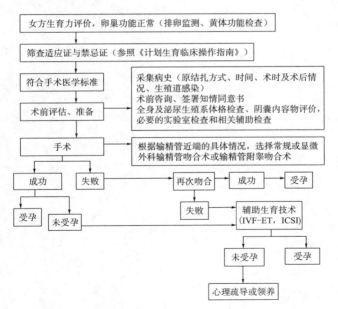

图 3-4　输精管复通术后生育恢复的技术流程

（杜娟　杨丹）

第三篇

再生育妊娠指导

第 四 章

健康检查及生育力评估

对有再生育要求的育龄夫妇应进行健康检查（全身及专科检查），包括必要的孕前检查和生育力评估。

第一节　女性健康检查

一、病史采集

采集病史是妇科健康检查的第一步，要做到详细、完整并要注意沟通技巧、尊重患者隐私。为正确判断病情，病史采集时需要细致询问和耐心聆听，尤其是末次妊娠、生产过程、产褥期及产后避孕情况；取消避孕后没有受孕的时间、月经情况、性生活等；目前健康状况，特别是随着年龄增长相关疾病发病的病史。询问病史切勿遗漏关键性病史内容，以免造成漏诊或者误诊。采用启发式的提问，避免暗示及主观臆测。

二、体格检查

体格检查包括全身检查、腹部检查和盆腔检查。而

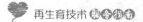

盆腔检查（即妇科检查）是女性生殖系统检查的主要内容之一。

（一）全身及腹部检查

注意身高、体重、体重指数（BMI）、毛发分布情况、皮肤及黏膜（有无多毛、痤疮、黑棘皮征等）；检查甲状腺（有无肿大、包块及其质地、性质等）；乳房（有无皮肤凹陷、有无包块、是否分泌乳汁及液体）；腹部有无包块及其大小、形状、部位、质地、活动度、表面是否光滑及有无压痛等。

（二）盆腔检查（妇科检查）

了解外阴有无皮肤黏膜色泽减退及质地变化、有无增厚、变薄及萎缩，有无畸形，皮损，溃疡、赘生物或肿块，有无阴道前后壁膨出、子宫脱垂或尿失禁等；宫颈有无糜烂、肥大、裂伤、囊肿、息肉、赘生物、接触性出血等；子宫宫体的位置、大小、形状、质地、活动度及有无压痛等；双附件有无包块、增厚或压痛，如有包块需查清位置、大小、形状、软硬度、活动度、与子宫的关系及有无压痛等；必要时可通过三合诊了解后倾后屈子宫大小，子宫后壁、宫颈旁、直肠子宫陷凹、宫骶韧带和盆腔后部病变。

三、辅助检查

通过病史采集、体格检查并行相关辅助检查，可以较全面地评估患者当前健康情况。辅助检查从全身检查和妇科专科检查两方面进行。

（一）全身辅助检查

包括心电图、胸部 X 线等心肺功能检查；血常规、尿常规、肝肾功能、血糖、血脂检查；乙肝/丙肝标志物、梅毒、HIV、TORCH 等传染性疾病检查；ABO/RH 血型鉴定；必要时染色体检查等。

（二）妇科专科检查

主要包括卵巢功能评价和子宫输卵管评价。另根据情况选择其他相关疾病检查。

1. 女性生殖内分泌激素检查

女性生殖内分泌激素包括下丘脑－垂体－卵巢分泌的激素。下丘脑分泌的促性腺激素释放激素（GnRH）通过调节垂体促性腺激素的分泌来调控卵巢功能，卵巢分泌的激素又可反馈调节下丘脑和垂体的功能。激素的测定一般抽取外周静脉血，采用气相色谱分析法、分光光度法、荧光显示法及酶标记免疫和放射免疫测定法等检查。

（1）下丘脑促性腺激素释放激素（GnRH）的测定

【来源及生理作用】GnRH 能刺激垂体分泌尿促卵泡素（FSH）和黄体生成素（LH），由于外周血中含量很少、半衰期短不易直接测定，目前常用 GnRH 刺激试验与氯米芬试验了解下丘脑和垂体的功能及病理生理状态。

GnRH 刺激试验

【原理】GnRH 对垂体促性腺激素的释放有兴奋作用，注射外源性的 GnRH 后不同时间内测定外周血促性腺激素的含量可了解垂体的功能。垂体功能良好则促性腺激素水平反应性升高，反之则不升高或延迟升高。

【方法】一般在上午 8 时注射 GnRH100ug，注射前和注射后 15min、30min、60min 和 90min 分别取静脉血 2ml 测定 LH 值（在成人，GnRH 刺激靶器官后产生 LH 量的变化较 FSH 明显，故临床上常通过测量

LH量的改变。）。

【结果分析】

正常反应：注射后LH值比基值升高2~3倍，高峰出现在10~30min。

活跃反应：高峰值比基值升高5倍。

延迟反应：高峰出现的时间延迟于正常反应出现的时间。

无反应或者低弱反应：注射后LH无变化，处于低水平或稍有上升但不足基值的2倍。

【临床意义】

常见的下丘脑及垂体功能减退疾病如希恩综合征、垂体手术或者放射治疗破坏垂体组织等，GnRH刺激试验呈无反应或者低弱反应。而卵巢功能不全及多囊卵巢综合征者呈现活跃反应。

氯米芬刺激试验（CCCT）

【原理】氯米芬是一种具有弱雌激素样作用的非甾体类雌激素拮抗剂，在下丘脑可与雌、雄激素受体结合，阻断性激素对下丘脑负反馈作用，引起GnRH的释放。可用于闭经患者下丘脑—垂体—卵巢功能的评估，鉴别下丘脑和垂体病变。

【方法及意义】于月经第5天开始每日口服氯米芬50~100mg，连用5天，服药后LH、FSH水平升高（85%和50%），停药后LH、FSH水平下降，可用于鉴别下丘脑和垂体病变。

（2）垂体促性腺激素的测定

【来源及生理作用】FSH和LH是腺垂体分泌的糖蛋白激素，受下丘脑、卵巢分泌的激素及抑制素的调节，在育龄期随月经周期出现周期性变化。FSH主要是促进卵泡成熟和分泌雌激素，LH 主要是促进卵巢排卵和黄体生成并促使黄体生成孕激素和雌激素。

【正常参考值】见表 4-1。

表 4-1　FSH 和 LH 参考值

测定时期	FSH（U/L）	LH（U/L）
卵泡期、黄体期	1～9	1～12
排卵期	6～26	16～104
绝经期	30～118	16～66

【临床应用】

鉴别闭经原因：FSH 及 LH 水平均低于正常值，提示闭经的原因在腺垂体或者下丘脑。FSH 及 LH 均高，提示闭经的原因在卵巢。

排卵监测：测定 LH 峰值可预测排卵时间及了解排卵情况。

协助诊断多囊卵巢综合征：测定 LH/FSH 比值，如比值大于 2～3，有助于诊断多囊卵巢综合征。

诊断性早熟：有助于区分真/假性早熟，真性性早熟由促性腺激素分泌增多引起，FSH 和 LH 呈现周期性变化，而假性性早熟 FSH 及 LH 均低，且无周期性规律。

卵巢储备功能评估：在早卵泡期（一般指月经来潮第 2、3 天），FSH 和 LH 水平升高尤其是 FSH 绝对水平的增高、FSH/LH 比值升高提示卵巢储备功能下降，常用于不孕症患者的卵巢储备功能的评估。

（3）催乳素（PRL）的测定

【来源及生理作用】PRL 是腺垂体催乳素细胞分泌的一种多肽蛋白激素，受下丘脑催乳素抑制激素（如多巴胺）和催乳素释放激素双重调节，另外促甲状腺激素释放激素、雌激素、5-羟色胺等可促进其分泌。血中 PRL 分子结构有 4 种形态：小分子 PRL、大分子 PRL、大大分子 PRL 及异性 PRL，仅小分子 PRL 具有激素活性，占分泌总量的 80%，而临床检测是各种类型的总和。因此 PRL 检测水平与生物学作用表现可能不一致，如高 PRL 者可以没有溢乳，而 PRL 正常者却可能出现溢乳。PRL 的主要生理作用是促进乳房的发育、泌乳，与卵巢类固醇激素共同作用促进分娩前乳房导管及腺体发育。

【正常参考值】生育期正常月经周期的女性外周血 PRL 的浓度波动与雌激素水平的变化一致。正常值为 $5 \sim 25 \mathrm{ng/ml}$。在月经中期排卵前 $1 \sim 2$ 天 PRL 形成小峰，黄体期保持较高水平。孕期血清 PRL 逐月增高，足月可达 $200 \sim 400 \ \mathrm{ng/ml}$。

【临床应用】闭经、不孕及月经失调者，无论有无溢乳均应检测 PRL 水平，以排除外高 PRL 血症。垂体肿瘤患者可伴有 PRL 异常增高。PRL 升高还见于性早熟、原发性甲状腺功能低下、卵巢早衰、黄体功能欠佳、长期哺乳、神经精神刺激、药物作用（如氯丙嗪、避孕药、利血平等）因素；PRL 降低见于垂体功能减退、单纯性催乳素分泌缺乏症等。$10\% \sim 15\%$ 的多囊卵巢综合征患者表现为轻度高催乳素血症，可能为雌激素持续刺激所致。

（4）雌、孕激素的测定

【来源及生理作用】育龄期雌激素主要是卵巢产生，孕妇体内的雌激素主要是卵巢、胎盘产生，少量由肾上腺产生。雌激素分为雌酮（E_1）、雌二醇（E_2）及雌三醇（E_3），其中 E_2 的活性最强，对维持女性的生殖功能及第二性征有重要作用；黄体酮（P）是由卵巢、胎盘和肾上腺产生的。随年龄的增长，自青春期到性成熟期 E_2 水平不断增高。

在正常的月经周期中，E_2、P 有周期性变化，卵泡早期雌激素水平最低，并逐渐上升，至排卵前达峰值后逐渐下降，在排卵后达低点，以后又开始上升，排卵后 7~8 日出现第二个高峰，但是低于第一个峰值，以后迅速下降至最低点；在卵泡期 P 的水平极低，排卵后黄体分泌使 P 迅速上升并在 LH 峰后第 6~8 日血浓度达高峰。雌激素具有促进子宫肌层增生肥大、子宫内膜增生修复、促进输卵管肌层发育及上皮的分泌及加强输卵管的节律性收缩、协同 FSH 促进卵泡发育等妊娠准备；促进和维持第二性征发育；参与骨质代谢等。孕激素在雌激素的基础上发挥协同及拮抗作用，主要是使子宫内膜转化为分泌期以利于胚胎着床、防止子宫收缩、促进乳腺腺泡发育。

【正常参考值】见表 4-2。

表 4-2　E_2、P 参考值

测定时间	E_2（pmol/L）	P（nmol/L）
青春前期	18.35~110.1	
卵泡期	92.0~275.0	<3.2
排卵期	734.0~2200.0	
黄体期	367.0~1100.0	9.5~89.0
绝经期	<100.0	<2.2

【临床应用】

鉴别闭经的原因：如雌激素水平符合正常的周期变化，表明有卵泡发育，考虑子宫性闭经；雌激素水平低下则闭经的原因可能是原发性或者继发性卵巢功能低下，或者药物引起卵巢功能抑制，也可见于下丘脑－垂体－卵巢功能失调、高催乳素血症等。

排卵监测：无排卵时雌激素无周期性变化、黄体酮水平低下如无排卵性功能失调性子宫出血、多囊卵巢综合征及某些绝经后子宫出血；促排卵治疗中 E_2 水平作为监测卵泡发育、成熟的指标之一并指导 HCG 的用量及使用时机。黄体酮水平>15.9nmol/L，并协同连续 B 超监测可发现黄素化未破裂卵泡综合征（LUFS），黄体期黄体酮水平低于生理值提示黄体功能不足，月经来潮 4～5 日黄体酮水平仍高提示黄体萎缩不全。

卵巢储备功能的评估：早卵泡期 E_2 水平升高，可能是卵泡在上个月经周期的黄体中晚期即开始发育，提示卵巢储备功能下降，且 E_2 水平的升高是卵巢储备功能下降的早期提示，早于基础 FSH 的上升。

（5）雄激素的测定

【来源及生理作用】由卵巢及肾上腺皮质分泌，分为睾酮和雄烯二酮。睾酮由雄烯二酮转化而来，生物活性最强。绝经前，血清睾酮是卵巢雄激素来源的标志，绝经后的雄激素主要是肾上腺皮质产生的。

【正常参考值】见表 4-3。

表 4-3　T 参考值

测定时间	血总睾酮正常范围（nmol/L）
卵泡期	<1.4
排卵期	<2.1
黄体期	<1.7
绝经后	<1.2

【临床应用】

多囊卵巢综合征：睾酮水平通常不超过正常范围上限的2倍，游离睾酮、雄烯二酮常升高，脱氢表雄酮、硫脱氢表雄酮正常或轻度升高。如治疗前雄激素升高则治疗后应下降，故血清雄激素水平可评估疗效。

女性多毛症：血清睾酮水平正常，多为毛囊对雄激素敏感所致。高催乳素血症有雄激素过多的症状和体征，但雄激素水平正常，应测定催乳素水平。

其他：包括卵巢、肾上腺肿瘤等。

注：不同实验检测方法不同，以上各生殖激素测量值会有差异，故上述值仅供参考。

（6）抗苗勒管激素（AMH）

【来源及生理作用】AMH属于ß-转化生长因子超家族的糖蛋白。性成熟期达较高的表达水平，随年龄的增长而下降，绝经后则消失。AMH主要表达与卵巢生长卵泡的颗粒细胞，窦前卵泡和小窦卵泡表达水平高，因此血清AMH能反映卵巢储备功能。而且AMH独立于下丘脑－垂体－卵巢轴，不受促性腺激素的影响，在月经周期中变化不大，AMH作为预测卵巢反应性指标比血清FSH、E2等更有价值。

【临床应用】

某些病理情况如多囊卵巢综合征（PCOS）始基卵泡库增大，血清AMH水平显著增加（可达正常水平的2-3倍）。此外，血清AMH可作为卵巢储备功能减退早期预测指标，血清AMH水平下降能较准确地预测卵巢衰老及经放化疗后卵巢储备功能的丧失情况。

（7）其他激素包括血清抑制素B（INHB）、其他因子如瘦素等的检测评卵巢功能。

附：常用生殖激素国际单位与临床常用单位的换算

FSH：$1IU/L = 1mIU/ml$

LH：$1IU/L = 1mIU/ml$

E_2：$1pmol/L = 1pg/ml \times 3.67$

P：$1nmol/L = 1ng/ml \times 3.18$

PRL：$1mIU/L = 1ng/ml \times 0.034$

T：$1nmol/L = 1ng/dl \times 28.82$

2. 基础体温（BBT）和宫颈黏液检查

通过监测 BBT、宫颈黏液间接判断卵巢的排卵及黄体功能。

（1）BBT 检查

【生理变化】

基础体温（BBT）随月经周期呈双相改变，以月经规律，周期 28 天为例，在卵泡期内体温较低，排卵日最低，排卵后升高约 0.5℃并一直持续到下次月经来潮前才开始下降（约 14 天），因为当卵巢排卵后形成的黄体以及分泌较多的孕激素刺激了下丘脑的体温调节中枢，导致基础体温升高。

【临床意义】

从 BBT 可了解有无排卵。无排卵时 BBT 呈低温单相。黄体功能不良如黄体萎缩不全 BBT 高温相时间延长，而黄体功能不足（LPD）则 BBT 呈阶梯形上升，曲线需 3 日后才达高水平或 BBT 稳定上升小于 11 日。

（2）宫颈黏液检查

【生理变化】

在卵泡早期，E_2 水平低，宫颈分泌的黏液量少，随着卵泡的生长，E_2 水平上升，刺激宫颈黏液的分泌量增加，至排卵前宫颈黏液多、稀薄、透明、拉丝度长，黏液涂片可见清晰而典型的羊齿植物叶状结晶。排卵后受孕激素的影响，宫颈黏液量减少、质地黏稠浑浊、拉丝度差，涂片示结晶逐渐模糊，至月经黄体中期（月经 22 天左右）可见成行的椭圆体。

【临床意义】

宫颈黏液的周期性改变可了解卵泡的生长、排卵及排卵后黄体功能，如经前检查出现羊齿植物叶状结晶提示无排卵。

3. 输卵管通畅性检查

主要是检查输卵管是否通畅，了解宫腔及输卵管腔的形态及输卵管阻塞部位。常用的方法有输卵管通液术、子宫输卵管造影术（HSG）及腹（宫）腔镜检查。

（1）输卵管通液术

输卵管通液术是检查输卵管是否通畅的一种方法，且有一定的治疗功效。通过导管向宫腔内注入液体，根据液体阻力大小、有无回流及注入液体量和患者感觉等判断输卵管是否通畅。具有操作简便，无须特殊设备等优点而在基层医疗机构中广泛应用于临床，但是难以对输卵管阻塞的部位和输卵管的形态、功能做出较为正确的判断。

【适应证】

疑有输卵管阻塞，输卵管黏膜轻度粘连有疏通作用，评价输卵管复通术或成形术的效果。

【禁忌证】

内外生殖器急性炎症或慢性炎症急性（亚急性）发作；月经期或有不规则阴道流血；可疑妊娠；严重全身疾病不能耐受手术；体温高于 37.5℃。

【术前准备】

月经干净 3～7 天，术前 3 日禁性生活；术前半小时肌注阿托品 0.5mg 解痉；术前排空膀胱。

【设备与试剂】

器械准备：阴道窥器、宫颈钳、妇科钳、宫颈导管、Y 形管、压力表、注射器等。

试剂准备：生理盐水或抗生素溶液（庆大霉素 8 万单位、地塞米松 5mg、透明质酸酶 1500u、注射用水 20ml），可加 0.5％的利多卡因 2ml 减少输卵管痉挛。

【操作步骤】 患者取膀胱截石位，外阴、阴道常规消毒后铺无菌巾，双合诊了解子宫位置及大小。放置阴道窥器充分暴露宫颈，再次消毒阴道穹窿及宫颈，以宫颈钳钳夹宫颈前唇，沿宫腔的方向放置宫颈导管，并使其与宫颈外口紧密相贴。用 Y 形管将宫颈导管与压力表、注射器相连，压力表应高于 Y 形管水平，以免液体进入压力表。将注射器与宫颈导管相连，并使宫颈导管里充满生理盐水或抗生素溶液。排出空气后沿宫颈的方向将其入宫颈管内，缓慢推注液体，压力不超过 160mmHg。观察推注时阻力大小、经宫颈注入液体是否回流，患者下腹部是否疼痛等。术毕取出宫颈导管，再次消毒宫颈、阴道，取出阴道窥器。

【结果评定】

输卵管通畅判断标准是顺利推注 20ml 生理盐水无阻力，压力维持在 60～80mmHg 以下，或开始稍微有点阻力，随后阻力消失，无液体回流，患者也无不适感。输卵管阻塞勉强注入 5ml 液体后即感阻力，压力表现持续上升而无下降，患者感下腹胀痛，停止推注后液体又回流至注射器。输卵管通而不畅注射液体有阻力，再经加压后能再推入，可能有轻度粘连并已被分离，患者感轻微腹胀。

【注意事项】

生理盐水或者抗生素溶液温度接近体温，防止因液体过冷引起输卵管痉挛注入液体时必须要是宫颈导管紧贴宫颈外口，防止液体外漏。术后 2 周禁盆浴及性生活，酌情给予抗生素预防感染。

(2) 子宫输卵管造影（HSG）

子宫输卵管造影是通过导管向宫腔及输卵管注入造影剂，行 X 线透视及摄片，根据造影剂在输卵管及盆腔内的显影情况了解输卵管是否通畅、阻塞部位及宫腔形态。具有检查损伤少，能对输卵管阻塞做出较正确的诊断，准确率达 80%，且有一定的治疗功效。

【适应证】

了解输卵管是否通畅及其形态、阻塞部位。了解宫腔形态，有无子宫畸形及类型，有无宫腔粘连、子宫浆膜下肌瘤、子宫内膜息肉及异物等。内生殖器结核非活动期。对不明原因的习惯性流产，应了解宫颈内口是否松弛，宫颈及子宫有无畸形。

【禁忌证】

内外生殖器急性、亚急性炎症；严重的全身疾病不能耐受手术；妊娠期，月经期；产后、流产、刮宫术后；碘皮试过敏者。

【术前准备】

手术时机为月经干净 3～7 日，术前 3 日禁性生活。术前碘皮试，试验阴性者方可行造影术。术前半小时肌注阿托品 0.5mg 解痉。术前排空膀胱，便秘者术前清洁灌肠，使子宫保持正常位置，避免出现外压假象。

【设备与试剂】

设备及器械：X 线放射诊断仪、子宫导管、阴道窥器、宫颈钳、妇科钳、20ml 注射器等。

试剂：造影剂分油溶性和水溶性两种。油剂（40%碘化油）密度大，显影效果好，刺激小，过敏小，但检查时间长，吸收慢，易形成异物性肉芽肿或炎症包裹性含碘油的囊肿（如在 ART 治疗取卵术或囊肿抽吸术中可抽吸出碘油）；水剂（76%泛影葡胺液）吸收快，检查时间短，但子宫输卵管边缘部分显影不充分，影响细微病变的观察，另还有药物注射时有刺激痛。

【操作步骤】

患者取膀胱截石位，常规消毒外阴及阴道，铺无菌巾，双合诊了解子宫位置及大小。阴道窥器扩张阴道，充分暴露宫颈，再次消毒阴道穹窿及宫颈，宫颈钳钳夹宫颈前唇，探查宫腔。将造影剂充满宫颈导管，排出空气，沿宫颈、宫腔方向将其置入宫颈内口与宫腔交界处，水囊固定宫颈导管，缓缓推注造影剂，在 X 线透视下观察造影剂流经宫腔、输卵管的情况，并摄片。如为油性造影剂则需 24h 后再摄盆腔平片，以观察腹腔有无游离造影剂及弥散分布情况。若为水剂造影剂，则注射后立即摄片，10~20min 后第二次摄片，观察造影剂流入盆腔情况。造影剂注射后子宫角圆钝而输卵管不显影，考虑为输卵管痉挛，可保持原位，肌肉注射阿托品0.5mg，20min 后再透视、摄片；或停止操作，下次摄片前先使用解痉处理。

【结果判定】

正常子宫宫腔呈倒立三角形，双输卵管显影形态柔软，24 小时后摄片见盆腔内造影剂弥散均匀。

宫腔异常：子宫内膜结核时子宫腔失去原有倒置三角形形态，内膜呈锯齿状不平；子宫内膜息肉或黏膜下肌瘤则有宫腔充盈缺损；子宫腔畸形则有相应的显示。

输卵管异常：输卵管结核显示输卵管形态不规则、僵直、串珠状改变，可见钙化点。输卵管积水可见输卵管壶腹部及伞端膨胀呈气囊样改变；盆腔内未见造影剂弥散则可能是输卵管不通；输卵管畸形如过长、过短及输卵管憩室、输卵管异常扩张等均匀相应影像学改变。

【注意事项】

碘化油充盈宫颈导管时必须要排尽空气，以免气体进入宫腔，造成宫腔充盈缺损的假象。宫颈导管必须要与宫颈外口紧贴，防止碘化油流入阴道。宫颈导管不置入宫腔过深，以免引起子宫损伤，甚至子宫穿孔。推注碘化油的力度不宜过大，速度不宜过快，以免损伤输卵管。透视下发现造影剂进入异常，同时患者有咳嗽，应警惕发生油剂栓塞，立即停止操作，取头低脚高位，严密观察。造影后2周禁性生活，可酌情给予抗生素预防感染。有时输卵管痉挛造成输卵管不通的假象，必要时重复检查。

（3）妇科内镜输卵管通畅检查

妇科内镜的开展为输卵管通畅检查提供了一个新的方法，包括腹腔镜直视下输卵管通液检查、宫腔镜下经输卵管口插管通液检查以及宫腹腔镜联合检查等。但是内镜检查具有医疗器械设备费用昂贵、腹腔镜是有创伤手术，对施术者的操作技能要求高等特点。

4. 影像学检查

影像检查包括超声、X线、计算机体层成像（CT）、磁共振成像（MRI）、正电子发射体层显像

（PET）等，具有对人体损伤小、诊断精确特点广泛应用于妇科特殊检查。

（1）超声检查

超声检查应用超声诊断仪，在荧屏上以强弱不等的光点、光团、光带或者光环显示探头部位脏器或病灶断面的形态及与周围器官的关系。可经阴道和腹壁两个途径检查。通过妇科 B 超可了解子宫（包括子宫内膜、子宫肌层等）、双附件及盆腔情况。下面重点介绍卵巢储备功能评估及卵泡发育的监测。

卵巢储备状态的评估：月经第 2～5 天测量双侧卵巢大小、卵巢内 2～5mm 的窦卵泡数目及彩色多普勒了解卵巢基质血流情况。

卵泡发育监测：对于月经规律、周期 28～30 天者，常于月经周期的第 10 天开始监测卵泡大小，根据卵泡大小确定监测的频率，一般排卵前卵泡直径约 20mm。

（2）X 线检查

X 线检查借助造影剂可了解子宫输卵管腔内形态，是诊断先天性子宫畸形、输卵管通畅程度的常用检查方法。X 线胸片是诊断妇科恶性肿瘤肺转移的手段之一。

（3）计算机体层扫描（CT）

计算机体层扫描的基本原理是 X 线对人体不同密度组织的穿透能力不同，从而产生所接受的信号差异，再由计算机对数字信息进行处理，显示出图片。具有分辨率高，能显示肿瘤的结构特点，周围侵犯及远处转移情况，对妇科肿瘤的诊断有重要意义。

（4）磁共振成像检查（MRI）

核磁共振成像检查利用人体组织中氢原子在磁场中受到射频脉冲的激励而发生磁共振现象，产生的磁共振信号，经计算机处理，重建出人体某一层面图像的成像技术。MRI 检查无放射性损伤，无骨性伪影，对软组织的分辨率高，尤其适合盆腔病灶定位及病灶与临近结构关系的确定。MRI 能清晰显示肿瘤信号与正常组织的差异，能准确判断肿瘤大小、性质及浸润和转移情况，被广泛应用于妇科肿瘤的诊断与手术前的评估。

5. 妇科内镜检查

妇科内镜检查主要是利用冷光源镜头经人工孔道或者自然孔道直视下对人体管、腔的组织结构进行检查和手术。本节主要叙述宫腔镜及腹腔镜检查。

（1）宫腔镜的检查

应用膨宫介质扩张宫腔，通过插入宫腔的光导玻璃纤维窥镜直视观察宫颈管，宫颈内口，宫内膜及输卵管开口的生理病理变化，必要时针对病变组织直观准确的取材并送病理检查。

【适应证】

异常子宫出血；子宫瘢痕史（复杂剖宫产、子宫肌瘤手术、子宫切开及子宫穿孔史）；疑宫腔形态异常（包括子宫输卵管碘油造影或盆腔 B 超提示宫腔粘连、占位病变、息肉、畸形）；子宫内膜炎病史（产后或流产后感染、衣原体感染、盆腔感染）；反复宫腔手术史（如诊刮术、人流术、钳刮术、清宫术）；反复（≥3 次）体外受精−胚胎移植（IVF−ET）或（和）冻融胚胎移植（F−ET）治疗未妊娠；原因不明的不孕；复发性流产；节育器定位。

【禁忌证】

急性、亚急性生殖道感染；全身疾病不能耐受手术；近期（3 个月内）有子宫穿孔或者子宫手术史；宫颈瘢痕不能充分扩张、宫颈裂伤或者松弛可致灌注液大量外漏者手术谨慎。

【术前准备及麻醉】

手术时机：月经干净后一周为宜，此时子宫内膜处于增生早期，内膜薄且不易出血，黏液分泌少，宫腔病变易见。

体检及阴道准备：仔细问病史，行全身检查、妇科检查、宫颈脱落细胞学及阴道分泌物检查。术前禁食6～8小时。宫腔镜检查可无须麻醉或者行宫颈局部麻醉。对合并糖尿病者可选择5％的甘露醇为膨宫液。

【操作步骤】

取膀胱截石位，消毒外阴、阴道，铺无菌巾单。阴道窥器扩张阴道，充分暴露宫颈，再次消毒阴道、宫颈。宫颈钳钳夹宫颈，探针了解宫腔深度和方向，扩宫颈至大于镜体外鞘直径半号。接通液体膨宫泵，调节压力为最低有效膨宫压力，排空灌流管内空气后，5％的葡萄糖溶液膨开宫颈。宫腔镜直视下按宫颈管轴方向缓缓插入宫腔，冲洗宫腔内血液至液体清静，调整液体流量，使子宫腔压力达到所需的压力，宫腔扩展即可看清宫腔和宫颈管。观察宫腔：先观察宫腔全貌，宫底、宫腔前后壁、输卵管开口，在退出过程中观察宫颈内口和宫颈管。必要时取子宫内膜组织活检。将镜体退出宫颈管。

【并发症】

主要包括子宫穿孔、泌尿系及肠管损伤、出血、过度水化综合征、心脑综合征、术后宫腔粘连。

（2）腹腔镜的检查

腹腔镜检查是在密闭的盆、腹腔内进行的检查的内镜手术操作。将接有冷光源照明的腹腔镜经腹壁插入腹腔，接摄像系统，将盆腔内脏器显示于监视屏幕上来检查诊断疾病。

【适应证】

子宫内膜异位症；明确盆、腹腔肿块性质；确定原因不明的急、慢性腹痛和盆腔痛的原因；明确或排除引起不孕的盆腔疾病；计划生育并发症的诊断如寻找和取出异位宫内节育器、确诊吸宫术导致的子宫穿孔等。

【禁忌证】

严重的心肺功能不全；凝血功能障碍；绞窄性肠梗阻；大的腹壁疝或膈疝；腹腔内广泛粘连；弥漫性腹膜炎；腹腔内大出血；盆腔肿块过大，妊娠超过 16 周及晚期卵巢癌慎重手术。

【术前准备】

包括详细病史采集、常规的妇科腹部手术的术前检查包括血常规、凝血功能、心电图、血型等、肠道阴道准备及腹部穿刺点皮肤准备、体位一般采用头低臀高并倾斜 15°～25°使肠管滑向腹部以便于暴露手术视野。选用全身麻醉。

【操作步骤】

常规消毒腹部、外阴、阴道、放置导尿管、必要时置举宫器。建立人工气腹，根据套管针外鞘大小切开脐孔下缘皮肤 1～1.5cm，提起腹壁，与腹壁呈 90°穿刺进入腹腔，接自动二氧化碳气腹机，充气使腹内压 12～15mmHg，拔出气腹针。放置腹腔镜，打开冷光源，显示盆腔视野。按照常规检查盆腔，并根据结果进行输卵管通液或病灶活检。手术结束后用生理盐水冲洗盆腔，检查有无出血及脏器损伤，停止充入并放尽腹腔内二氧化碳气体，取出器械，缝合穿刺口。

【并发症】

出血：手术穿刺点部位临近大血管，伤及血管可危及生命，娴熟的手术技能及熟悉的解剖结构可减少大出血风险；脏器损伤：主要是与内生殖器邻近的脏器如膀胱、输尿管、肠管的损伤；其他并发症：包括皮下气肿、气胸、气体栓塞、腹腔镜切口疝等。

第二节　女性生育力评估

生育力评估也称医学生育力评估，是对有生育要求的育龄夫妇的病史、职业、饮食、居住环境、女性的子宫条件、输卵管功能及卵巢功能等进行系统多项的评估。

一、病史询问

患者的一般情况主要通过询问病史及体格检查获得与患者生育相关信息，包括个人因素、社会环境因素、婚育、孕产史特别是末次妊娠史、避孕情况及其后取消避孕后情况等。

（一）年龄等个体因素及社会环境因素

随年龄增长特别是年龄超过 35 岁的女性，卵母细胞的数量与质量下降，而卵泡闭锁明显加速，卵子的染色体变异明显增高，子宫内膜容受性下降等，导致正常妊娠概率降低。另外一些疾病如自身免疫性疾病如桥本甲状腺炎、酶缺陷如 $17a-$ 羟化酶可通过一些细胞介质的改变促使卵泡闭锁，影响卵巢储备；环境污染、工作生活压力大特别是再生育患者长期的精神抑郁等可能影响正常妊娠，不良的生活方式如吸烟吸毒等也有可能影响卵巢功能及妊娠。

（二）月经情况

如月经量的减少，月经周期的缩短或紊乱等提示卵巢的功能下降或者子宫内膜的损伤，需要进一步检查卵巢功能及子宫内膜情况。

（三）妊娠生育史

特别是末次妊娠、分娩及产褥期情况，尤其需要询问是否有可能造成输卵管慢性炎症、子宫内膜损伤的病史，如孕期、产时及产后感染、反复宫腔手术史等。

（四）避孕情况及取消避孕后性生活情况

是否有严格、规律的避孕行为，避孕方法是否恰当等。取消避孕的时间、取消后的性生活是否规律，有无性生活障碍等。

（五）既往相关病史询问

患者有无盆腔疾病如子宫内膜异位症、盆腔感染性疾病（如结核、盆腔脓肿）、盆腔放疗、化疗及盆腔手术（注意手术中的热能如电凝对手术部位周围的卵巢组织的辐射热损伤）等，这些疾病或手术可通过手术中的热能如电凝对手术部位周围的卵巢组织的辐射热损伤，引起储备卵泡的丧失或卵巢血供下降，而引起卵巢的储备下降；有无盆腹腔手术史如输卵管修复整形术、输卵管妊娠史及相关治疗；有无慢性盆腔炎特别是附件炎如输卵管积水、积脓、结核等病史。

（六）全身健康情况

尤其注意询问与年龄相关的疾病如高血压等心血管

疾病、糖尿病等代谢性疾病的发病及诊疗情况等病史，综合评估全身情况能否经历妊娠，以及目前的用药情况是否对妊娠及分娩产生不良影响。

二、卵巢功能

卵巢为女性的性腺器官，具有生殖和内分泌双重功能。本节从卵巢的储备功能、排卵及黄体功能两方面评价卵巢功能。

（一）卵巢储备功能评估

卵巢储备功能是卵巢皮质区卵泡发育成可受精的卵母细胞的能力，包括卵泡的数量和质量。通过询问病史了解患者年龄、个体因素及社会环境因素、有无损害卵巢的因素，结合辅助检查如：基础性激素水平、卵巢的基础状态、卵巢刺激试验、参考相关细胞因子水平等对卵巢储备功能进行综合评估。

（1）基础性激素水平

基础性激素水平是评估卵巢储备重要的指标，月经第 2~3 天测血清性激素：基础 FSH 及 LH 水平、基础 FSH/LH 比值、基础 E_2 水平。卵巢储备功能下降者基础 FSH 水平、基础 FSH/LH 比值及基础 E_2 水平均升高，且 E_2 水平的升高是卵巢储备功能下降的早期提示，早于基础 FSH 的上升；而基础 FSH/LH 的比值较基础 E_2 及 FSH 可能更敏感的反应卵巢的储备功能。临床上常检测 FSH、LH、E_2 及 FSH/LH 比值来评估卵巢储备功能，一般认为 FSH 水平超过 10~12U/L、FSH/LH 大于 3.0~3.6、E_2 水平超过 219.6~366pmol/L（60~100pg/L）提示卵巢储备功能下降。

（2）卵巢的基础状态

一般采用超声检查月经第2~3天的卵巢的体积、基础窦卵泡计数（AFC）、卵巢基质血流等指标来反应卵巢的基础状态。

1）基础 AFC

基础 AFC 为卵泡早期经阴道超声观察到的直径 2~9mm 的卵泡数量，与年龄并列是临床上预测卵巢储备功能及卵巢反应性的首选指标，且二者负相关，有周期内和周期间的变异、与避孕药及 GnRH 的应用及检查者有关。

2）卵巢体积的测定

在二维超声下测量其三径线得之、三维超声下自动测定生成；其与 AFC 正相关，而与年龄负相关；相对于 AFC（特别在二维超声下）准确性较差，为一个辅助指标。

3）卵巢基质血流营养卵泡库，是每个月经周期卵泡发育所必需的，采用彩色多普勒测量收缩期峰值血流速度（PSV）、搏动指数（PI）、阻力指数（RI）等。

临床上常应用基础 AFC 预测卵巢储备，AFC 4 个为临界值；而卵巢体积及基质血流因其测量值的稳定性欠佳，常作为辅助指标。超声检查具有无创伤、简便易操作、可重复检查及准确性较高等优势成为临床上最常见的检查方法。目前临床上常联合超声检查卵巢基础状态和卵巢基础性激素水平的测定来评估卵巢储备功能。

（3）卵巢刺激试验

卵巢刺激试验包括氯米芬刺激试验和促性腺激素释放激素刺激试验等。由于这些试验的费用昂贵或副反应（如多胎妊娠）或干扰试验结果的因素较多等使得其仅作为辅助指标。

（4）相关细胞因子水平包括血清抑制素 B（INHB）、抗苗勒管激素（AMH）及其他因子如瘦素等的评估测定。

（5）其他

反复超声检查提示卵巢占位、囊肿、包块、肿块等，需先排除卵巢交界性、恶性肿瘤，如血清肿瘤标志物检查、超声多普勒对肿块血流信号的评估、必要时行盆腔 CT/MRI 等影像学检查及手术探查。

总之，在排除卵巢不良病变的前提下，通过基础性激素水平的测定、AFC 及 AMH/INHB 等的检查，可较准确地评估患者卵巢储备功能。对于大多数年龄偏大的再生育患者，AFC 及基础性激素水平在不同的月经周期中有一定的变化，因此可酌情重复检查以较全面地评估卵巢储备功能。

（二）排卵功能及黄体功能的评估

卵巢具有产生优势卵泡、排出卵子并形成健全黄体等功能，这些功能是妊娠的基础。影响卵巢功能因素有精神因素（精神过度紧张等）、疾病因素（包括内分泌紊乱疾病如 PCOS、LUFS 等）、机械性因素（如子宫内膜异位症、手术造成卵巢致密粘连等）。常见评估方法有：基础体温的测定、宫颈黏液的改变、经阴道连续超声监测及血清 FSH、LH、E_2、P 值测定等，临床上常是一种或多种方法联合使用。

（1）基础体温的测定、宫颈黏液检查：可以大致反应排卵和黄体功能，一般至少监测两个周期。

（2）经阴道连续超声监测结合黄体生成素（LH）值测定：月经规律者一般于周期第 10～12 天（如月经

周期较短，年龄偏大者月经第 8~10 天）开始，根据卵泡直径安排监测时间直到排卵：卵泡直径 12mm 时每三天监测一次、14mm 时每两天监测一次、16mm 时每天监测，成熟卵泡直径的正常值范围在 1.8~2.5cm，至卵泡近 1.8cm 时辅助查 LH 值上升后，再 B 超确定排卵，可于排卵一周后动态测定血清 P 值评估黄体功能。由于阴道连续超声监测在排卵功能检查中具有直观、可反复进行、无创等优点而广泛应用临床，辅以半定量测定尿 LH 值。如无上述医疗条件，也可行宫颈黏液动态检查及基础体温测定评估是否排卵及黄体期长短。如连续监测 2~3 周期均示排卵障碍，则需要进一步检查血清 FSH、LH、E_2、P 以明确排卵障碍的类型。

三、输卵管功能

输卵管在生殖过程中具有重要作用，为卵子与精子结合场所并运送受精卵管道。目前对输卵管功能的评估主要集中在其通畅性的检查，常用的方法有以下几种。

（一）输卵管通液

该技术操作简单、方便，在基层医院广泛应用，但是检查结果准确性不高，临床上不推荐反复输卵管通水检查及治疗，以免增加盆腔感染和输卵管积水风险。

（二）输卵管碘油造影（HSG）

HSG 宜在月经干净 3~7 天进行，造影剂优选 40%碘化油，注意观察造影剂注入子宫和输卵管的变化，子宫腔形态、位置、输卵管长度、走向、形态、位置及盆腔造影剂弥散情况等判断输卵管功能，该检查的准确性优于输卵管通液，对于碘皮试过敏者、HSG 提示有输卵管周围炎（如子宫内膜异位症者）及输卵管结核，可选择宫、腹腔镜检等进一步确诊。

（三）妇科内镜检查

妇科内镜检查主要包括宫、腹腔镜及联合检查，在直视下观察子宫腔形态和内膜厚度色泽，有无宫腔粘连、畸形、息肉、肌瘤等；双输卵管开口、走向、形态及与周围有无粘连等；并输卵管通液（含染料液体）检查其通畅性。

四、子宫条件

子宫是孕育胚胎、胎儿的场所，因此对于拟再生育患者，孕前需要充分评估子宫条件并积极处理相关病灶如子宫肌瘤，宫腔粘连、子宫内膜息肉等。常用的检查方法有 HSG、超声检查、磁共振成像、输卵管碘油造影宫腔镜等。

（一）超声检查

对于拟再生育的患者，常规行子宫超声检查包括子宫大小、形态、位置、肌层回声改变、宫腔情况和子宫内膜等，可以发现某些子宫疾病，并及时进行治疗以改善妊娠结局。例如，子宫肌瘤特别是瘤体向宫腔方向生长压迫子宫内膜、瘤体大于 5cm、黏膜下肌瘤、有明显月经量过多导致较严重贫血等需手术纠正后再妊娠。

（二）输卵管碘油造影

通过造影剂在宫腔的显影情况判断是否有宫腔粘连狭窄、息肉、黏膜下肌瘤、慢性子宫内膜炎等，必要时需宫腔镜确诊及治疗。

（三）宫腔镜

直视下观察宫腔的形态，有无宫腔粘连、挛缩疤痕、子宫畸形如单角子宫、鞍形子宫、双角子宫、中隔子宫等；有无宫腔占位如息肉，黏膜下肌瘤及其他占位性病变；子宫内膜情况，内膜厚度、分布、色泽。可酌情在宫腔镜下行手术治疗。

（四）其他

如可疑子宫恶性病变需行子宫内膜活检、超声多普勒对子宫体占位血流信号的评估，影像学检查如 CT/MRI/PET-CT 对子宫微小病灶的检查及手术探查排除子宫体及子宫内膜恶性病变。

五、其他

包括外阴、阴道、宫颈等检查。对于再生育患者，一般外阴、阴道、宫颈多不存在先天性影响妊娠及分娩的疾病，但需注意有无癌前病变及癌变可能、性传播疾病如尖锐湿疣等、有无宫颈严重粘连、宫颈内口松弛等病变，常规行妇科检查、阴道分泌物检查并酌情行病灶活检、宫腔探针了解宫颈及宫腔情况等检查。

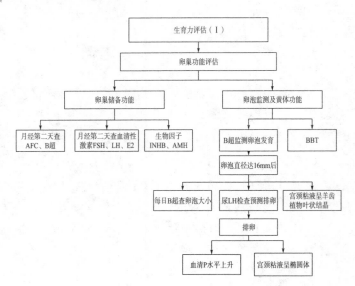

图 4-1 生育力评估——卵巢功能评估

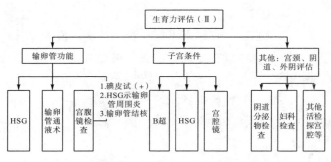

图 4-2 生育力评估——输卵管、子宫及其他评估

（谭欣 朱明辉）

第三节　男性生育力评估

一、再生育夫妻中男性生育力评价

（一）病史调查及查体

病史调查应调查重点了解生育后和任何情况下的末次致孕情况，有益于评价和处理。

个人史：对于一部分再生育夫妻而言，年龄对生育可能是一个重要的因素，需要首先了解。重点了解有无对生育力不利的生活方式、疾病状况和环境因素，包括吸烟、酗酒、吸毒、长时间使用药物、患代谢性疾病、有肿瘤放射性或化学性药物治疗病史，以及高温、射线、辐射等。

生育史：再生育夫妻因为过去曾经有过生育史，男方配偶多具备一定基本生育能力。但是了解既往无保护措施状态下男方致孕的情况，对于判断其生育力，以及给予生育干预措施建议是有益的。包括有性活动以来无保护措施下的致孕难易程度、婚后初次生育等待时间、单胎生育后继续致孕情况等。

性功能状况：包括有无两地分居、性交完成情况、夫妻性生活频率等，也应该了解夫妻末次生育后所采取的避孕或绝育措施，尤其应该了解夫妻在意外丧子后，因悲伤以及不能自然受孕的焦虑情绪对夫妻生活带来的负面心理影响，有无明显的性活动减少或中断等（悲伤情绪中的男性常可表现为性欲减退和勃起功能障碍）。能否完成阴道内射精对于判定性功能是否影响生育力具有关键意义，也要注意有无伴随增龄的性交频率或性功能减退情况发生。

另外应询问患者有无泌尿生殖道感染、性传播疾病和腮腺炎性睾丸炎，以及泌尿生殖系的外伤或手术史，尤其是发生在末次致孕以后的。骨盆、膀胱或腹膜后的手术有可能影响勃起及射精功能；疝修补、鞘膜积液等手术可能意外损伤输精管或睾丸供应血管；睾丸炎症、损伤或扭转可以导致睾丸萎缩从而影响生精功能。

体格检查应该由泌尿或生殖专业的男科医生进行。重点关注有无生殖系统的异常，个别泌尿生殖器官发育缺陷既往可能有生育史但在病史中并未报告，重点检查有无严重的阴茎弯曲、阴茎硬结症、尿道下裂、睾丸发育不良或位置异常、附睾肿大结节、输精管异常或发育不良、精索静脉曲张等影响生育力的情况。男性性征有助于判断雄性激素低下，过度肥胖也可能是影响生育力的一个潜在因素。

（二）精液分析

实验室精液常规分析应该作为男性生育力评价的一项主要参考技术。精液分析应该在具备生殖医学技术服务的综合性医院或专科医院（包括各地的妇幼保健院或计划生育技术服务站所）中进行。

精液检测技术操作必须规范正规，推荐尽可能按照世界卫生组织（WHO）操作标准进行，如果达不到这个标准，也应由经过精液检测技术培训的专业人员操作检测。无论计算机辅助（CASA）或人工检测的均适用。

精液检查前，应该事先对受试者明确告知禁欲时间、采集方式、收集完整等。对于偏离正常参考值的分析结果，应该详细询问标本采集的禁欲时间、采集方式（一部分年龄偏大的男性可能存在手淫取精不习惯）、是否完整收集等。应该避免性交时采用避孕套收集或性交后阴道排出精液。精液的分析应该基于至少两次正规的精液分析，两次之间的间隔应大于 7 天但不超过 3 周，两次的检查结果如有明显的悬殊时，应要求再作一次检查。

精液分析结果的判定应参考世界卫生组织精液分析手册所推荐的参考值，即：

精液量	$\geqslant$1.5ml
pH	$\geqslant$7.2
精子浓度	$\geqslant$15$\times$10^6/ml
总精子数	$\geqslant$39$\times$10^6/一次射精
前向运动精子	$\geqslant$32%
活动能力	$\geqslant$40%
正常形态	$\geqslant$4%
存活率	$\geqslant$58%
白细胞	<1$\times$10^6/ml

上述标准可能存在地区性或实验室间差异，可根据此 WHO 手册方法制定自己的参考值。

精液分析结果可以为男性生育力评价提供基本的信息，尤其是反复检查结果异常，或存在其他明显影响生育的异常情况下。但是精液结果必须结合生育史等临床资料来加以参考和解释。男方既往致孕越频繁，或末次成功致孕时间距离越近，精液分析结果所反映的病理意义就应该更加谨慎对待。精液分析的参考值并非致孕所必需的最低值，即使检查结果超出参考值范围也未必意味生育力低下，反之结果正常也不能排除男方存在影响生育的因素。

精液中抗精子抗体检查对于曾经有过输精管绝育术和精道炎症或感染的男性来讲有必要做。按照 WHO 推荐的意见，以混合抗球蛋白反应试验（MAR 法）检测精浆抗精子抗体，大于 50％应考虑存在免疫因素所致的不育。血浆抗精子抗体测定需要进行滴度测定，结果对于输精管绝育术后或精道梗阻的男性建议是否采取复通术恢复自然怀孕，具有一定的参考价值。

不推荐精浆生化指标检测作为常规检测，而是当精液分析结果中精子质量明显异常，如无精子症、严重弱精子症等患者，可作为追加的检测手段。对于弱精子症或死精子症可以提供精液的病原学检测，如支原体、衣原体、淋球菌及各种需氧或厌氧致病菌。

（三）其他相关检查

再生育服务生育力评价中，无论前列腺液或前列腺超声检查都不推荐作为常规检测项目。对于有泌尿道炎症临床表现或精液异常的男性，前列腺液（EPS）可作检查手段。但不宜夸大前列腺疾病对于生育的负面影响。

对于再生育夫妻，外周血染色体核型分析及基因缺陷检查不推荐作为常规检查，除非曾经有出生缺陷、复发性流产或者直系家族成员中有明确高风险的染色体异常。Y 染色体 AZF 基因检测仅限于男方有确切的非梗阻性无精症、严重少弱精子症，以排除该基因部分或全部缺失，这类男性常常既往有原发性不育或生育力低下。

阴囊超声检查的适用范围仅对于怀疑精索静脉曲张、鞘膜积液、睾丸占位或恶性病变并有精液质量明显下降的患者。经直肠超声（也可经直肠—会阴部—腹壁超声联合检查）有助于诊断无精子症患者有无精道先天性发育不良或后天性梗阻，推荐在有经验的技术人员操作下作出诊断。

经输精管精道造影对于高度怀疑精道梗阻并有可能接受手术复通的患者是有必要的，而其他情况应慎用。

血浆性激素水平测定也不推荐常规检测，对于有性功能障碍、生精障碍或雄性激素低下的患者可以结合临床给予检测。

睾丸活检术或睾丸/附睾精子抽吸术的指征仅限于睾丸体积质地正常及血清促性腺激素水平正常的原因不明的无精子症患者，并同意选择接受辅助生殖技术助孕者；睾丸大小质地异常、促性腺激素异常增高、过去常规睾丸/附睾穿刺未获得精子者，推荐可行显微外科睾丸精子提取术；对输精管道梗阻患者行复通术前，需做睾丸活检，以明确睾丸生精功能状态。

二、男性生育力评价分类

当男方有明显的生育障碍历史或精液检测结果异常情况，推荐评价工作及处置意见交予从事生殖医学专业的泌尿男科医生进一步完成。

绝大多数再生育夫妻（除了少数再婚重组家庭）的不育为继发性。由于再生育夫妻就诊年龄通常都偏大，生育力的评价一定要关注男女双方的情况。客观的男性生育力评价应建立在完整的医学和生育史调查、体格检查、两次或以上的精液检查结果，以及其他必要的相关检查结果。

男方生育力大致可分为三类，要准确地截然划分，存在一定的困难，可借助以下信息判断。

正常生育力：男方性功能正常并有规律的性生活；过去有正常的致孕史；精液检测主要指标均在或接近正常参考值范围；排除明确的不利于生育的病理因素。男方既往频繁致孕，或末次致孕时间距离越近，常常意味着正常的生育力。

生育力低下：精液指标持续的达不到参考标准的下限；既往有排除女方因素的婚后不育史（即超过 12 个月的自然妊娠等待时间）；性功能障碍（包括大部分时间不能完成性交或性交频率少于 2 次/月）。

生育力丧失：无精子症、不动精子症、死精子症、某些特异性畸形精子症、输精管绝育术后或精道完全性梗阻、严重性功能障碍（包括不能完成性交、不射精、逆行射精）。

评价中应该动态观察精液指标变化规律和程度，避免盲目地夸大单纯性精液指标异常对生育的影响，而导致过度关注和过久治疗，从而掩盖了真正原因的查找，可能误导不育夫妻偏离正确的干预措施选择，延误了生育的最佳时机。

男方如果有非梗阻性无精症、严重少精症或既往不良生育历史，应该酌情进行遗传学评价。

三、男性因素不育的诊断流程

再生育的诊断流程仍然遵从男性不育的诊疗流程。但是应该结合再生育夫妻年龄普遍偏大、生育力有下降趋势，以及生育难度和风险增大的特点，诊断按照以下流程进行。

【规范化流程】

生育史、病史询问及查体：排除性功能障碍、生活方式及环境因素、医源性因素、既往生育力低下和异常妊娠的情况，检查排除生殖器官异常。

精液常规分析：排除精子质量异常，无精子症、少精子症、弱精子症和畸形精子症。

抗精子抗体测定：排除免疫性不育。

精浆生化测定：精液指标正常情况下排除精浆成分异常；对梗阻性和非梗阻性无精子症的鉴别有一定参考价值。

精液病原体检测：在精液指标异常情况下用于排除泌尿生殖系统感染。

性激素检测：适合于怀疑有内分泌原因所致的性功能障碍、性腺发育不良、生精功能障碍等情况。

其他特殊检查：根据患者的具体情况作相应的其他可选择的检查。

病因学诊断：在确定为男性因素导致生育障碍时应进行病因学诊断，以便采取相应医学干预措施。

以下为男性因素不育的病因学诊断要点。

（1）性功能障碍

通过病史询问获得明显的勃起和射精功能障碍。性激素检查、相关性检查及性交后尿液检查进一步提供有价值的信息，做出诊断。再生育夫妻中出现的概率偏大但可能有效纠正。

（2）免疫性不育

精浆或血浆抗精子抗体测定阳性提供有参考价值的结果。对于有过输精管结扎术、生殖器官外伤或炎症梗阻的有意义。

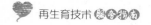

（3）不明原因不育

精液及相关检查无明显异常，女方所有的检查项目正常。

（4）单纯精浆异常

精子的指标正常，精浆生化检测异常提供诊断依据。

（5）医源性不育

依据存在明确的药物（尤其是抗肿瘤药物）或手术因素引起男性生育力下降。有放化疗史者应该进一步了解药物种类、剂量、停药时间、放疗部位和累计照射剂量。

（6）全身性原因

依据病史中存在明确的影响系统性疾病、恶性疾病、过度饮酒、吸毒、环境因素。

（7）先天性或遗传学异常

依据家族史及病史查体和相应检查确定先天性疾病。常常表现无精子症或严重的少弱畸形精子症。直系家族成员生育力低下或不育有助于诊断。

（8）继发性睾丸损伤

病史中存在腮腺炎引发睾丸炎、睾丸损伤经历，并导致生精功能障碍，常常表现无精子症严重的少弱畸形精子症。

（9）精索静脉曲张性不育

查体可发现临床型精索静脉曲张，阴囊超声检查可准确测定血管直径，有助于诊断亚临床型或有无血液反流。并非所有精索静脉曲张都会导致生育力低下。

（10）男性附属性腺感染

依据临床症状和相应的检查结果。不宜过分夸大慢性附属性腺感染对生育的作用。

（11）内分泌因素

存在内分泌因素紊乱的不育患者常表现为性腺功能低下，血液激素检测有助于诊断。但在再生育夫妻中可能较为少见，即使存在也应认真斟酌是否为导致不育的因素。

（12）特发性少精子症

依据精液分析结果。精子浓度持续低于参考值且无明确病因。

（13）特发性弱精子症

依据精液分析结果。前向运动精子比例低于参考值且无明确病因。

（14）特发性畸形精子症

依据精液分析结果。正常形态精子低于参考值且无明确病因。精液群体中有特异性畸形类型更具有病理意义。

（15）特发性隐匿精子症

依据精液分析结果。镜检无精但离心后发现有少量精子且无明确病因。应该对存在的精子做运动能力或存活率进一步评价。

（16）梗阻性无精子症

依据精液分析结果。再生育夫妻中末次生育后男方有阴囊肿痛病史，多为附睾炎所致梗阻，精道发育不良者在再生育对象中属罕见，但继发的射精管梗阻应该排除。进一步行附睾或睾丸穿刺或活检证实有无精子产生。如果能过获取活动精子，在有条件的情况下可冷冻睾丸/附睾精子，以备将来使用。

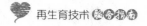

（17）特发性无精子症

依据精液分析结果。镜检无精，排除梗阻性及其他可查见因素。

（岳焕勋）

第 五 章

影响生育力疾病诊断与治疗

第一节 常见妇科内分泌疾病诊断与治疗

一、闭经

(一) 概述

闭经是妇科疾病最常见的症状之一，多种原因都可以引起。闭经原因分为生理性与病理性。青春期前、妊娠期、哺乳期及绝经后闭经属于生理现象。病理性闭经原因复杂，常分为原发性与继发性两大类。原发闭经指女孩年龄超过 16 岁，第二性征已发育，月经未来潮，或年龄超过 14 岁，尚无第二性征发育者。继发性闭经一般指正常月经周期建立后，月经停止 6 个月以上，或按自身原有月经周期停止 3 个周期以上。

(二) 病因

(1) 子宫性闭经

后天性原因主要包括子宫内膜结核、严重的产后盆腔感染、多次宫腔手术后引起宫腔粘连等。宫腔粘连 (Asherman 综合征) 除有闭经外，还有周期性下腹痛、不孕。先天性因素有先天性无阴道、无子宫（Rokitansky Kuster Hauser 综合征）等。

（2）卵巢性闭经

先天性疾病有先天性卵巢（性腺）发育不全，包括 Turner 综合征、单纯性性腺发育不全（46，XX 型，46，XY 型即 Swyer 综合征）、XO/XY 性腺发育不全、17α-羟化酶缺乏症（46，XX 型，46，XY 型）、卵巢抵抗综合征。后天性疾病有遗传、损伤、感染、药物、免疫等因素引起卵巢早衰。

（3）垂体性闭经

见于希恩综合征（Sheehan's 综合征）、垂体肿瘤（泌乳素瘤、生长激素瘤等）、垂体损伤后、空蝶鞍综合征等。

（4）下丘脑性闭经

功能性疾病有精神因素、运动过度、体重过低引起的闭经、神经性厌食。器质性疾病有单一性促性腺激素缺乏症（Kallmann 综合征），下丘脑部位肿瘤（颅咽管瘤等），脑外伤、脑炎或脑膜炎后等。避孕药或抗精神病药物也可影响下丘脑神经递质而引起闭经。

（三）诊断要点

1. 病史

详细询问闭经年限、闭经前月经情况、有无诱因（精神刺激、环境改变等）及伴随，家族史、生长发育史、既往的手术、药物使用、感染、接触化学药物。

2. 临床症状

体重改变、乳房发育、头痛、泌乳等。

3. 查体

身高、体重、毛发分布、乳房发育及有无溢乳、躯干肢体畸形。妇科检查主要包括内、外生殖道有无畸形，盆腔肿物等。

4. 辅助检查

(1) 卵巢功能检查

基础体温测定、血孕酮水平测定了解有无排卵。阴道脱落细胞成熟指数、宫颈粘液检查、血雌二醇（E_2）水平测定了解体内雌激素水平。血睾酮（T）、雄烯二酮测定了解体内雄激素水平。如雄激素轻度升高可能存在多囊卵巢综合征（PCOS）；雄激素升高达男性水平，提示可能存在男性化肿瘤、睾丸女性化等疾病的可能。血促卵泡素（FSH）、黄体生成素（LH）、泌乳素（PRL）水平测定。血 FSH>10～15IU/L，提示卵巢储备下降；FSH>40IU/L 提示卵巢功能衰竭；FSH、LH 正常或低下，提示下丘脑或垂体性闭经；非肥胖型PCOS 患者的 LH/FSH 比值可大于 2～3，但肥胖的PCOS 患者的 LH/FSH 比值可不高。血 PRL 水平检测可发现高催乳素血症引起的闭经。血 17α-羟孕酮浓度增高提示先天性肾上腺皮质增生症。

(2) 子宫及子宫内膜检查

经腹或经阴道 B 超检查已广泛应用于了解卵泡发育及内膜厚度。可酌情选用诊断性刮宫或子宫内膜活检（了解有无宫腔粘连、内膜结核，必要时取宫腔液做结核杆菌培养）、子宫输卵管造影、宫腔镜检查（必要时在直视下活检）、腹腔镜检查（了解卵巢形态，必要时活检）。

(3) 孕激素试验

方法：黄体酮20mg，肌注，每日 1 次，共 3～5 天；或用甲羟孕酮 6～8mg/天，或黄体酮胶囊/胶丸 100～

200mg/天，共 7～10 天，停药后 2 周内有撤退性出血者为阳性，提示体内雌激素达一定水平，为Ⅰ度闭经。无撤退性出血者为阴性，提示体内雌激素水平过低，或下生殖道、子宫异常，进一步做雌、孕激素序贯试验。

（4）雌、孕激素序贯试验

用于孕激素试验阴性者。方法：倍美力 2.5mg/天或补佳乐 1mg/天，连用 21 天，在用雌激素后 11～14 天加用甲羟孕酮 6～8mg/天，或黄体酮胶囊/胶丸 100～200mg/天，共 7～10 天，停药后 2 周内有撤退性出血者为阳性，提示体内雌激素水平低下，为Ⅱ度闭经。无撤退性出血者阴性，可确诊为子宫性闭经。

（5）垂体兴奋试验

用于血清促性腺激素水平正常或降低的闭经患者，以鉴别原因在于垂体或者下丘脑。方法：采用国产 GnRH（戈那瑞林）25ug 溶于 2ml 生理盐水中静脉推注，在注入前与注入后 15、30、45、60、120min 分别取血测定 LH、FSH，若 LH 反应峰值较基础值上升 2 倍以上，FSH 反应峰值上升 1.5 倍以上，为正常反应，提示垂体功能正常，病变在下丘脑；反之提示垂体功能低下。

（6）其他

严重高雄激素者须做肾上腺 B 超，了解有无占位病变。酌情行蝶鞍区断层、CT、磁共振检查，了解有无垂体下丘脑肿瘤、颅咽管瘤等。对于原发性闭经者应行性染色体核型分析。疑 PCOS 者应查血脂、血糖、胰岛素，疑结核者应查血沉、胸片、结核菌素试验。垂体性闭经应查甲状腺功能、24 小时尿游离皮质醇。

（四）治疗

1. 治疗原则

治疗全身性疾病，精神安慰，情绪疏导，合理饮食，控制体重，减少精神应激等。对症治疗相关内科疾病。

2. 治疗方案

（1）子宫性闭经治疗

宫腔粘连者推荐宫腔镜下分离粘连后安置宫内节育器，给予3个疗程的雌孕激素序贯治疗，预防再粘连。如宫腔粘连严重，内膜破坏重的患者推荐先使用雌激素使子宫内膜增长达一定厚度后再使用孕激素撤退。先天性无阴道、子宫患者推荐行阴道成形术。子宫内膜结核应抗结核治疗。

（2）卵巢性闭经

有肿瘤者切除肿瘤。染色体46，XY的个体应切除性腺及发育不良的子宫，睾丸女性化者如性腺位于腹股沟处，可在青春发育后切除性腺，预防恶变。

（3）垂体性闭经

垂体泌乳素瘤者以溴隐亭治疗为首选，一般剂量5～7.5mg/天，从小剂量开始，与食物同服。瘤体较大引起视野缺损者可考虑手术治疗减压，术后多数仍需溴隐亭治疗。希恩综合征根据靶腺功能状态性雌、孕激素、甲状腺素、肾上腺皮质激素补充治疗。空蝶鞍综合征除非有高 PRL 血症，可以不处理。

（4）下丘脑性闭经

下丘脑肿瘤引起者应手术治疗。由于运动过度、精神刺激或环境改变、体重过低所致者，应减少运动量，调整心理，注意劳逸结合，增加体重，月经恢复需时较长。因避孕药引起者停药观察。

3. 促进生育及诱导人工月经

（1）雌激素和（或）孕激素治疗

对青春期性幼稚及成人低雌激素血症所致的闭经，应采用雌激素治疗。用药原则如下：对青春期性幼稚患者，在身高尚未达到预期高度时，治疗起始应从小剂量开始，身高达到预期高度后，可增加剂量，促进性征进一步发育，待子宫发育后，可根据子宫内膜增殖程度定期加用孕激素或采用雌、孕激素序贯周期疗法。再生育妇女多为成人低雌激素血症闭经者则先采用 $17\beta-$ 雌二醇或戊酸雌二醇 $1\sim2$ mg/d 或结合雌激素 0.625 mg/d，以促进和维持全身健康和性征发育，待子宫发育后，同样需根据子宫内膜增殖程度定期加用孕激素或采用雌、孕激素序贯周期疗法。有雄激素过多体征的患者，可采用含抗雄激素作用的孕激素配方制剂；对有一定水平的内源性雌激素的闭经患者，则应定期采用孕激素治疗治疗，使子宫内膜定期脱落。

（2）卵巢不敏感综合征

可适用促性腺激素促排卵以帮助生育，卵巢早衰可借卵助孕。

（3）对于有生育要求的低促性腺激素闭经者推荐使用枸橼酸氯米芬、促性腺激素/绒促性素（HMG/HCG）治疗。对于 FSH 水平升高的闭经患者，由于其卵巢功能衰竭，不推荐采用促排卵药物治疗。

（4）肾上腺源性雄激素血症要求生育者

可短期用地塞米松 0.5 mg，每晚睡前 1 次，并监测。

（5）辅助生育治疗

对于有生育要求，诱发排卵后未成功妊娠，或合并输卵管问题的闭经患者，或男方因素不孕者可采用辅助生殖技术治疗。

二、多囊卵巢综合征

(一) 概述

多囊卵巢综合征（PCOS）妇科内分泌临床常见的疾病，也是育龄期妇女常见的内分泌代谢疾病，发病率5%～10%，占无排卵性不孕症患者的30%～60%，并存在逐年上升的趋势。PCOS病因目前还不清楚，有研究认为，其可能是由于某些遗传基因和环境因素相互作用引起的。临床表现呈异质性，严重影响患者的生殖功能，并且雌激素依赖性肿瘤（如子宫内膜癌）发病率增加，相关代谢失调包括高雄激素血症、胰岛素抵抗、糖代谢异常、脂代谢异常、心血管疾病风险也增加。

(二) 诊断要点

1. 高危因素

2型糖尿病、高血压、肥胖、早发性冠心病、性毛过多、PCOS的阳性家族史等。

2. 临床表现

(1) 月经改变

月经稀发，月经周期为35天～6个月；继发性闭经（停经时间≥6个月）常见；原发性闭经（16岁尚无月经初潮）少见；不规则子宫出血：月经周期或经期或经量无规律性。

(2) 高雄激素症状

痤疮；性毛过多；肥胖；黑棘皮症。

3. 辅助检查

（1）血清生殖激素浓度测定（包括 FSH、LH、PRL、E_2、T、P）

总睾酮、游离睾酮至少或游离睾酮水平高于实验室参考的正常值；LH 水平增高，FSH 水平正常或偏低，LH/FSH 值>2，多见于无肥胖的 PCOS。血 E_2 浓度往往相当于卵泡中期水平；部分 PCOS 患者可出现 PRL 水平轻度升高；稀发月经或规律月经的患者偶见 P 浓度相当于黄体期水平。

（2）盆腔超声检查

超声检查应停用口服避孕药至少 1 个月，在月经规律的患者中应选择月经周期的第 3~5 天检查。稀发排卵患者若有卵泡直径>10mm 或有黄体出现，应在下个周期进行复查。无性生活者，推荐选择直肠阴道超声检查，其他患者推荐经阴道超声检查，不推荐使用经腹部超声。卵巢多囊诊断标准：一侧或双侧卵巢中直径 2~9mm 的卵泡≥12 个和（或）卵巢体积≥10ml。

（3）基础体温测定

患者应于每天早晨醒后，于起床前立即测试舌下体温5min，至少持续一个月经周期，并记录在基础体温测定坐标纸上。测试前不应起床、说话、大小便、进食、吸烟等活动。如有特殊情况需备注（如：性交、感冒、晚睡、失眠、服药等其他治疗等）根据体温曲线了解有无排卵及黄体功能。

（4）代谢综合征筛查

75g 血糖测定、胰岛素抵抗、血脂。

4. PCOS 诊断标准（鹿特丹标准）

（1）稀发排卵或无排卵。

（2）雄激素水平升高的临床表现和（或）高雄激素血症。

（3）卵巢多囊性改变。

（4）上述 3 条中符合 2 条，并排除其他致雄激素水平升高的病因，包括先天性肾上腺皮质增生、Cushing 综合征、分泌雄激素的肿瘤等，以及其他引起排卵障碍的疾病，如高催乳素血症、卵巢早衰和垂体或下丘脑行闭经，以及甲状腺功能异常。

2014 年卫生部的诊断行业标准，以鹿特丹标准为基础，稀发排卵或无排卵是必须条件。

（三）治疗

PCOS 患者无论是否有生育要求，首先均应进行生活方式调节、戒烟、戒酒。肥胖患者通过低热量饮食和耗能锻炼，降低体重的 5% 或更多，就能改变或减轻月经紊乱、多毛、痤疮等症状并有利于不孕的治疗。减轻体重至正常范围，可以改善胰岛素抵抗，阻止 PCOS 长期发展的不良后果，如糖尿病、高血压、高血脂或心血管疾病等代谢综合征。肥胖者有氧运动能改善糖耐量与胰岛素刺激的葡萄糖清除率。运动比单纯节食好。有氧运动每日至少持续 20min 以上才能改变体脂成分和比例。如运动低于 20min 只能减少糖原储存量，不能达到减肥目的。平衡饮食；食物多样化，控制总摄入量。碳水化合物、蛋白质与脂肪比例最好达到 2：1：1。强调优质蛋白占 1/2，动物蛋白非常重要。增加纤维素，维生素食物。避免零食，不宜过饱或过饿，规律进食，限制食糖过多。

1. 调节月经周期

PCOS 患者月经稀发、周期不规律、量少或闭经，调节月经可以保护子宫内膜，减少子宫内膜癌的发生。

（1）口服避孕药

推荐各种短效口服避孕药（达因-35、妈富隆等），自然月经期或撤退出血的第 5 天开始服用，每日 1 片，连续服用 21 天，停药后撤退出血第 5 天重新开始用药，或停药 7 天后开始第二周期用药，至少 3～6 个月。用药期间需监测血糖、血脂变化，对于青春期女性应用口服避孕药前应让其充分知情并同意，服药前需排除口服避孕药的禁忌证。

（2）孕激素

无明显雄激素水平升高的临床和实验室表现，无明显胰岛素抵抗的无排卵患者，可采用定期孕激素治疗，以周期性撤退性出血改善子宫内膜状态。用法：从月经第 15 天或闭经开始甲羟孕酮 6～8mg/日；或黄体酮胶囊/胶丸 200mg/日；或地屈孕酮 10～20mg/日，连服 10～14 天；或肌内注射黄体酮 20mg/日，5～7 天，如长期应用仍需肌内注射 10 天以上，才能保护子宫内膜，至少每两个月撤退出血 1 次，不少病人应用半周期疗法一段时间后，可以恢复排卵。

（3）降雄激素药物

复方醋酸环丙孕酮（达英-35）可通过抑制下丘脑-垂体 LH 分泌，和卵泡膜细胞高水平雄激素的生成，通常痤疮需要治疗 3 个月，多毛需要治疗 6 个月，停药后雄激素升高的症状可能将恢复。

（4）胰岛素抵抗的治疗

推荐使用二甲双胍，它能增加胰岛素受体数量而不增加胰岛素分泌，从而增加胰岛素敏感性。对血糖正常者不引起低血糖副作用。PCOS 有高胰岛素血症或/和胰岛素抵抗者均可服用。据报道单纯使用二甲双胍，部分患者能恢复月经周期及排卵，降低腰臀比例。二甲双胍配合口服避孕药对调节月经周期，降低雄激素效果更佳。用法：二甲双胍 1000～1500mg/日，分 2～3 次口服。副反应：少数出现恶心、呕吐，也有轻度腹泻。多发生于服药 2 周左右，继续服药症状自然消失，不能耐受者停药后症状消失。

(5) 促排卵治疗

为促使无排卵患者达到排卵及获得正常妊娠，常需进行促排卵治疗。常用促排卵药推荐使用氯米芬（Clomiphene Citrate；克罗米酚）在下丘脑阻断内源性雌激素负反馈作用，使 GnRHa 分泌增加，垂体分泌促性腺激素增多促进卵泡生长。用法：氯米芬 50～150mg/日，口服每日一次。从撤血或月经周期第 5～9 天，连续服药 5 天，停药 7 天左右卵泡成熟（直径≥18mm）可加用 HCG。来曲唑（Letrozole；弗隆）是芳香化酶抑制剂，通常用来治疗乳腺恶性肿瘤，如短期使用能有效抑制雄激素转化，从而诱导卵泡发育。用法：来曲唑 1.25～2.5mg/日，口服每日一次。从月经周期第 3～7 天。连续服药 5 天。卵泡成熟可加 HCG。二线促排卵治疗：人绝经期促性腺激素、高纯度 FSH 和基因重组 FSH，但使用期间需严密监测，避免多胎妊娠及 OHSS 的发生。腹腔镜下卵巢打孔术：主要用于氯米芬抵抗、因其他疾病需要腹腔镜检查盆腔、随诊条件差、不能进行促性腺激素治疗监测者，推荐选择体重指数≤34kg/m^2，LH>10U/L，游离睾酮水平高者，能提高排卵率及受孕率。但是手术仍存在一定损伤、粘连、感染等并发症。目前主张用微电极打孔而非电凝术。手术的缺点是术后排卵不能持久或无效，偶因穿刺卵巢损伤严重者引起卵巢功能早衰。不推荐卵巢楔形切除术。

（6）辅助生殖

如上述促排卵方法治疗失败，有生育要求的患者推荐应用体外受精-胚胎移植。通过促性腺激素释放激素降调节垂体，抑制内源性 FSH 和 LH 分泌，降低高水平 LH 的不良作用，改善卵巢对 HMG 或 FSH 的反应，可能出现获得卵子数多、质量不佳、成功率低、OHSS发生率高，可不在本周期雌激素水平高时移植新鲜胚胎，冷冻保存后 3 月后移植冷冻胚胎，或行未成熟卵母细胞的体外成熟。

（四）预防及随访

必须对 PCOS 患者定期进行代谢综合征有关指标进行监测及追踪，早期预防和治疗代谢综合征是非常重要的。此外 PCOS 由于长期无排卵雌激素刺激子宫内膜增生或（和）过长对子宫内膜癌发生有一定相关性。乳腺癌、卵巢癌发生与 PCOS 的关系尚待通过循证医学进一步研究。

三、高催乳素血症

（一）概述

高催乳素血症是指血清催乳素（PRL）水平增高，引起临床上以性腺功能低下和泌乳表现为主的综合征。其病因可归纳为生理性、病理性、药理性和特发性四类。其中，垂体微腺瘤是引起高催乳素血症最常见的病因。常会导致月经紊乱、闭经、不孕等。

(二)常见病因

(1)生理性

妊娠、应激、刺激乳房、性生活(女性)、睡眠、进食、运动等。

(2)丘脑疾病

肿瘤(转移瘤、颅咽管瘤、胶质瘤、囊肿、错构瘤等)、浸润性疾病(结核、组织细胞病X、结节病、肉芽肿等)、颅脑照射。

(3)垂体疾病

PRL瘤(微腺瘤和大腺瘤)、肢端肥大症、促性腺激素瘤、ACTH瘤、无功能垂体微腺瘤、垂体柄断裂、空泡蝶鞍、其他肿瘤(转移瘤、脑膜瘤等)、浸润性病变(结核、结节病等)。

(4)药物性

多巴胺受体拮抗剂(酚噻嗪类、丁酰苯类、甲氧氯普胺等)、甲胺耗竭剂(利舍平)、单胺合成抑制剂(α-甲基多巴)、单胺摄取抑制剂(三环类抗抑郁药)、雌激素、H2受体拮抗剂。

(5)其他

原发性甲减、肝硬化、终末期肾衰、胸壁和乳房疾病、异位PRL分泌、特发性高PRL血症。

(三)临床表现及诊断要点

1. 临床表现

(1)性腺功能减退

高PRL血症最突出表现是性腺功能减退,表现为性欲降低、性感缺失,系因PRL水平升高所致,治疗后随着PRL水平的降低而缓解。

（2）月经改变

闭经、月经紊乱、月经稀发或不孕。也可表现为月经过多或月经正常伴不育；轻度 PRL 升高。PRL 升高（100ng/ml 左右）多出现闭经。

（3）溢乳

部分患者在非妊娠、非哺乳期出现溢乳，溢乳可自发性外溢或检查时挤出少量乳汁样液体。

（4）肿瘤压迫症状

因 PRL 为颅内肿瘤引起颅压增高，随肿瘤大小与生长部位不同可出现压迫症状，头痛、头胀、视力下降、视野缺损、颅压增高等。

（5）不孕及流产

轻度 PRL 升高（>25~50ng/ml）仍有排卵，常伴有黄体功能不全，受孕后容易发生孕早期流产。多数妇女不易妊娠，胚胎不易着床表现为重复性自然流产。

（6）其他

由于卵巢功能受抑制出现潮热、出汗、骨痛、低骨量。极少数出现多毛、痤疮和肥胖，应排除多囊卵巢综合征存在。

2. 辅助检查

（1）血清 PRL 测定　正常值女性为 1~25ng/ml。因 PRL 为脉冲式分泌，为避免峰值出现对结果的影响，可在同一天连续采 3 次血，每次间隔 20min，取其平均值。PRL<20ng/ml 排除高催乳素血症。PRL >200ng/ml 结合垂体影像学检查，即可肯定为 PRL 瘤。PRL>300ng/ml 即使影像检查无异常，亦诊断 PRL 瘤。

（2）垂体 MRI 检查

对诊断具有重要意义，此检查可显示肿瘤的位置、大小、有无囊变、肿瘤对邻近脑组织的侵袭情况、是否有脑积水存在。

3. 诊断要点

（1）病史及体检

详细询问病史，有无月经紊乱、溢乳、闭经，有无头痛等症状。常规全身和盆腔检查。

（2）血清 PRL 值测定

对诊断本病具有重要价值。PRL 随月经周期波动很小，因此周期任何时候抽血均不受影响。但是在抽血时应排除生理因素和应激因素的干扰。抽血当日早餐可进食清淡食物，抽血前应在安静、清醒状态下休息 1 小时，在上午 10～11 时抽取血标本为最佳时间（此时泌乳素达到生理低谷值，测定结果比较准确）。如测定值在正常 3 倍以下，应改日重复抽血 2～3 次，PRL 仍 ≥ 25ng/ml 以上方能确诊。

（3）影像学检查

当患者血清 PRL 值 ≥ 100ng/ml，采用 MRI 或 CT 是必要的。MRI、CT 均能准确反映垂体瘤存在和生长大小及部位，以及压迫或侵蚀范围。对确诊具有重要价值。结合血清学测定诊断并不困难。MRI 对垂体微小肿瘤检出率高于 CT，且无放射损害，安全、有效，可多次重复使用。妊娠合并肿瘤瘤出现头痛、视力障碍可用 MRI 辅助诊断肿瘤。

（四）治疗

1. 原则

应根据患者年龄、肿瘤大小、部位、临床症状及生育要求，病变发展快慢等多方因素拟订个体治疗方案。治疗目的是改善高 PRL 引起的临床症状（月经紊乱、闭经、溢乳等）；调整激素促进排卵和生育；缓解肿瘤引起颅内压迫症状；减缓或控制肿瘤生长；清除或减少占位病变复发。高 PRL 素瘤或高 PRL 血症通常主张药物治疗首选，手术治疗第二位，放射治疗（如伽马刀等）作为辅助治疗；部分患者可以随诊观察。

2. 药物治疗

（1）适应证

1）PRL 轻度升高。

2）垂体微腺瘤伴有症状要求生育。

3）垂体大腺瘤为缓解症状，缩小肿瘤，无论有无颅内神经压迫症状，是药物治疗的首选。

4）手术或放射治疗后肿瘤复发。

5）因患全身疾病不能耐受手术或放疗者。

（2）禁忌证

对药物过敏；缺血性心脏病；未控制高血压；周围血管病；哺乳。

（3）药物种类

国内常用麦角衍生物溴隐亭为主要药物。国外新型麦角衍生物卡麦角林（cabergoline）和非麦角衍生物诺果宁（quinagolide）、培高利特（pergolide）均可选用。溴隐亭无效或耐药者可选用后者，这些药国内尚未供应。但目前为止溴隐亭是美国 FDA 批准唯一可用于妊娠期的多巴胺激动剂。

1）溴隐亭（bromacriptine；又名溴－麦角隐亭）

方法：开始 1.25mg/日睡前服用，3～5 天以后逐渐加量，最大剂量不超过 10mg/日。血 PRL 降至正常后逐渐减量，最低维持量 0.625～2.5mg/日。多数学者认为用量超过 7.5mg/日而无疗效者，增加剂量意义不大。

服用该药物的副反应：初服药有胃肠症状（恶心、呕吐、腹痛）剂量大时出现眩晕、头痛、嗜睡、体位性低血压、便秘。不能耐受口服者可阴道给药，药物局部吸收良好。且对精子活动不受影响。使用量与口服药相同。对肝、胃、血糖代谢功能均无影响。

2）卡麦角林（CabergolineEostinex）

此药物是一种半合成麦角生物碱衍生物，是长效多巴胺激动剂。

方法：口服 0.25～1mg/日，每周两次，从小剂量开始。根据血 PRL 调整剂量。（该药 0.6mg 相当于溴隐亭 2.5mg）

3）诺果宁（Quinagolide，norprolac）

此药物是一种长效非麦角类的多巴胺激动剂，对 PRL 抑制比溴隐亭强 35 倍以上。方法：成人0.075mg/日，口服。（本品 0.075 mg 相当于溴隐亭 2.5mg。）

4）维生素 B6

该药在下丘脑多巴转化为多巴胺过程中起辅酶作用，增加中枢对 PRL 的抑制，促进多巴胺生成减少 PRL 分泌。

用法：300～600mg/日，分三次服用。

3. 用药随诊与监测

（1）药物治疗高 PRL 血症或垂体 PRL 腺瘤必须进行血清 PRL 和影像学监测。PRL 降低并不完全与肿瘤缩小同步。多数患者服药后 PRL 值已下降至正常，肿瘤随之缩小，月经恢复正常，宜维持原剂量 3～6 个月，且逐渐减量。因为过早停药，肿瘤体积和 PRL 血清值均具有可逆性，必须长期用药才能有效。避免间断服药。

（2）大腺瘤在用药后必须定期复查 MRI 及血

PRL。注意肿瘤体积变化。肿瘤体积缩小，PRL正常可以开始逐渐缓慢减量。以血清PRL维持达正常值来确定溴隐亭维持量，通常溴隐亭维持量1.25g/日至2.5mg/日，维持使用时间在5年左右，待肿瘤基本消失可试行停药。高PRL血症患者用药后月经恢复，溢乳停止，可酌情减量，维持PRL保持正常水平。停药后血PRL又升高者，可重新开始服药，仍然有效。

（3）垂体肿瘤，血PRL值略高或缓慢升高，用溴隐亭后PRL降至正常，但肿瘤仍不缩小，应区别非PRL腺瘤或混合性垂体腺瘤，如非PRL腺瘤宜改换治疗方式，采取手术或放射治疗。

（4）部分妇女的卵巢功能正常并且有生育能力，但是血清PRL持续增高，无临床症状，这种属于假性高催乳素血症，用溴隐亭治疗反应不敏感。

（5）手术未能彻底治疗或伽马刀治疗后复发者，用多巴胺激动剂治疗可以起到良好效果，对于大腺瘤，先手术部分切除，肿瘤缩小后加用药物治疗。

（6）有专家比较药物与手术疗效，85%～90%的垂体微瘤患者PRL下降至正常水平，肿瘤缩小。而经蝶窦手术治疗能有60%～90%患者PRL下降至正常，但是手术存在很大的风险，并发症高。仍强调以药物治疗为主。

（7）约5%～18%的患者对多巴胺激动剂有耐药性，可能因多巴胺受体缺陷有关，一般在用药前不能预测，只能随诊观察药物的反应效果。

4. 手术治疗

垂体腺瘤或微腺瘤不是手术首选方式。

（1）手术适应证

药物治疗无效或效果差者；药物反应大不能耐受，或拒绝长期服药者；巨大垂体腺瘤压迫引起明显视力、视野障碍用药物治疗无明显改善者；侵蚀性垂体瘤伴有脑脊液鼻漏者。

（2）手术方式

开颅或经蝶窦摘除肿瘤，血清PRL可能降到正常。此种肿瘤包膜很不清楚，不易彻底摘除。手术后PRL正常的患者中，长期观察有20%会出现复发。金自孟教授报道手术效果取决于腺瘤大小，生长方式及术者经验。微腺瘤一次手术切除率可达80%～90%；而大腺瘤侵袭生长的切除率0%～25%，不论大小腺瘤术后5年复发率20%～25%。

（3）手术并发症

1）内分泌方面的并发症

出现垂体前叶功能低下（影响生殖功能），持续性尿崩症，以及抗利尿激素分泌紊乱等症状。

2）解剖学方面并发症

视神经损伤、垂体周围神经血管损伤，脑脊液鼻漏，鼻中隔穿孔、鼻窦炎、颅底骨折，其中颈动脉海绵窦段损伤最为严重，常危及生命。

3）医源性损伤

（4）术后随访及处理

术后3月应作影像学和血清PRL测定，了解肿瘤切除是否彻底。如无异常也应定期追踪。术后如有垂体功能低下，应采取相应内分泌补充治疗。术后PRL仍高可加用溴隐亭等，不孕者可配合生育辅助技术。

5. 放射治疗

分为传统放射和立体定位放射外科（如伽马刀、X

刀、质子射线），仅作为垂体腺瘤补充治疗方式之一，必需严格选择适应证。

（1）适应证

大的侵袭性肿瘤；术后残留或复发肿瘤；药物治疗无效者；不能耐受药物治疗或不愿长期服药者；手术有禁忌而又不愿服药者。

（2）各种放射治疗的优缺点

以往用传统放射（普通放射，适形放射）照射，范围大容易并发垂体功能低下。传统放射后 2～10 年内约 10％～100％出现垂体功能低下，1‰～2‰出现视力障碍及坏死，对生育有影响，目前很少采用。近年采用立体定向放射对边界清晰中小肿瘤有较好控制率。注意在放射治疗同时最好停用多巴胺激动剂。因为多巴胺激动剂对放射治疗有保护作用。放射治疗后 PRL 恢复正常，临床症状消失，仍需长期随访或加用药物治疗。

6. 追踪与观察

以下情况可追踪观察，必要时采取个体化选择治疗。

（1）单纯 PRL 轻度升高，无明显临床症状，可暂不用药物。每 6 月测 PRL 一次。

（2）MRI 或 CT 确诊垂体微瘤，PRL 轻度升高无临床症状及有生育要求的妇女，也可采取监测随访，多数垂体瘤发展缓慢。郁琦教授总结大量文献后指出 94％微腺瘤患者经观察 4～6 年过程中肿瘤增大。观察 10 年以上进展为大腺瘤约 7％。如果 PRL 升高不明显，肿瘤生长可能缓慢。MRI 或 CT 扫描每年一次，同时测 PRL 是必要的。

（3）凡有高催乳素血症或垂体腺瘤病史的患者，无论曾经治疗与否，绝经后仍需定期随访。

（五）高催乳素血症、垂体腺瘤与生育

（1）不孕妇女中因高催乳素血症引起妇女不育约占19.5%。高PRL常对自然排卵有影响，使垂体分泌LH频率下降而影响黄体功能，使黄体期缩短、不孕或早期流产，发生率14%。临床采用多巴胺激动剂能使高PRL血症与垂体腺瘤患者PRL降至正常达90%。恢复排卵，自然妊娠。妊娠后多数的母、胎均能顺利渡过孕期。溴隐亭对胎儿是安全的，溴隐亭儿畸形发生率，并无明显增加，产科并发症不会意外增加，但是必须密切监护下完成妊娠。

（2）大腺瘤患者在肿瘤缩小之前主张不宜怀孕。因为正常妊娠时生理性垂体重量较未孕时增加1倍，怀孕后PRL瘤也同时增大，有可能出现颅压增高及视神经压迫症状。如有上述并发症可先采用药物或经蝶窦手术治疗。

（3）有资料表明妊娠全程使用溴隐亭对母儿均安全无致畸。

（4）孕妇出现颅内压迫症状可用MRI（不可用CT）监测肿瘤发展，也可用血PRL测定如测定值超过正常妊娠PRL值对诊断也有参考意义。

（5）高PRL血症或垂体腺瘤用溴隐亭后PRL已正常，尚无排卵可用氯米芬与溴隐亭联合使用诱导排卵。

四、卵巢功能早衰

（一）概述

卵巢功能早衰是指月经初潮以后到40岁之前出现具有高促性腺激素低促性腺激素特征的闭经。临床表现第二性征退缩，出现潮热、心烦、易怒等更年期症状。

（二）常见病因

（1）感染

病毒如单纯疱疹病毒、腮腺炎病毒等可引起卵巢炎症或免疫性卵巢损害导致卵巢早衰。

（2）不良生活习惯

过度的减肥，由于精神压力过大，抽烟喝酒等不良的生活习惯可导致卵巢早衰，因为香烟中的尼古丁和酒中的酒精干扰正常的月经而导致月经紊乱。

（3）医源性卵巢早衰

40岁以前切除双侧或一侧卵巢可造成卵巢等组织功能减退导致卵巢早衰。

（4）特发性卵巢早衰

是一种无明确致病因素的继发性闭经，是卵巢早衰的最重要类型。

（5）免疫因素

多数免疫性疾病如甲状腺炎等可合并卵巢早衰。

（三）诊断要点

（1）临床表现

闭经发生在40岁以前，可出现更年期症候群系列表现，主要包括阵热潮红出汗等血管舒缩症状，失眠、焦虑、情绪不稳，烦躁、抑郁等精神症状。一些患者出现皮肤黏膜缺乏弹性，乳腺萎缩等女性特征提前退化的症状。

（2）妇科检查

内生殖器明显萎缩，阴道黏膜薄而充血。

（3）辅助检查

激素水平检测：血尿FSH水平升高，达40u以上，相当于绝经后妇女水平；而血雌二醇水平显著低落。手术卵巢活组织检查，可见卵巢萎缩，显微镜下见卵巢皮质内均为纤维组织，无始基滤泡等各级滤泡可见。

（四）治疗

卵巢早衰患者经系统治疗，一旦排卵有希望恢复受孕功能，目前被采用的有以下几种方法：

（1）人工周期

按常规天周期第 6 天起服补佳乐 4～9mg/日，连服 20 天，在周期第 16～25 天加服甲羟孕酮 10mg/日，或黄体酮胶囊/胶丸 100mg/日，或周期第 17 天起，隔日肌注黄体酮 20mg，连注 5 次。

（2）促性腺素

有作者认为卵巢早衰患者中，可能存在 FSH、LH 生物活性低下现象，而使用大量促性腺素治疗，以达透使卵泡发育、排卵、妊娠的目的。也有报道用氯蔗酚胺治疗者。

（3）免疫抑制剂

尤其是合并肾上腺功能低落或早衰者，除以上人工周期外，可加用皮质醇如地塞米松等治疗，也有成功报道。

第二节　常见妇科疾病

一、子宫内膜异位症

（一）概述

子宫内膜异位症（简称内异症）是指具有功能的子宫内膜组织在子宫腔外的部位生长引起的病变。异位子宫内膜在性激素影响下生长、发展或消退。异位内膜可生长在远离子宫的部位，如腹股沟、脐、肺、横膈等，绝大多数病变出现在盆腔内生殖器和其邻近器官的腹膜面，称为盆腔子宫内膜异位症，若子宫内膜出现和生长在子宫肌层时，称为子宫腺肌病，是一种常见的妇科疾病。此病一般见于生育年龄的妇女，以 30～40 岁妇女居多，初潮前无发病，绝经后异位内膜组织可逐渐萎缩吸收，妊娠或用性激素抑制卵巢功能时，可暂时阻止此病发展，为一种性激素依赖性疾病。其发病率不断增高，发生率为 1%～15%。临床表现为痛经、不孕不育等。

（二）诊断要点

1. 病史

月经史初潮早，经期延长，周期缩短，伴原发性痛经，是内膜异位症的危险因素。手术史，可有刮宫、剖宫取胎、剖宫产、肌瘤剥出术、会阴侧切手术史。遗传因素，有家族性发病倾向，与遗传基因有关。

2. 临床表现

（1）无症状

20%～30%的患者无症状。

（2）痛经

痛经为主要症状，多为继发性痛经，进行性加剧，发生在经前、经时及经后 1～2 日，呈周期性。亦有表现为非周期的慢性盆腔痛。

（3）原发或继发不孕

不孕可能由于粘连等机械因素、卵巢功能障碍、合并黄素化未破裂卵泡综合征（LUFS）以及自身免疫因素等所致。

（4）月经失调

主要表现为周期缩短，经期延长，经前 2～3 日点滴出血。亦可为经量增多，少数为经量减少。

（5）性交疼痛、肠道症状

便秘或腹泻、里急后重、便血等，泌尿道症状主要有尿频、尿急、尿痛或血尿等。

3. 妇科检查

子宫位置正常或呈后位，活动或固定，大小正常或稍增大，病变累及卵巢者可在一侧或两侧扪及囊性肿块，壁稍厚，张力高，与子宫、阔韧带、盆腔、后腹膜粘连而固定。典型体征是在后陷凹或宫骶韧带扪及一个或多个大小不等质硬的结节，伴或不伴触痛，月经期结节增大，压痛更明显。

4. 辅助检查

（1）B型超声显像检查

主要观察子宫后方或两侧有否肿块，其特征为囊性肿块，边界欠清，内有稀疏光点，囊液稠厚，有时局部可见团块或实质部分，表现为混合性肿块。若肿块位于子宫后侧，可见囊肿图像与子宫图像有不同程度的重叠。

（2）子宫输卵管碘油造影

子宫后位，固定而形成蘑菇状，输卵管伞部周围碘油残留，输卵管常通畅或通而不畅，24h X线复查见盆腔内碘油呈小团块状，粗细不等，点状雪花分布。

（3）腹腔镜检查

诊断的金标准，可直接见到病灶，了解病变的范围与程度，并进行临床分期。病灶颜色可呈红、青、黑、棕、白及灰色等，有时还可见腹膜凹陷或疤痕形成，形状可表现为点状、结节状、小泡样、息肉样等。亦可见盆腔内粘连及增大的卵巢内膜样囊肿。

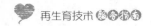

（4）磁共振成像（MRI）

MRI 可多平面直接成像，直观了解病变的范围、起源和侵犯的结构，可对病变进行正确的定位，对软组织的显示能力增强。因此，MRI 诊断子宫内膜异位症及了解盆腔病变及粘连情况均有很大价值。

（5）免疫学检测

测定抗子宫内膜抗体及抗磷脂抗体，内膜异位症患者的血液、宫颈黏液、阴道分泌物、子宫内膜抗子宫内膜抗体及抗磷脂抗体均可升高。

（6）CA125 检测

Ⅰ/Ⅱ期一般不升高，Ⅲ/Ⅳ患者可升高，一般小于 200U/ml，腹腔液高于血清。

（三）治疗

1. 期待治疗

对于Ⅰ、Ⅱ期患者可定期随访，目前无证据表明Ⅰ、Ⅱ期患者药物治疗后妊娠的机会高于期待治疗。病情加重应终止期待，对有生育要求者积极促使妊娠，必要时应用助孕技术。

2. 药物治疗

（1）短效口服避孕药

可减少月经量，使病灶萎缩，减少经血逆流机会，症状可缓解 60%～95%。

（2）孕激素

该治疗方案称为假孕疗法，常用孕激素有：醋酸甲羟孕酮（甲羟孕酮，MPA）20～30mg/天；醋酸甲地孕酮 40mg/天；醋酸炔诺酮 5mg/天；也可用长效孕激素针剂己酸羟孕酮 250mg，每 2 周肌注 1 次；或醋酸甲羟孕酮避孕针 150mg 肌注每月 1 次，这些药物均连续使用 6 个月。

（3）达那唑

200～800mg/天，从月经第 2 日开始，连续口服 6 个月，停药后 4～6 周可恢复排卵。副反应为潮热、出汗、体重增加、水肿、痤疮、肝功能损害。如合并子宫肌瘤亦可促使其萎缩。肝、肾功能不良及心血管疾病者不宜应用。

（4）孕三烯酮（内美通）

2.5mg，每周 2 次，从月经第 1 日开始，连续口服 6 个月。副反应与达那唑相仿，其优点为用药量少，使用方便。

（5）促性腺激素释放激素激动剂（GnRH-a）

亮丙瑞林（达菲林）3.75mg/支，戈舍瑞林 3.6mg/支，每 4 周肌注一次，连续 3～6 个月，停药 3 个月左右恢复月经。副反应为潮热、阴道干燥、头痛、少量阴道流血等。

（6）米非司酮

为一种在受体水平抗孕激素的药物，近年来临床应用于治疗宫内膜异位症，取得一定的疗效。10mg/天，连用 3～6 月。

3. 手术治疗

手术治疗分为三类：保守性手术（保留生育功能的手术）、半保守性手术（保留卵巢功能的手术）、根治性手术。

（1）保守性手术（保留生育功能的手术）

对要求生育的年轻患者，在男方生育功能正常的情况下，尤其患者经过药物治疗无效者，可选用保守性手术，在情况允许的情况下，尽量保留卵巢（或部分卵巢）、输卵管及子宫，尽量切除肉眼可见的盆腔病灶，分离粘连，恢复盆腔器官的正常解剖，同时手术时处理好盆腔创面，防止术后粘连，以达到保存生育功能和促进受孕的目的。

（2）半保守性手术（保留卵巢功能的手术）

切除子宫和尽可能切除盆腔内膜异位病灶，保留部分、一侧或双侧正常的卵巢组织，保存病人的卵巢内分泌功能。主要适用于年龄在 45 岁以下、无生育要求、临床症状严重、病变广泛，药物治疗效果不佳者，可行半保守性手术。

（3）根治性外科手术

子宫及双侧卵巢切除术及盆腔子宫内膜异位病灶切除术，以达根治的目的。适用于年龄 45 岁以上，不需保留生殖功能者，病变广泛，临床症状严重，经药物治疗无效，或者手术中无法切除异位病灶以防复发及手术后复发的病人。

4．药物与手术的配合

（1）手术前药物治疗

对于病变严重者，由于病灶可侵入盆腔腹膜、肠管、膀胱、输尿管、子宫直肠陷凹、直肠阴道隔等部位，且与周围组织广泛粘连，手术时难度较大，同时也很难切除病灶，易造成术中大量出血及损伤周围脏器。为了解决上述术中问题，主张手术前应用激素治疗。如果手术前应用孕激素治疗，可使病灶软化，易于分离粘连，可以缩小病灶及用药后脱膜反应可显露小的病灶，增加了手术的活动度，有利于粘连的分解及病灶的切除，减少术中出血，降低手术的难度。可选择手术前用药 3～6 个月。

（2）手术后的药物治疗

保守性手术及半保守性手术后，为了防止手术后的复发，手术后给予 3~6 个月药物治疗，可使肉眼看不到或者深部无法切除的病灶得以治疗。对于手术后还需生育的患者，也有学者持相反意见，认为手术是治疗子宫内膜异位症最佳的临床手段，术后短期内粘连尚未形成，是受孕的最佳时期，因用激素治疗后恢复排卵至少需要半年时间，从而失去了受孕最佳时期，而不主张术后用药。

二、子宫腺肌症

（一）概述

子宫腺肌病是子宫内膜腺体和间质侵入子宫肌层形成弥漫或局限性的病变，是妇科常见病。子宫腺肌病常同时合并子宫内膜异位症、子宫肌瘤。病因至今不明。目前的共识是因为子宫缺乏黏膜下层，因此子宫内膜的基底层细胞增生、侵袭到子宫肌层，并伴以周围的肌层细胞代偿性肥大增生而形成了病变。而引起内膜基底层细胞增生侵袭的因素现有四种理论：①与遗传有关；②子宫损伤，如刮宫和剖宫产均会增加子宫腺肌病的发生；③高雌激素血症和高催乳素血症；④病毒感染；⑤生殖道梗阻，致使月经时宫腔压力增大，导致子宫内膜异位到子宫的肌层。常常导致继发性痛经及月经量增多等症状，并可导致不孕不育。根据患者的年龄、生育需要等进行个体化治疗。

（二）诊断要点

1. 临床表现

（1）月经失调（40%~50%）

主要表现为经期延长、月经量增多，部分患者还可

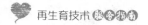

能出现月经前后点滴出血。这是因为子宫体积增大，子宫腔内膜面积增加以及子宫肌壁间病灶影响子宫肌纤维收缩引发。严重的患者可以导致贫血。

（2）痛经（25％）

特点是继发性进行性加重的痛经。常在月经来潮前一周开始出现，当经期结束痛经即缓解。这是因为月经时子宫肌层内的异位子宫内膜在卵巢激素的影响下充血、肿胀以及出血，同时还增加了子宫肌层血管的血量，使坚厚的子宫肌层扩张，引起严重的痛经。

（3）无症状

大约有 35％的患者无明显症状。

2. 妇科检查

妇科检查子宫常均匀增大呈球形，子宫腺肌瘤可表现为质硬的结节。子宫一般不超过孕 12 周大小。临近经期，子宫有触痛感；经期，子宫增大，质地变软，压痛比平时更明显；经期后，子宫缩小。

3. 辅助检查

B 型超声显像检查发现子宫肌层光点不均匀。部分子宫腺肌病患者血清 CA125 水平升高。

（三）治疗

1. 药物治疗

对于那些症状较轻，仅要求缓解痛经症状，尤其是近绝经期的患者，可以选择在痛经时予以非甾体抗炎药对症处理。因为异位的子宫内膜在绝经后会逐渐萎缩，所以此类患者在绝经后病痛就会得到解除而不需手术治疗。药物治疗同子宫内膜异位症，药物治疗可减轻症状，缩小病变体积，但难以根治。

2. 手术治疗

症状严重、年龄偏大、不需再生育者原则上可行全子宫切除术，尽量保留卵巢。要求生育者可酌情行局部病灶切除术，术后易复发。再生育对象有强烈的生育愿望，可选择助孕技术，先取卵行体外受精，将优质胚胎冷冻，在用长效促性腺激素 3.75mg，每月 1 次。3～6个月，待病灶缩小后移植冷冻复苏的胚胎，生育后症状严重可考虑子宫切除。

3. 介入治疗

选择性子宫动脉栓塞术也可以作为治疗子宫腺肌病的方案之一。

其作用机制主要有以下几点：

（1）异位子宫内膜坏死，分泌前列腺素减少，缓解痛经。

（2）栓塞后子宫体变软，体积和宫腔内膜面积缩小，减少月经量。

（3）子宫体积不断缩小和平滑肌收缩，阻断引起内膜异位的微小通道，降低复发率。

（4）局部雌激素水平和受体数量下降。

（5）在位内膜侧支循环的建立，可由基底层逐渐移行生长恢复功能。

4. 放置含孕激素宫内节育器

左炔诺孕酮宫内缓释系统（曼月乐）使用后可以引起子宫内膜暂时性的萎缩，抑制增长，有效控制月经流量、缩短出血天数、达到治疗的目的。

三、子宫肌瘤

（一）概述

子宫肌瘤是女性生殖器官中最常见的一种良性肿瘤，多见于育龄期妇女，年龄在 30～50 岁。肌瘤可生长在子宫的任何部位，根据生长的部位而分为肌壁间肌瘤，黏膜下肌瘤，浆膜下肌瘤，宫颈肌瘤等。肌瘤数目可以是单个，常为多个，大小不等。可引起月经增多、压迫症状、流产、不孕等。

（二）诊断要点

1. 临床表现

（1）多数患者无症状，仅于妇科检查或 B 超检查时偶被发现。

（2）月经量增多、经期延长或周期缩短，少数病例表现为不规则阴道流血，主要取决于肌瘤生长的部位。

（3）腹部包块下腹可扣及实质性肿块，不规则，特别是在膀胱充盈时腹部包块更为明显。

（4）肌壁间肌瘤可有白带增多，黏膜下肌瘤更为明显，当其感染坏死时可产生多量脓血性排液，伴有臭味。

（5）肌瘤增大时常可压迫周围邻近器官产生压迫症状，尤多见于子宫体下段及宫颈部肌瘤压迫膀胱则产生尿频、尿急，甚至尿潴留；压迫直肠产生排便困难。

（6）浆膜下肌瘤蒂扭转时可出现急腹痛。肌瘤红色变性时，腹痛剧烈且伴发热。其他症状患者可伴不孕、继发性贫血等。

2. 妇科检查

子宫不规则增大，质硬，表面呈多个球形或结节状隆起若为黏膜下肌瘤，有时可见宫颈口或颈管内有球形实性包块突出，表面暗红色，有时有溃疡、坏死。

3. 辅助检查

（1）超声检查

B型超声显像显示子宫增大，失去正常形态，肌瘤区出现圆形低回声区或近似漩涡状结构的不规则较强回声。B超能较准确地显示肌瘤的数目、大小及部位。

（2）诊断性刮宫

探测宫腔大小、宫腔形态及不规则突起。并将刮取所得的子宫内膜送病理检查，以除外并存的子宫内膜病变。

（3）宫腔镜检查

直接窥视宫腔形态，可见突出在宫腔内的肌瘤，明确诊断并指导治疗方案。

（三）治疗

（1）子宫肌瘤的处理原则，根据患者年龄、症状、肌瘤大小、有无变性、生育要求及全身情况全面考虑。

2. 治疗方案

（1）随访观察如肌瘤小于妊娠10周子宫大小、无明显症状或近绝经期患者，可3~6个月复查一次。

（2）手术治疗

1）指征

子宫大于10周妊娠；月经过多，继发贫血；有压迫症状；宫颈肌瘤；生长迅速，可疑恶性。

2）手术方式

肌瘤切除术：未生育、希望保留生育功能的再生育患者，可经腹或腹腔镜行肌瘤切除。有条件者可在腹腔镜下手术切除肌瘤；黏膜下肌瘤可在宫腔镜下行肌瘤切除术，黏膜下肌瘤突出宫颈口或阴道内者，可经阴道切除肌瘤。

子宫切除术：凡肌瘤较大、症状明显、经药物治疗无效、不需保留生育功能，或疑有恶变者，可行子宫次全切除或子宫全切术。若决定行次全子宫切除术，术前应详细检查宫颈除外宫颈癌或癌前病变，术后仍需按常规定期随访。双侧卵巢正常者应考虑保留；若患者已绝经，在征得患者同意后可同时行双侧附件切除，如患者不愿切除，也可保留。

（3）药物治疗

子宫小于两个半月妊娠子宫大小、症状较轻、近绝经年龄及全身情况不能手术者，可选择下列药物治疗：

1）促性腺激素释放激素激动剂（GnRH－a）

目前临床上常用的 GnRH－a 有亮丙瑞林（抑那通）、戈舍瑞林（诺雷德）、曲普瑞林（达必佳）等。GnRH－a 不宜长期持续使用，仅用于手术前的预处理，一般用3~6个月，以免引起低雌激素引起的严重更年期症状；也可同时补充小剂量雌激素对抗这种副作用。

2）米非司酮

是一种孕激素拮抗剂，近年来临床上试用以治疗子宫肌瘤，可使肌瘤体积缩小，但停药后肌瘤多再长大。

3）达那唑

用于术前用药或治疗不宜手术的子宫肌瘤。停药后子宫肌瘤可长大。服用达那唑可造成肝功能损害，此外还可有雄激素引起的副作用（体重增加、痤疮、声音低钝等）。

4）他莫昔芬（三苯氧胺）

可抑制肌瘤生长。但长时间应用个别患者子宫肌瘤反见增大，甚至诱发子宫内膜异位症和子宫内膜癌，应予以注意。

5）雄激素类药物

常用药物有甲睾酮（甲基睾丸素）和丙酸睾素（丙酸睾丸素），可抑制肌瘤生长。应注意使用剂量，以免引起男性化。

6）宫缩剂及止血剂

在子宫肌瘤患者出血期，若出血量多，还可用子宫收缩剂（如缩宫素、麦角）及止血药物〔如止血酸、氨甲苯酸（止血芳酸）、巴曲酶、三七片等〕，可起到一定程度的辅助止血作用。

（4）子宫动脉栓塞术（UAE）

通过放射介入的方法，直接将动脉导管插至子宫动脉，注入永久性栓塞颗粒，阻断子宫肌瘤血供，以达到肌瘤萎缩甚至消失。UAE 目前主要适用于子宫异常出血导致贫血等有症状的子宫肌瘤。在选择子宫肌瘤介入治疗时应慎重，尤其是盆腔炎症未控制者，希望保留生育功能者、动脉硬化患者及本身有血管造影禁忌证的患者，应列为该项治疗的禁忌证。5％的患者术后有发生卵巢功能早衰的可能，也有罕见的盆腔感染的报道。

（5）聚焦超声治疗

通过将超声波聚集，局部在肿瘤内部将温度提升到 65℃以上导致肿瘤发生凝固性坏死而起到治疗的作用，治疗可以使得肌瘤发生萎缩，缓解症状。适用于有症状的子宫肌瘤。治疗后无手术瘢痕，术后恢复快是其优点。副反应有皮肤烫伤、临近肠管损伤、血尿等报道。

（6）妊娠合并子宫肌瘤的处理

孕期无症状者，定期产前检查，严密观察，不需特

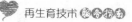

殊处理。妊娠36周后，根据肌瘤生长部位是否会发生产道梗阻及产妇和胎儿的具体情况决定分娩方式。若肌瘤位于子宫下段、易发生产道阻塞、胎头高浮能入盆者，应行选择性剖宫产。剖宫产时除基底部较小的浆膜下肌瘤之外，子宫肌壁间肌瘤及多发或肌瘤较大者应慎行肌瘤切除术。

四、异位妊娠

受精卵种植在子宫体腔以外部位妊娠包括输卵管妊娠、卵巢妊娠、腹腔妊娠、阔韧带妊娠、宫颈妊娠等，以输卵管妊娠最为常见（占95％）。是妇科常见的急腹症，近年发病率有明显上升。其预后与及时诊断和适当处理有关，在目前的医疗条件下，一般处理及时预后良好，若诊断及处理不当可危及生命。

（一）输卵管妊娠

1. 诊断要点

（1）病史

1）停经史

除输卵管间质部妊娠停经时间较长外，多有6～8周停经。有20％～30％患者无明显停经史，或月经仅过期两三日。

2）阴道出血

胚胎死亡后，常有不规则阴道出血，色黯红，量少，一般不超过月经量。少数患者阴道流血量较多，类似月经，阴道流血可伴有蜕膜碎片排出。

3）晕厥与休克

由于腹腔急性内出血及剧烈腹痛，轻者出现晕厥，严重者出现失血性休克。出血越多越快，症状出现也越迅速越严重，但与阴道流血量不成正比。

（2）查体

1）一般情况

可呈贫血貌。急性大出血时，可有面色苍白、脉快、血压下降等休克表现。体温多正常。

2）腹部检查

下腹部有压痛及反跳痛，尤以患侧为重，有轻度肌紧张。内出血较多时有移动性浊音。部分患者下腹部可扪及包块。

3）盆腔检查

输卵管妊娠未发生流产或破裂时，子宫较软、略大，可有宫颈举痛，可触及一侧附件软性包块，触痛。输卵管妊娠发生流产或破裂者，阴道后穹窿饱满，有触痛，宫颈举痛或摇摆痛明显。内出血多时，检查子宫有漂浮感。或在子宫一侧或其后方可触及较大肿块，边界多不清，触痛明显。病变时间长，血肿机化变硬，边界可清楚。

（3）辅助检查

1）绒促性素（HCG）检测

检测尿 $\beta-HCG$ 酶联免疫试纸法测定，此法简便，但为定性试验，敏感性不高。血清 $\beta-HCG$ 测定（放免法或酶标法），可定量动态观察血中 $\beta-HCG$ 的变化，$48h\beta-HCG$ 增高小于 $50\%\sim60\%$ 者异位妊娠的可能性大。

2）黄体酮测定

异位妊娠的血清 P 水平偏低，但在孕 $5\sim10$ 周时相对稳定，单次测定即有较大的诊断价值。尽管正常和异常妊娠血清 P 水平存在交叉重叠，难以确定它们之间的绝对临界值，但血清 P 水平低于 10ng/ml（放免测定），常提示异常妊娠，其准确率在 90% 左右。

3）超声检查

B 型超声检查有助于异位妊娠的诊断，阴道 B 超较腹部 B 超检查更准确。异位妊娠 B 超影像的特点：子宫增大，但宫腔内无妊娠囊，无胎芽；附件区出现低回声区，若有妊娠囊、胚芽及原始心管搏动，可确诊异位妊娠。注意区别宫内妊娠的妊娠囊与异位妊娠时宫内出现的假性妊娠囊；宫外妊娠流产或破裂，腹腔内出现无回声暗区或直肠子宫陷凹处可见液性暗区影像，对异位妊娠亦有诊断价值。

4）诊断性刮宫

在不能排除异位妊娠时，可行诊断性刮宫术，获取子宫内膜进行病理检查。但异位妊娠的子宫内膜变化并无特征性，可表现为蜕膜组织，高度分泌伴或不伴 A－S 反应，分泌相及增生相多种。子宫内膜变化与患者有无阴道流血及阴道流血时间长短有关。因而单靠诊断性刮宫对异位妊娠的诊断有很大的局限性。

5）后穹隆穿刺

阴道后穹隆穿刺及腹腔穿刺后穹隆穿刺适用于疑有盆腔内出血或盆腔包块患者。穿刺抽出不凝血液，说明有盆腔内出血。急性大量内出血，腹部移动性浊音阳性者可行腹腔穿刺术。

6）腹腔镜检查

大多情况下，异位妊娠患者经病史、妇科检查、血 β－HCG 测定、B 超检查后即可对早期异位妊娠做出诊断，但对部分诊断比较困难的病例，在腹腔镜直视下进行检查，可及时明确诊断，并可同时手术治疗。

2. 治疗

（1）治疗原则

以手术为主，其次为药物治疗。紧急抢救异位妊娠破裂，对有腹腔内大出血、休克的患者应及时输液、输血，在纠正休克的同时做好急诊手术准备。手术治疗术式应根据患者年龄、生育状态、患侧输卵管的状况，选用输卵管切除或保留输卵管的保守性手术。

（2）治疗方案

1）输卵管切除术　多用于年龄较大、不需要保留生育能力的妇女或输卵管妊娠破裂口大、急性内出血多并发休克的患者，应在积极纠正休克的同时尽快开腹，提出患侧输卵管并钳夹出血部位，快速输血，纠正休克，行输卵管切除。对输卵管间质部妊娠，应力争在其破裂前手术，手术应做子宫角部楔形切除，若因出血危及患者生命或缝合止血困难，必要时可切除子宫。

2）输卵管妊娠腹腔内大量出血情况紧急或缺乏血源时，进行自体输血为抢救患者的有力措施。回收腹腔内血液应符合以下条件：①妊娠小于 12 周，胎膜未破。②出血时间在 24 小时以内，血液未受污染。③每100ml 血液加入 3.8％枸橼酸钠 10ml（或肝素 600U）抗凝，经 6～8 层纱布或 20um 微孔过滤器过滤、回输。输血 400ml 可补充 10％葡萄糖酸钙 10ml。

3）保守性手术　适用于有生育要求的年轻妇女。根据受精卵着床部位及输卵管病变情况选择术式。壶腹部妊娠可选用输卵管切开术或造口术，峡部妊娠可做节段切除和端端吻合术等。保守性手术多行腹腔镜手术，也可行开腹手术。

4）非手术治疗　药物治疗主要适用于早期异位妊娠，要求保存生育能力的患者。应符合下列条件：①输卵管妊娠未发生破裂或流产；②输卵管包块直径<3cm；③无明显内出血或内出血少于100ml，血β-HCG<2000U/L；④肝肾功能及血常规检查正常。可采用全身和局部用药，目前常用的药物有以下几种：①甲氨蝶呤（MTX）：全身用药的常用剂量为0.4mg/（kg·d），肌注，5日为一疗程，若单次剂量肌注常用1mg/kg或50mg/m²，局部用药可采用B型超声引导下或腹腔镜直视下穿刺输卵管的妊娠囊，吸出部分囊液后注入MTX20mg，若β-HCG一周后无下降可再注射或改行手术治疗。应用化疗药物治疗，部分患者可能失败，故在治疗期间应用B型超声和β-HCG进行严密监护。若用药后2周HCG下降并连续3次阴性，腹痛缓解或消失，阴道流血减少或停止者为有效。若病情无改善和加重，应立即进行手术治疗。

5）其他药物　氟尿嘧啶、前列腺素F-2a、天花粉等。

6）中医、中药治疗　根据中医辨证论治，本病属于血瘀少腹、不通则痛的实证，故以活血化瘀、消癥为治则。优点是免除手术创伤，保留患侧输卵管并恢复其功能。但中医治疗应掌握指征，输卵管间质部妊娠、严重腹腔内出血、保守治疗效果不佳或胚胎继续生长者，均不应采用中医、中药治疗，而应及早手术。

3. 随访

异位妊娠患者无论采用保守药物治疗或是手术治疗，术后均应随访血β-HCG，每周复查一次至阴性。如随访期间血β-HCG下降不明显，或是升高应考虑持续性宫外孕，需进一步治疗。异位妊娠患者血 β-HCG 降至阴性后，需严格避孕半年。

（二）卵巢妊娠

指受精卵在卵巢组织内着床和发育。少见，发病率占异位妊娠的 0.36%～2.74%。诊断要点与输卵管妊娠相似，主要症状为停经、腹痛及阴道流血等。破裂后可引起腹腔内大出血，甚至休克。盆腔检查阴道后穹窿饱满，宫颈举痛、摇摆痛，附件区包块及触痛。卵巢妊娠术前很难确诊，常诊断为输卵管妊娠，术中应仔细探查，需病理检查确诊，诊断标准为：①双输卵管必须完整；②囊胚必须位于卵巢组织内；③卵巢与囊胚必须经卵巢固有韧带与子宫相连；④囊胚壁上有卵巢组织。有时单凭术中探查而被误诊为卵巢黄体破裂，因此必须常规进行病理检查。

治疗方案及原则，以手术为主。手术应根据病灶范围行卵巢部分切除、卵巢楔形切除、卵巢切除术或患侧附件切除术。非手术疗法与输卵管妊娠基本相同。

（三）宫颈妊娠

受精卵在宫颈管内着床和发育者称为宫颈妊娠，少见。多见于经产妇，近年辅助生殖技术大量应用，宫颈妊娠的发病率有所增高。由于宫颈主要以纤维组织为主，故妊娠一般很少维持至 20 周，可导致宫颈管大出血危及患者的生命，处理亦较困难，应予重视。

1. 诊断要点

（1）病史 停经，早孕反应，不伴腹痛的阴道流血。

（2）妇科检查 发现宫颈膨大，宫颈外口扩张。

（3）辅助检查 HCG 检测阳性，子宫体正常。本病易误诊为难免流产，应提高警惕。B 型超声检查妊娠产物完全在宫颈管内，宫腔内未发现任何妊娠产物。

（4）病理检查　应用病理检查确诊，诊断标准：①胎盘附着部位必须有宫颈腺体；②胚胎组织位于子宫颈内口水平以下；③宫腔内无妊娠产物。

2. 治疗

因子宫颈管组织的收缩极差，流产或刮除胚胎组织后胚胎附着面血窦不易关闭，止血困难时，为控制出血、挽救生命常需行子宫全切术，在处理时应予充分重视。治疗方法目前主要为药物、介入及手术。

（1）药物治疗　适用于无活动性出血或出血量较少的患者，要求保留生育能力迫切的患者。常用 MTX 治疗，可静脉给药或局部注射，用药后监测 HCG 下降情况。①全身用药：全身用药的常用剂量为 0.4mg/（kg·d），肌注，5 日为一疗程，若单次剂量肌注常用 1mg/kg 或 50mg/m^2。②局部用药：在阴道 B 超指导下，用 20～22 号细针穿刺羊膜囊，吸出羊水后再经宫颈注射 MTX20～50mg 入胚囊内。经阴道注射时可引起大出血，应慎用。

（2）介入治疗　适用于药物治疗效果不佳或大量出血病例要求保留子宫者。采用 Seldinger 技术，先进行盆腔动脉造影，找到出血血管后用短效或中效栓塞剂进行动脉栓塞而止血，胚囊因局部缺血而萎缩。但介入治疗的费用较昂贵，须在有条件的医院进行。

（3）手术治疗　①宫颈搔刮及填塞：要求保留生育功能、妊娠<8 周、用 MTX 治疗后 HCG 明显下降或已有活动性出血者可试行宫颈搔刮术，清除妊娠产物，用纱条填塞宫颈管压迫止血，并给前列腺素或麦角新碱

局部注射止血。②子宫全切术：大出血危及生命。③其他：也可酌情采用宫颈环形结扎术、双侧髂内动脉结扎术，以减少出血。

3. 随访

因宫颈妊娠保守治疗后功能恢复正常需 8 个月左右，故至少应间隔 8 个月后方再考虑妊娠，并注意有再次宫颈妊娠的可能。

（四）腹腔妊娠

腹腔妊娠指妊娠位于输卵管、卵巢及阔韧带以外的腹腔内，发生率 1∶15000 次宫内妊娠，母体死亡率约为 5％，胎儿存活率仅为 1％。可分为原发性和继发性腹腔妊娠。原发性腹腔妊娠指受精卵直接种植于腹膜、肠系膜、大网膜等处。继发性腹腔妊娠指输卵管妊娠、卵巢妊娠流产或破裂，或子宫存在缺陷破裂后妊娠胚胎落入腹腔，附着于盆腔腹膜及邻近脏器表面，部分绒毛组织仍可附着于原着床部位，并继续向外生长。腹腔妊娠由于胎盘血液供应不足，胎儿不易存活至足月。胎儿死亡后停留于腹腔可发生干尸化，钙化形成石胎，或形成尸蜡；若继发感染可形成脓肿。足月存活儿因羊水少可有畸形。

1. 诊断要点

（1）病史　患者有停经及早孕反应，有腹痛及阴道流血。阴道流血停止后，腹部可逐渐长大。胎动时常感腹痛。并随胎儿长大，症状逐渐加重。

（2）体征　①腹部检查发现子宫轮廓不清，但胎儿肢体易扪及，胎位异常，胎心清晰，胎盘杂音响亮。近预产期时可有阵缩样假分娩发动，但宫颈不扩张。②盆腔检查发现宫颈位置上移，子宫比妊娠月份小并偏于一侧，胎儿位于另一侧。③若胎儿死亡，妊娠征象可消失，月经来潮。粘连的脏器和大网膜包裹胎儿，胎儿逐渐缩小成为干尸或石胎。若继发感染形成脓肿，向母体的肠管、阴道、膀胱或腹壁穿通，排出胎儿骨骼。

（3）辅助检查　B型超声显像发现宫腔内空虚，胎儿位于子宫以外，X线腹部摄片见胎儿肢体伸展、胎体贴近母体腹腔等，可做出诊断。原发性腹腔妊娠的诊断标准：①双侧输卵管和卵巢必须正常，无近期妊娠的证据。②无子宫腹膜瘘形成；③妊娠只存在于腹腔内，无输卵管妊娠的可能性。

2. 治疗

腹腔妊娠确诊后，应剖腹取出胎儿，对胎盘的处理应根据其位置、胎儿存活及死亡时间的长短来决定。若胎盘附着于子宫、输卵管或阔韧带，可将胎盘连同附着的器官一并切除。胎盘附着于肠系膜或腹膜等处，胎儿存活或死亡不久（不足4周），则不应触动胎盘，在紧靠胎盘处结扎切断脐带取出胎儿，胎盘可留在腹腔，需半年方自行吸收，若未吸收发生感染者，应再剖腹酌情切除或引流。若胎儿死亡已久，则可试行剥离胎盘，有困难时仍可将胎盘留于腹腔内，一般不做胎盘部分切除术。术前做好输血准备，术后应用抗生素预防感染。

（五）子宫残角妊娠

子宫残角是指受精卵于子宫残角内着床并生长发育，多发生于初产妇。子宫先天性发育畸形，为一侧副中肾管发育不全所致。残角子宫腔与另一侧发育较好的子宫腔不相通。残角子宫妊娠可能通过两种方式受精：一是精子经对侧输卵管外游走至患侧输卵管内与卵子结合而进入残角；一是受精卵经对侧输卵管外游至患侧输卵管而进入残角着床发育。残角子宫肌壁多发育不良，不能承受胎儿生长发育，多数于妊娠 14～20 周发生肌层完全破裂或不完全破裂，引起严重内出血。偶有达到足月妊娠者，分娩期亦可出现宫缩，但因不可能经阴道分娩，胎儿往往在临产后死亡。

1. 诊断要点

（1）病史　停经及早孕反应：停经时间较长，常达妊娠中期，偶有达足月者，分娩期可出现宫缩，但胎儿多在临产后死亡。腹痛：部分患者可出现下腹隐痛，当发生破裂时，出现剧烈下腹撕裂样疼痛，并伴有内出血表现。

（2）查体　子宫长大，一侧宫角明显膨大。当破裂时盆腔检查与输卵管妊娠基本相同，但内出血更为严重。

2. 治疗

确诊后应及早手术，切除残角子宫。若胎儿存活，应先行剖宫产，然后切除残角子宫。

（六）剖宫产瘢痕部位妊娠（CSP）

胚胎着床在子宫下段剖宫产切口瘢痕处称剖宫产瘢痕部位妊娠（CSP），是一种特殊部位的妊娠，为剖宫产的远期并发症，近年来随着剖宫产率增长而呈上升趋势。其发病原因不清，可能与剖宫产切口愈合不良有关。由于瘢痕缺乏收缩能力，宫颈峡部肌层较薄，在流产时血管难以自然关闭，可发生危及生命的大出血。早期诊断对预防子宫大出血和子宫破裂等并发症非常重要。

1. 诊断要点

（1）临床表现　既往有剖宫产史，此次妊娠可伴有不规则阴道出血，常被误诊为宫颈妊娠，难免流产或不全流产。

（2）辅助检查　阴道 B 超是诊断的主要手段，其特征为宫腔及宫颈管内无妊娠囊；妊娠囊位于子宫峡部前壁，可见原始胎心搏动或混合性回声包块，膀胱壁和妊娠囊之间缺少正常的肌层。彩色多普勒超声可显示妊娠物内部及周边血流丰富，三维超声及 MRI 可增加诊断的准确性。

2. 治疗

一旦确诊必须住院治疗，方案根据个体化原则。早期妊娠患者，无腹痛，出血不多可局部或全身用药，选用 MTX 杀胚，或子宫动脉栓塞，待 HCG 明显下降及妊娠周围血供减少，在 B 超监测下清宫。中期妊娠患者如并发症可密切观察下继续妊娠，如需终止妊娠，可现行子宫动脉栓塞，再行引产术。晚期妊娠患者瘢痕处胎盘多有植入，分娩前应有充分准备。对于清宫，引产或分娩大出血者，应立即宫腔填塞或水囊压迫止血，尽快行子宫动脉栓塞。危急情况下为挽救患者生命可行子宫切除术。

（吕斌　徐克惠）

第三节　自然流产

妊娠不足 28 周、胎儿体重不足 1000g 而终止者，称为流产。根据终止妊娠的方式分为自然流产和人工流产，自然流产约占妊娠总数的 31%。再生育夫妇中高龄者比例高，自然流产成为影响妊娠结局的重要因素。

（一）定义

（1）早期自然流产　流产发生在妊娠 12 周末前者为早期自然流产。自然流产中发生在孕早期的占 80%。

（2）晚期自然流产　发生于妊娠 13～28 周的自然流产为晚期自然流产。

（二）病因

主要包括胚胎因素、母体因素、父亲因素和环境因素。早期流产 50％～60％ 为胎儿染色体异常。再生育妇女母体因素主要为全身性疾病、生殖器肿瘤、子宫腺肌症、宫腔粘连、宫颈重度撕伤、宫颈内口松弛等；内分泌异常如黄体功能不足、多囊卵巢综合征、高催乳素血症、甲状腺功能减退、糖尿病血糖控制不良等；强烈应激、过度紧张焦虑和抽烟、酗酒等不良生活习惯也可能导致自然流产。男方因素如精子染色体异常，但精子畸形率高可能引起自然流产。环境因素如接触放射线、农药、化肥等。

（三）病理变化

早期自然流产胚胎多先死亡，然后刺激子宫收缩，引起妊娠物排出。发生在孕 8 周前的自然流产，由于胎盘绒毛发育不成熟，与子宫蜕膜联系不紧密，妊娠物多能完全排出；如发生在孕 8～12 周，胎盘绒毛与子宫联系紧密，妊娠物往往不能完全排出，滞留在宫腔的妊娠物影响子宫收缩，阴道流血量多。晚期流产发生时，胎盘已完全形成，流产时先出现宫缩，继而排出胎儿、胎盘。如胎儿在宫腔内死亡过久，可能形成血样胎块、肉样胎块、石胎等。

（四）流产的临床类型

根据自然流产发生的不同阶段，可分为先兆流产、难免流产、不全流产、完全流产，另有三种流产的特殊类型，为稽留流产、复发性流产和流产合并感染。

（1）先兆流产　停经 28 周前少量阴道流血，常为暗红色或白带带血，无妊娠物排出，随后出现阵发性腹痛或腰酸痛。妇科检查：宫颈口未开，胎膜未破，子宫大小与停经周数相符。一般休息和治疗后症状消失，可继续妊娠；若阴道流血量增多或下腹痛加剧，可能发展成为难免流产。

（2）难免流产　指流产不可避免。在先兆流产的基础上，阴道流血增多，阵发性下腹痛加剧，或出现阴道流液（胎膜破裂）。妇科检查宫颈口已开，有时可见妊娠组织或胎囊阻塞于宫颈口，子宫大小与停经周数相符或略小。

（3）不全流产　难免流产继续发展，部分妊娠物排出，还有部分残留于宫腔内或嵌顿于宫颈口处，影响子宫收缩，导致大量出血，甚至发生休克。妇科检查见宫颈口已扩张，有妊娠物堵塞和持续性流血，子宫小于停经周数。

（4）完全流产　妊娠物已全部排出，阴道流血逐渐停止，腹痛逐渐消失。妇科检查宫颈口关闭，子宫接近正常大小。

自然流产的临床过程：

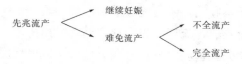

（5）稽留流产　又称过期流产，胚胎或胎儿已经死亡，滞留在宫腔内未及时自然排出。表现为早孕反应消失，子宫不增大反而缩小。妇科检查宫颈口未开，子宫小于停经周数，质地不软，未闻及胎心。

（6）复发性流产　同一性伴侣连续发生3次或3次以上的自然流产。大多数为早期流产，少数为晚期流产。

（7）流产合并感染　流产过程中，若阴道流血时间长，有组织残留于宫腔内或非法堕胎，可能引起子宫感染，严重时可扩散至盆腔、腹腔甚至全身，并发盆腔炎、腹膜炎、败血症及感染性休克。

（五）诊断要点

1. 病史及症状

（1）有无流产相关原因及诱因。

（2）既往有无流产史。

（3）停经后阴道流血和腹痛　早期自然流产临床过程先出现阴道流血，后腹痛出现。晚期自然流产时，先出现宫缩，表现出阵发性下腹部疼痛，后出现阴道流血。

2. 体征

（1）生命体征　测量体温、脉搏、呼吸、血压。

（2）消毒后行妇科检查　宫颈口是否扩张，羊膜囊是否膨出，有无妊娠物堵塞于宫颈口内；子宫大小与停经周数是否相符，有无压痛；双附件有无压痛、增厚或包块。初步判定流产临床类型，考虑先兆流产者操作应轻柔。

3. 辅助检查

（1）B超　妊娠囊形态及位置，与停经周数是否相符，有无胎心搏动，宫腔内有无积血。

（2）妊娠试验　HCG血液检测或尿液检测，用于诊断妊娠。血HCG的动态监测可用于预测流产的预后。

（3）孕激素测定　血孕酮水平的检测，用于判断流产的原因及预后。

（六）治疗

确诊流产后，应根据流产的不同临床类型决定相应的处理方法。

（1）先兆流产　卧床休息，禁性生活，必要时给予对胎儿影响小的镇静剂。黄体功能不足者给予黄体酮注射液 20～40mg，可同时服用维生素 E 100mg，甲状腺功能低下者可服用小剂量甲状腺素片。治疗 2 周后如阴道流血停止，B 超提示胚胎存活，可继续妊娠。若临床症状加重，妊娠 8～10 周前 HCG 不升高或反而降低，B 超提示胚胎停止发育，表明流产不可避免，应终止妊娠。

（2）难免流产　一旦确诊，要及时行清宫术使妊娠组织完全排出。给予抗生素预防感染。

（3）不全流产　一旦确诊，应尽快行刮宫术或钳刮术，清除宫内残留组织。阴道大量出血伴休克者，应同时输血输液，并给予抗生素预防感染。

（4）完全流产　症状消失，B 超检查宫腔内无残留物。若无感染征象，不需特殊处理。

（5）稽留流产　胎盘组织机化，与子宫壁紧密粘连，导致刮宫困难。晚期流产稽留时间过长可能发生凝血功能异常，导致弥漫性血管内凝血而出现严重出血。处理前应检查血常规、血小板计数、凝血功能等，并做好输血准备。若凝血功能正常，可先服用戊酸雌二醇 1mg，5 天提高子宫肌对缩宫素的敏感性。小于 12 周妊娠，可行刮宫术，术中要操作小心，避免子宫穿孔，一次不能刮净者，可在 5～7 天后再次刮宫。大于 12 周妊娠，可使用米非司酮加米索前列醇，或静脉滴注催产素，促使胎儿及胎盘自行排出。若凝血功能异常，应尽早使用肝素、纤维蛋白原及输新鲜血、新鲜冰冻血浆等，待凝血功能好转后再行刮宫。

（6）复发性流产　再生育夫妇，如为再婚，应确定有无染色体异常，以及有无影响妊娠的疾病，子宫黏膜下肌瘤应及时摘除，影响妊娠的肌壁间肌瘤可考虑行剔除术。子宫中隔、宫腔粘连应在宫腔镜下行中隔切除术、宫腔粘连分离术。宫颈功能不全者应在孕 14～18 周行宫颈环扎术，术后定期随访，待分娩发动前拆除缝线。黄体功能不足者使用黄体酮黄体支持。

（7）感染性流产 治疗原则为控制感染的同时尽快清除宫内残留物。

（七）再生育服务中早期流产、晚期流产的处理

工作流程如图 5－1、图 5－2 所示。

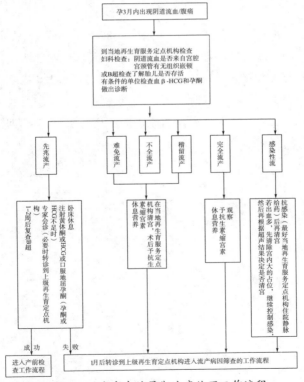

图 5－1 再生育中的早期流产处理工作流程

备注：有条件的再生育定点服务机构清宫时应收集妊娠组织和血液标本，为寻找流产原因所用。

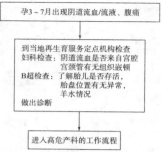

图 5-2 再生育中的晚期妊娠流产处理工作流程

（八）流产病因的筛查

再生育妇女一般年龄偏大，35 岁以上的妇女妊娠属于高龄孕妇，自然流产率明显增高。发生自然流产后应进行流产病因的筛查，以减少再次妊娠时自然流产的发生率。需要针对遗传因素、母体因素、父亲因素进行筛查，寻找可能导致自然流产的原因。如图 5-3 所示。

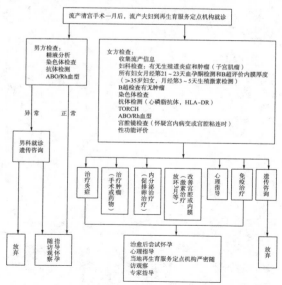

图 5-3 再生育中流产病因筛查的工作流程

（九）高危流产孕妇的确认

如图 5-4 所示。

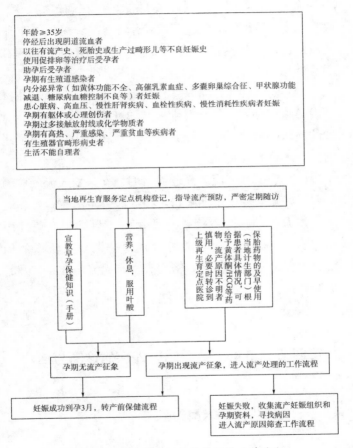

年龄≥35岁
停经后出现阴道流血者
以往有流产史、死胎史或生产过畸形儿等不良妊娠史
使用促排卵等治疗后受孕者
助孕后受孕者
孕期有生殖道感染者
内分泌异常（如黄体功能不全、高催乳素血症、多囊卵巢综合征、甲状腺功能减退、糖尿病血糖控制不良等）者妊娠
患心脏病、高血压、慢性肝肾疾病、血栓性疾病、慢性消耗性疾病者妊娠
孕期有躯体或心理创伤者
孕期过多接触放射线或化学物质者
孕期有高热、严重感染、严重贫血等疾病者
有生殖器官畸形病史者
生活不能自理者

当地再生育服务定点机构登记，指导流产预防，严密定期随访

宣教早孕保健知识（手册）

营养，休息，服用叶酸

据患者具体情况，根据（当地计生部门）保胎药物的早使用，可给予黄体酮/HCG等药物，流产原因不明者必要时转诊到上级再生育定点医院慎用

孕期无流产征象

孕期出现流产征象，进入流产处理的工作流程

妊娠成功到孕3月，转产前保健流程

妊娠失败，收集流产妊娠组织和孕期资料，寻找病因
进入流产原因筛查工作流程

图 5-4 高危流产妇女受孕后的工作流程

（十）降低流产率，提高活产率的措施

（1）对高龄的再生育夫妇加强孕前检查，加强孕期自然流产预防知识的宣教及受孕指导，以便尽早诊断妊

娠。高龄再生育妇女，一般可能存在黄体功能不足，特别对已发生过自然流产的再生育妇女，应早监测孕酮，一旦确定妊娠，进行黄体支持保胎，可在确定妊娠后，隔日测定血 HCG，了解 HCG 倍增情况，可给予口服或肌注黄体酮注射液行黄体支持，维持至妊娠 $10\sim12$ 周。妊娠 6、8、10 周可 B 超确定胚胎情况。

（2）对既往出现过自然流产的再生育夫妇进行流产病因的筛查，初步判定发生流产的可能原因，进行针对性的预防或治疗后再指导妊娠。对存在紧张、焦虑情绪的妇女进行心理疏导。

（3）登记具有流产高危因素的妇女，纳入流产监测流程，妊娠后严密定期随访，指导改善生活方式，如避免重体力劳动、避免接触有害物质、孕早期避免性生活、加强营养、服用叶酸等以减少孕期自然流产的风险，加强定期产科检查，密切观察有无流产征兆，及时保胎处理。

（杜娟　杨丹）

第四节　常见生殖道感染性疾病诊断与治疗

一、外阴阴道假丝酵母菌病

（一）概述

外阴阴道假丝酵母菌病是常见的外阴阴道炎症，$80\%\sim90\%$ 的病原体为白色念珠菌，其余为光滑念珠菌、近平滑念珠菌、热带念珠菌等其他念珠菌。假丝酵母菌为芽生，有假菌丝、厚壁孢子。无症状时为酵母型，圆形或椭圆形，侵犯黏膜致病时，常表现为菌丝型，呈长条形假菌丝。酸性环境适宜假丝酵母菌的生长，感染的阴道 pH 值多在 4.0～4.7，通常<4.5。白色念珠菌为条件致病菌，10%～20%的非孕妇女及 30%的孕妇阴道中有此菌寄生，量少且为酵母型并不引起症状。阴道内环境的变化是引起假丝酵母菌致病的先决条件之一，常见的发病诱因有妊娠、糖尿病、免疫缺陷综合征，大量应用免疫抑制剂、雌激素及广谱抗生素、胃肠道念珠菌、穿紧身化纤内裤及肥胖，部分患者无发病诱因。外阴阴道假丝酵母菌病主要为内源性感染，部分患者可通过性交直接传染或通过接触感染的衣物间接传染。可导致不孕、早产、新生儿感染等。

（二）诊断要点

1. 临床表现

（1）外阴瘙痒，外阴、阴道灼痛，严重者坐卧不安，还可伴有尿频、尿痛及性交痛。阴道分泌物增多，呈白色豆渣样或凝乳样。

（2）妇科检查外阴红肿、皮肤皲裂、表皮脱落，小阴唇内侧及阴道黏膜表面附有白色块状物或被凝乳状物覆盖，擦除后露出红肿、糜烂或浅表溃疡的阴道黏膜面。

2. 辅助检查

（1）推荐使用阴道分泌物 10%KOH 湿片或革兰染色后显微镜检查发现酵母菌的芽孢或假菌丝。此方法有一定的假阴性，结果阴性者，若存在多种症状和体征，推荐阴道分泌物假丝酵母菌培养，如果没有条件进行假丝酵母菌培养，具有外阴阴道假丝酵母菌病的症状者即使 10%KOH 湿片阴性者也推荐经验性治疗。

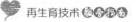

（2）阴道分泌物培养或其他试验结果为酵母菌阳性，但无阴道炎症或体征是并非治疗指正。假丝酵母菌阴道炎患者阴道的 pH 通常<4.5。

（3）对反复发作的顽固病例，可做血糖检测，排除糖尿病。

（三）治疗

治疗原则：正规治疗，消除诱因，改变阴道环境，根据患者情况选择局部或全身应用抗真菌药物。

1. 消除诱因

若有糖尿病、免于缺陷综合征应给予积极治疗，及时停用广谱抗生素、雌激素及皮质类固醇激素。

2. 抗真菌药物

（1）阴道内用药，治疗外阴阴道假丝酵母菌病的阴道用药分为单次用药或按疗程用药，常用的治疗方案推荐：①咪康唑栓剂，每晚 1 粒（200mg），连用 7 日，或每晚 1 粒（400mg）连用 3 日；②克霉唑栓剂，每晚 1 粒（100mg），连用 7 日，或每日早、晚各 1 粒（100mg），连用 3 口；或 1 粒（500mg），单次用药；③制霉菌素栓剂，每晚 Ⅰ 粒（10 万 U），连用 10～14 日。

（2）全身用药　推荐选用氟康唑 150mg，单次口服；伊曲康唑每次 200mg，每日 1 次，连用 3～5 日；或用一日疗法，每日口服 400mg，分 2 次服用。孕妇及哺乳期不推荐应用口服药物。

3. 复发性外阴阴道假丝酵母菌病的治疗

由于外阴阴道假丝酵母菌病容易在月经前后复发，推荐治疗后在月经前或后复查阴道分泌物。若患者经治疗临床症状及体征消失，真菌学检查阴性后又出现真菌学证实的症状称为复发，若一年内发作 4 次或以上称为复发性外阴阴道假丝酵母菌病。外阴阴道假丝酵母菌病经治疗后 5％～10％复发，部分复发病例有诱发因素，但大部分患者的复发机制不明。主张近期强化治疗及 6 个月的巩固治疗。推荐每次月经干净后阴道放置克霉唑栓 500mg，或严重病例于每个月月经周期第一天口服抗真菌药，连用 6 个疗程，推荐氟康唑、伊曲康唑一日疗法。在预防用药前应做真菌培养确诊，治疗期间定期复查，在第 2 周、第 4 周、第 3 个月及第 6 个月，监测疗效及药物副作用，一旦发现副作用，立即停药。

（四）预防及随访

（1）随访　治疗结束后在月经期复查白带，连续 3 次阴性方为治愈。

（2）预防　外阴阴道假丝酵母菌病可通过性交传染，治疗期间应避免性生活或采用阴茎套。对反复复发者，可检查性伴侣有无包皮龟头炎，必要时对性伴侣同时进行治疗。避免厕所、盆具、毛巾、浴室交叉感染。注意卫生用品的使用，月经期卫生。正规使用抗生素、避孕药、激素等，治疗糖尿病等内科疾病。

二、滴虫性阴道炎

（一）概述

滴虫性阴道炎是由病原体阴道毛滴虫感染引起的阴道炎症。滴虫为厌氧寄生原虫，生存力较强，适宜的繁殖环境 25～40℃，pH5.2～6.6 的潮湿环境。月经前后阴道 pH 升高，适宜其繁殖，引起炎症反应。可由性交直接传染，也可经浴池、盆具、游泳池、衣物及污染的器械等间接传播。因滴虫能吞噬精子，阻碍乳酸生成，影响精子在阴道内的生存，可致不孕。

（二）诊断要点

1. 临床表现

（1）白带增多，稀薄的泡沫样白带，有臭味。外阴瘙痒、灼热感、疼痛、性交痛。感染尿道时，可有尿频、尿痛甚至血尿。

（2）妇科检查阴道黏膜、子宫颈充血，常有散在红色斑点或呈草莓状，后穹隆有大量黄白色、黄绿色脓性泡沫状分泌物。

2. 辅助检查

（1）悬滴法　推荐生理盐水悬滴法找滴虫，但悬滴法的敏感度仅 60％～70％，且需要立即检查湿片。

（2）培养法　对可疑患者，若多次悬滴法未能发现滴虫时，有条件的单位可行分泌物滴虫培养。

（三）治疗

因滴虫不仅寄生于阴道，还常侵入尿道或尿道旁腺、前庭大腺，甚至膀胱、肾盂以及男方的包皮皱褶、尿道或前列腺中，推荐全身用药，同时治疗性伴侣。

（1）推荐方案　甲硝唑 2g，单次口服；或替硝唑 2g，单次口服。在服用甲硝唑 24h 内或在服用替硝唑 72h 内禁酒。

（2）替代方案　甲硝唑 400mg 口服，每日 2 次，连服 7 日。

（3）对于不能耐受口服药物或不适宜全身用药者，可选择阴道局部用药，但疗效低于口服用药。推荐甲硝唑阴道泡腾片200mg，每晚 1 次，连用 7～10 日或 75％

甲硝唑凝胶，每次 5g，每日 2 次，共 7 日。局部用药前，推荐使用有清洁消毒作用的液体或降低阴道 pH 的液体冲洗阴道一次，可减少阴道恶臭分泌物，利于药物吸收并减轻瘙痒症状。

（4）妊娠期的滴虫性阴道炎在患者知情选择下，推荐使用甲硝唑 400mg 口服，每日 2 次，共 7 天。

（5）哺乳期服用甲硝唑者，服药后 12~24h 内避免哺乳，服用替硝唑者，服药后 3 天内避免哺乳。

（四）预防及随访

（1）随访治疗结束后，于下次月经干净后复查分泌物，经 3 次月经后复查滴虫均为阴性者方称为治愈。

（2）滴虫可通过性交直接传染，故夫妇双方应同时治疗，治疗期间应避免性生活或采用避孕套。注意防止厕所、盆具、浴宝、衣物等交叉感染。医疗单位严格消毒隔离。

三、细菌性阴道病

（一）概述

细菌性阴道病是以阴道乳杆菌减少或消失，相关微生物增多为特征的临床症候群。包括：阴道加德纳菌、普雷沃菌属、动弯杆菌、拟杆菌、消化链球菌、阴道阿托普菌和人型支原体。细菌性阴道炎与盆腔炎、不孕、不育、流产、妇科和产科手术后感染、早产、胎膜早破、新生儿感染和产褥感染等的发生有关。它是妊娠期常见病，加德纳菌能明显刺激 HIV 病毒在单核巨细胞系统、淋巴细胞中表达，增加其传播率，损害母婴健康。

（二）诊断要点

1. 临床表现

（1）症状 阴道分泌物增多，有腥臭味，性交后加重，轻度外阴瘙痒或烧灼感。

（2）妇科检查 阴道分泌物均质、稀薄，用拭子易从阴道壁擦去，阴道黏膜无充血或水肿的炎症表现。

2. 辅助检查

（1）阴道分泌物镜检查找线索细胞 取少许分泌物放在玻片上，加一滴生理盐水混合，高倍显微镜下寻找线索细胞。线索细胞即阴道脱落的表层细胞，于细胞边缘贴附颗粒状物即各种厌氧菌，尤其是加德纳菌，细胞边缘不清。

（2）胺试验阳性 将阴道分泌物拭子放在 10% 氢氧化钾溶液试管内，或将阴道分泌物与 10% 氢氧化钾溶液放在载玻片上混合，可引出氨臭味。

（3）临床诊断标准下列 4 项中至少 3 项阳性，即可临床诊断为细菌性阴道病：①线索细胞阳性；②氨试验阳性；③阴道 pH>4.5；④阴道均质、稀薄分泌物。其中①必备。

（三）治疗原则及方案

1. 治疗原则

有症状的患者、妇科和产科手术前患者、无症状孕妇推荐治疗，选用抗厌氧菌药物，主要有甲硝唑、克林霉素。可选择口服药物及局部药物治疗，口服药物与局部用药疗效相似。

2. 治疗方案

（1）推荐方案 甲硝唑 400mg 口服，每日 2 次共 7

第三篇 再生育妊娠指导

天；或甲硝唑阴道栓（片）200mg，每日1次，共5～7日；或2%克林霉素膏5g，阴道上药，每晚1次共7日。

（2）替选方案　克林霉素300mg口服，每日2次，共7日。可同时选用恢复阴道正常菌群的制剂（如定君生）

（3）妊娠期推荐　甲硝唑400mg口服，每日2次，共7日（需知情选择）或克林霉素300mg口服，每日2次，共7日。

（4）哺乳期　推荐局部用药，尽量避免全身用药。

（四）预防及随访

（1）随访　治疗后症状消失，无须随访。妊娠合并细菌性阴道病需要随访治疗效果。

（2）预防　注意正规使用抗生素，避免滥用阴道冲洗剂冲洗阴道，保持阴道的正常生态平衡，注意性生活、卫生用品及月经期的清洁卫生。

四、急慢性宫颈炎

（一）概述

宫颈炎症包括宫颈阴道部及宫颈管黏膜炎症。引起阴道炎症的病原体如滴虫、念珠菌等均可引起宫颈阴道部炎症。临床多见的急性宫颈炎是宫颈管黏膜炎。急性宫颈炎主要由性传播疾病的病原体淋病奈瑟菌及沙眼衣原体所致，也可由葡萄球菌、链球菌、肠球菌所引起。前者所致者也称为乳液脓性宫颈炎，其临床特点是子宫颈管或宫颈管棉拭子标本上肉眼见到脓性或粘液脓性分泌物，用棉拭子擦拭宫颈管时容易诱发宫颈管内出血；

后者常见于感染性流产、产褥期感染、宫颈损伤或阴道异物并发感染。慢性子宫颈炎，常因急性宫颈炎治疗不彻底，病原体隐藏于宫颈黏膜形成慢性炎症，也可见于HPV（人乳头瘤病毒）慢性感染，多见于分娩、流产或手术损伤宫颈后；部分患者无急性宫颈炎病史，直接表现为慢性宫颈炎。常见的病理改变有宫颈糜烂、宫颈息肉、宫颈腺囊肿、宫颈黏膜炎、宫颈肥大。宫颈糜烂根据糜烂的深浅程度分为3型：单纯型糜烂、颗粒型糜烂、乳突型糜烂；根据糜烂面积的大小将宫颈糜烂分为3度，即轻度、中度及重度。宫颈黏稠脓性分泌物不利于精子穿过可以导致不孕。

（二）诊断要点

1. 临床表现

（1）病史　有产褥感染、流产后感染或阴道内异物残留史。淋菌性宫颈炎常有不良性接触史。

（2）症状　阴道分泌物增多，可呈粘液脓性或血性分泌物，也可出现经间期出血、性交后出血等症状。外阴瘙痒及灼热感，伴有腰、骶部疼痛，下腹坠痛、痛经，在月经期、排便或性交后症状可加重。急性期可有下泌尿道症状，如尿急、尿频、尿痛。

（3）妇科检查　急性期可见宫颈充血、水肿、黏膜外翻，有脓性分泌物从宫颈管流出。若为淋病奈瑟菌感染，因尿道旁腺、前庭大腺受累，可见尿道口、阴道口黏膜充血、水肿以及大量脓性分泌物，阴道分泌物增多，分泌物可呈乳白色黏液状，有时呈淡黄色脓性，可伴有性交后出血。慢性期宫颈可见糜烂、息肉、宫颈腺囊肿、肥大，宫颈管口可有充血发红、脓性粘液样分泌物。发现宫颈糜烂时应注意与生理性鳞柱交界移位鉴别。宫颈糜烂与早期宫颈癌从外观上难以鉴别，须常规做宫颈刮片，必要时宫颈活检以明确诊断。

2. 辅助检查

擦去宫颈表面分泌物后，用小棉拭子插入宫颈管内取出，肉眼看到白色棉拭子上有黄色乳液脓性分泌物。取宫颈管分泌物涂片做革兰染色查找白细胞，光镜下平均每个视野有 10 个以上多形核白细胞；有条件者做细菌培养及药物敏感试验。对疑有淋病或衣原体感染者推荐做衣原体及淋病奈瑟菌宫颈分泌物涂片行革兰染色，还有分泌物培养及酶联免疫吸附试验等。

（三）治疗

治疗原则：急性期针对病原体选择抗生素治疗，慢性期推荐局部治疗为主，根据不同的病理类型采用不同的治疗方法。

1. 单纯急性淋菌性宫颈炎常用的药物

常用药物有第三代头孢菌素、喹诺酮类及大观霉素，目前主张大剂量、单次给药。由于淋病奈瑟菌感染常伴有衣原体感染，若为淋菌性宫颈炎，治疗时除选用抗淋病奈瑟菌的药物外，同时应用抗衣原体感染的药物，衣原体感染常用的药物有四环素类、红霉素类及喹诺酮类。

2. 慢性宫颈炎治疗

（1）物理治疗　物理治疗是最常用的有效治疗方法。使糜烂面柱状上皮坏死，脱落后为新生鳞状上皮覆盖。多用于糜烂面积较大和炎症浸润较深的病例，常用的物理疗法有激光、冷冻、红外线凝结疗法、微波治疗及电烙等。

（2）物理治疗的注意事项：①治疗前，应常规做宫颈刮片行细胞学检查；②有急性生殖器炎症及心脏病者不推荐应用；③物理治疗的时间应选择在月经干净后3~7日内进行；④物理治疗后均有阴道分泌物增多，甚至有大量水样排液，术后1~2周脱痂时可有出血；⑤创面未愈合期间（4~8周），禁盆浴、性交和阴道冲洗；⑥治疗后定期复查愈合情况直到痊愈。因物理治疗有引起术后出血、宫颈管狭窄、不孕、感染的可能。复查时观察创面愈合情况，同时应注意有无宫颈管狭窄；⑦在物理治疗后的脱痂期间，如阴道流血多需抗感染止血，若见宫颈上有活跃性出血点可再用电烙或激光点灼止血。

（3）药物治疗　局部药物治疗适用于糜烂面积小和炎症浸润较浅的病例，局部涂硝酸银等腐蚀剂以及一些具有抗菌作用的药栓等有一定疗效。中药有许多验方、配方，临床应用有一定疗效。

（4）手术治疗　对糜烂面较深、较广或累及宫颈管者，可考虑做宫颈锥形切除术，由于传统的宫颈锥形切除术出血多，现已少用。现多用高频电波刀（Leep刀）手术。宫颈息肉行息肉摘除术。

（5）宫颈腺囊肿治疗　对小的宫颈腺囊肿，无任何临床症状可不予处理；若囊肿大或合并感染，可用微波治疗，或采用激光治疗。

（四）预防及随访

（1）随访　宫颈炎患者应每年定期检查。对于宫颈物理治疗患者应在治疗后1月、3月、半年后复查。

（2）预防　避免过频性生活、过多性伴侣注意性生活的卫生。

五、盆腔炎症性疾病

（一）概述

盆腔炎症性疾病（PID）是由女性上生殖道炎症引起的一组疾病，包括子宫内膜炎、输卵管炎、输卵管卵巢脓肿和盆腔腹膜炎等。大多发生在产后、流产后、妇产科手术后及有月经的妇女。性传播感染的病原体如淋病奈瑟菌、沙眼衣原体是主要的致病菌。一些需氧菌、厌氧菌、病毒及支原体等也参与 PID 的发病。多数引起 PID 的致病微生物是由阴道上行而来的，且多为混合感染。PID 可能导致上生殖道感染后遗症（输卵管因素不孕和异位妊娠等）的发生。

（二）诊断要点

1. 临床表现

发热、下腹痛、腰骶部坠胀、阴道分泌物增多、甚至尿频、尿痛、恶心、呕吐、腹胀、腹泻等。

2. 妇科检查

子宫压痛、附件压痛、宫颈举痛。

3. 辅助检查

（1）体温升高。

（2）阴道分泌物显微镜检发现白细胞增多，宫颈或阴道脓性分泌物培养，实验室检查证实有宫颈淋病奈瑟菌或沙眼衣原体感染存在。

（3）红细胞沉降率加快、C 反应蛋白水平升高。

（4）子宫内膜活检显示有子宫内膜炎的组织病理学证据。

（5）经阴道超声或 MRI 检查显示输卵管管壁增厚、

管腔积液，可伴有盆腔游离液体或输卵管、卵巢包块。

（6）腹腔镜检查结果符合 PID 表现。

（三）治疗

1. 治疗原则

推荐及时合理应用抗生素抗感染治疗为主，抗菌谱应覆盖厌氧菌并须对淋病奈瑟菌和沙眼衣原体有效，必要时行手术治疗。适宜的中医、中药及物理治疗也可产生一定疗效。

2. 治疗方案

（1）一般治疗　①卧床休息，半卧位，使炎性分泌物聚集在盆腔最低部位；②给高热量、高蛋白、高维生素的易消化半流质饮食；③高热者应补液，防止脱水并纠正水、电解质紊乱；④必要时给镇静剂及止痛剂。

（2）抗感染治疗　①推荐使用方案一：头孢替坦 2g，静脉滴注，1 次/12 小时；或头孢西丁 2g，静脉滴注，1 次/6 小时。加用：多西环素 100mg，口服，1 次/12 小时或米诺环素 100mg，口服，1 次/12 小时；或阿奇霉素 0.5g，静脉滴注或口服，1 次/天。对输卵管、卵巢脓肿的患者应用多西环素（或米诺环素或阿奇霉素等）的基础上，加用克林霉素或甲硝唑，可更有效地对抗厌氧菌。临床症状改善后，继续静脉给药至少 24 小时，然后转为口服药物治疗，共持续 14 天；②推荐使用方案二：克林霉素 900mg，静脉滴注，1 次/8 小时。加用硫酸庆大霉素负荷剂量（2mg/kg），静脉滴注或肌内注射，维持剂量为 1.5mg/kg，1 次/8 小时。也可采用每日 1 次给药。临床症状改善后，继续静脉给药至少 24 小时，继续口服克林霉素 450mg，每天 1 次共 14 天；③非静脉药物治疗，口服药物治疗持续 72 小时无明显改善者，应重新确认诊断并调整治疗方案。推荐方案：氧氟沙星 400mg，口服，2 次/天，加用甲硝唑 500mg，口服，2 次/天，共 14 天；或左氧氟沙星 500mg，口服，1 次/天，加用甲硝唑 500mg，口服 2 次/天，共 14 天；或莫西沙星 400mg，口服 1 次/天，共 14 天。也推荐使用：头孢曲松 250mg，肌内注射，单次给药；或头孢西丁 2g，肌内注射，加丙磺舒 1g，口服，均单次给药；或其他三代头孢菌素类药物；④妊娠期 PID 可增加孕产妇死亡、死胎、早产的风险，推荐住院静脉抗生素治疗。妊娠期和哺乳期妇女禁用盐酸四环素、多西环素、米诺环素及喹诺酮类药物。

（3）手术治疗　适合为抗生素治疗不满意的输卵管卵巢脓肿和形成盆腔脓肿者；疑为脓肿破裂者，应在给予大剂量抗生素的同时立即手术治疗。

（四）预防及随访

患者应在开始治疗 3 天内出现临床情况的改善，如退热、腹部压痛或反跳痛、子宫及附件压痛、宫颈举痛减轻等。在此期间病情无好转的患者，应酌情住院治疗，进一步检查或手术治疗。对于药物治疗的患者，应在 72 小时内随诊，明确有无临床情况的改善。如果未见好转则建议住院接受静脉药物治疗及进一步检查。对于沙眼衣原体或淋病奈瑟菌感染的 PID 患者，还应在治疗结束后 4～6 周时，重新复查上述病原体。沙眼衣原体感染筛查和高危妇女的治疗能有效降低 PID 的发病率。对高危妇女的宫颈分泌物筛查可以预防大部分 PID 的发生。

六、人乳头瘤病毒感染

（一）概述

目前共有 100 多型的 HPV 存在，有 40 多型可感染生殖器区域。大多数的 HPV 感染为无症状性感染，或亚临床感染，其中无症状性感染最常见。致癌性或高危型 HPV 感染（HPV16 和 HPV18 等）可导致宫颈癌，持续的致癌性 HPV 感染是癌前期和癌期发展的最强高危因素。此 HPV 类型也与男女生殖器肿瘤如阴茎肿瘤、阴道肿瘤、肛门肿瘤和口咽部肿瘤等相关。非致癌性或低危型 HPV 类型（HPV6 和 HPV11 等）感染是生殖器疣和复发性呼吸道乳头瘤的病因。HPV 感染是导致宫颈癌、尖锐湿疣的元凶，也可导致宫颈炎，以及导致不孕、胎儿感染、新生儿感染等风险。

（二）诊断要点

1. 病史

过早性生活、多个性伴侣、性伴侣的前妻有 HPV 感染宫颈癌等。

2. 临床表现

HPV 感染可无症状、体征，也可有宫颈炎、湿疣等改变。

3. 辅助检查

（1）阴道镜下醋酸试验，3％～5％醋酸可使皮肤变白色，可用于检查生殖器是否存在 HPV 感染。但醋酸试验对诊断 HPV 感染的敏感性低，不推荐作为生殖器黏膜 HPV 感染诊断的常规检查。

（2）高危型 HPV DNA 检测，相对宫颈细胞学检查敏感性较高，但特异性较低，与细胞学检查联合应用于宫颈癌的筛查，也可用于细胞学检查异常的分类。当细胞学为意义未明的不典型的鳞状细胞（ASCUS）时，进行高危型 HPV 检测，阳性者行阴道镜检查。宫颈细胞学结合 HPV 检测作为年龄>30 岁女性患者常规筛查方法。

（3）可见肉眼疣状物或宫颈糜烂必要时可选择组织活检。

（三）治疗原则及方案

1. 治疗原则

肉眼可见的病变如生殖器疣或病理诊断的癌前期病变应给予治疗。亚临床生殖器 HPV 感染可自行清除愈合，通过阴道镜检查、醋酸试验或核酸检测而诊断的亚临床生殖器 HPV 感染患者不推荐进行治疗。

2. 治疗方案

（1）患者自己用药　用单孔或多孔塑料小棒，将15％足叶草毒素溶液或凝胶涂于疣灶上，使药液慢慢渗透到疣基底，2 次/天，3 天为 1 个疗程，涂药 4 小时后用清水洗去。休息 4 天后重复上述治疗，共治疗 4 个周期。每次治疗足叶草毒素<0.5ml 或每次治疗面积<10cm^2。或使用 5％咪奎莫特霜，就寝前涂药，3 次/周，可用至 16 周，用药 6~10 小时后用肥皂水洗除药物。15％茶多酚软膏，3 次/天，用手指涂抹软膏以确保在疣表面覆盖一薄层软膏，直至疣治愈。此药物连续使用时间不应超过 16 周。

（2）医生操作用药　液氮或冷冻器治疗，每 1~2 周重复一次。使用 10％~25％足叶草脂安息香酊局部涂药，1 次/周。每次治疗过程足叶草脂安息香酊应用的总量限定<0.5ml 或每次治疗面积<10cm^2,并于1~4小时后用清水洗去。或使用 80%~90% 的三氯醋酸局部涂药,1次/周。或采用外科手术治疗,用剪刀剪除、刮除或电外科等方法切除疣灶。其替代方案为病灶内注射干扰素。或使用激光外科治疗。阴道疣可使用液氮冷冻治疗。阴道疣不推荐使用冷冻器治疗,因为有阴道穿孔和瘘管形成的风险。

(3)足叶草毒素和咪奎莫特霜在妊娠期禁用 生殖器疣在妊娠期易破碎,专家建议妊娠期患者应将疣灶去除。HPV6 和 HPV11 能引婴幼儿喉乳头瘤(JLP)。传播途径包括经胎盘、产时或出生后,感染相关因素不清。通过剖宫产防止婴儿呼吸道乳头瘤的价值尚不明确;剖宫产不能保证防止 HPV 感染新生儿。如果生殖器疣妨碍产道或阴道分娩会导致大出血,应选择剖宫产。同时告知孕妇生殖器疣有导致婴儿喉乳头瘤的风险。

(4)生殖器鳞状细胞原位癌应该由相关专家治疗,切除肿瘤通常有效。原位癌患者的女性伴常存在子宫颈上皮内瘤样病变。

(5)无明显生殖疣表现的 HPV 感染抗病毒治疗可选用干扰素或阴道用干扰素(辛复宁、安达芬栓)治疗。

(四)预防及随访

1. 预防

在美国已注册两种 HPV 疫苗,分别为二价体疫苗(包括 HPV16 和 HPV18)和四价体疫苗(包括 HPV6、HPV11、HPV16、HPV18)。这两种疫苗都可以用于 9~12 岁女性。在 13~26 岁女性中,从未接种疫苗或未接种整系列疫苗者均应接种疫苗。由于疫苗对没有性行为人群的作用最大，HPV 疫苗适用于此年龄段女性。四价体疫苗适用于 9~26 岁男性生殖器疣的预防，对没有性行为的男性作用最佳。HPV 疫苗可用于有适应证儿童和小于 19 岁的青少年。由于 30％的宫颈癌不是由 HPV16/18 引起，而是由其他 HPV 类型引起，对于已接种 HPV 疫苗的女性仍需继续进行常规宫颈癌的筛查。疫苗不推荐于年龄大于 26 岁的女性。

2. 随访

(1) 宫颈疾病的筛选应通过常规检查或细胞学检测以及特异性的高危型 HPV 检测来施行。推荐在前 12 个月没有行巴氏涂片检测（对于连续 3 次巴氏涂片检测结果正常者：21~29 岁的女性 2 年筛查 1 次，年龄≥30 岁的女性每 3 年筛查 1 次）和宫颈疾病筛选的女性，巴氏涂片检测应作为常规的盆腔检查。对于 ASCUS 和低度鳞状上皮细胞内瘤样病变的青少年患者，可在 12 个月和 24 个月重复进行细胞学检查。对于高度鳞状上皮细胞内瘤样病变的青少年患者可选择随诊，而对持续性 ASCUS 和低度鳞状上皮细胞内瘤样病变的青少年患者应进行阴道镜评估。

(2) 年龄在 30 岁以上的女性患者中巴氏涂片检查结果正常和高危型 HPV 检测结果阴性者，筛查时间间隔可增加至 3 年。处于经期阶段患者，常规巴氏涂片细胞学检查应延迟，并建议在情况适宜时尽早行巴氏涂片检查。

(3) 妊娠妇女也需要进行筛查，妊娠妇女巴氏涂片检查的标本获取可使用拭子和 Ayre 拭子，但不推荐使用细胞刷子。

（4）HIV 阳性患者应在确诊的第一年进行两次宫颈细胞学筛查（1 次/6 个月），如果两次结果正常，改为 1 年 1 次筛查。HIV 阳性合并细胞学筛查为 ASCUS、低度鳞状上皮细胞内瘤样病变或高度鳞状上皮细胞内瘤样病变的患者，应进行阴道镜检查评估。HIV 阳性患者的治疗应该根据非典型鳞状细胞的改变而定，卫生部建议应对这些患者采取保守治疗原则（如尽早行阴道镜检查），但美国阴道镜检查与子宫颈病理学会推荐：HIV 阳性患者的治疗应与合并 ASCUS 的 HIV 阴性患者的治疗原则相同。

七、生殖器结核

（一）概述

女性生殖器结核通常继发于身体其他部位的结核，如肺结核、肠结核、腹膜结核、肠系膜淋巴结核、骨结核等。多发生于 20~40 岁的性成熟期妇女，但近年来结核发病年龄有推迟的趋势，即使绝经后的妇女亦有患结核可能。约 20% 的生殖器结核患者有结核病家族史。因此，应详细询问患者有无结核接触史和自身其他器官结核史，特别是对亲属中有结核病史者更应警惕。血行传播为主要传播途径，结核先侵犯双侧输卵管，约半数累及子宫内膜，较晚可累及卵巢。可导致不孕、不育、月经紊乱等。

（二）诊断要点

1. 病史

结核病史或有结核病接触史。

2. 临床表现

不孕一般为原发不孕，月经失调早期病例有时表现为月经失调，经量增多。但多数病例因结核累及子宫内膜常引起月经减少，甚至闭经。下腹坠痛可有不同程度的下腹痛等症状，常在月经前或月经期加剧。全身症状重症、活动期可有发热、盗汗、乏力、食欲不振、体重减轻等结核慢性消耗中毒症状；轻者不明显，或仅有经期发热。

3. 妇科检查

可无特殊体征。活动期可有附件区压痛。子宫发育较差，活动受限。输卵管明显增粗，腔内有干酪化等病变时有可能触及增粗的输卵管。与卵巢、肠曲周围组织相粘连可形成结核性包块。以上阳性体征与非特异性附件炎不易区分。合并结核性腹膜炎时可有腹部揉面感、压痛，腹部包块及腹水征。

4. 辅助检查

（1）血白细胞计数不高，但分类中淋巴细胞增多；活动期血沉增快，但血沉正常不能除外结核感染。

（2）结核菌素试验强阳性说明体内目前仍有活动病灶，但不能明确病灶部位。结核菌培养与动物接种有条件者可将经血、子宫内膜或活检组织做培养或豚鼠接种。

（3）子宫内膜病理检查是诊断子宫内膜结核最可靠的依据。在病理切片上找到典型的结核结节即可诊断，但阴性结果不能排除结核。

（4）X线检查做胸部、消化及泌尿系统 X 线检查以发现原发灶，盆腔平片以发现结核钙化点。

（5）子宫输卵管造影对生殖器结核的诊断帮助较大，但有可能将输卵管管腔中的干酪样物质带入腹腔。可见：

①宫腔狭窄或变形，边缘呈锯齿状；②输卵管僵直呈铁丝状、串珠状、瘘管等；③钙化灶；④碘油进入子宫一侧或两侧静脉丛时，应考虑子宫内膜结核的可能。

（6）腹腔镜检查可直接观察生殖器浆膜面有无粟粒结节，并可取病变活检和结核菌培养。

（三）治疗

治疗原则：以药物治疗为主，休息营养为辅，无效者需考虑手术。

1. 抗结核药物治疗应用原则

为早期、联合、规律、适量、全程。近年来多采用异烟肼（H）、利福平（R）、乙胺丁醇（E），链霉素（S）及吡嗪酰胺（Z）等药物联合治疗，将疗程缩短为6～9个月。目前推行的两阶段短疗程药物治疗方案为前2～3个月是强化期，后4～6个月是巩固期对链霉素耐药者可用乙胺丁醇代替。

2. 推荐的治疗方案

（1）2SHRZ/4HR 方案 多用于初次治疗的患者。强化期2个月，每日联合应用下列4种药物：链霉素0.5～0.75g 肌注；异烟肼300mg，每日1次顿服；利福平450～600mg（体重小于50kg者用450mg），每日早饭前1次顿服；吡嗪酰胺每日1.5～2g，分3次口服；后4个月巩固期，每日连续应用异烟肼和利福平也可在巩固期每周3次间歇应用异烟肼（每次600～800mg）、利福平（每次600～900mg），即 $2SHRZ/4H_3R_3$ 方案。

（2）2SHRZ/6HRE 方案 多用于治疗失败或复发的患者。强化期每日联合应用链霉素、异烟肼、利福平、吡嗪酰胺共2个月，巩固期每日应用异烟肼、利福平、乙胺丁醇（每日口服0.75～1g或开始25mg/kg，8

周后改为 15mg/kg）共 6 个月；或巩固期每周 3 次应用异烟肼、利福平、乙胺丁醇，连续 6 个月，即 $2SHRZ/6H_3R_3E_3$ 方案。也可采用全程间歇疗法，即 $2S_3H_3R_3Z_3/6H_3R_3E_3$ 方案或采用 $2SHRZE/6H_3R_3E_3$ 方案。

（3）$2HRZ/7H_3R_3$ 方案或 $3SHR/6H_2R_2$ 方案　多用于病情较轻的患者。

3. 支持疗法

急性期患者至少应休息 3 个月，慢性期患者可从事部分工作学习，但要劳逸结合，适度锻炼，加强营养。

4. 手术治疗

（1）手术指征　①药物治疗无效或治疗后反复发作者；②盆腔包块经药物治疗后缩小，但不能完全消退；③较大的包裹性积液；④子宫内膜结核经药物治疗无效。

（2）手术范围　全子宫及双侧附件切除。年轻患者应尽量保留卵巢功能，但须剖视无干酪样坏死或脓肿；病变局限于输卵管而又迫切希望生育者，可行双侧输卵管切除术，术后辅助生殖，但需同时排除内膜结核。注意事项：术前术后应给予抗结核药物治疗，术中应注意解剖关系。确诊输卵管结核者不宜做输卵管通液术。

第五节　常见性传播疾病

一、梅毒

（一）概述

梅毒是常见的性传播疾病（STD）之一，近年来我国梅毒患病率明显上升。其病原体为梅毒螺旋体，通过破损的皮肤或黏膜侵入人体，潜伏期为 6～8 周。90％ 的梅毒通过性交传染，其他途径有血液传播与围生期传播。临床上可表现为一期梅毒、二期梅毒、三期梅毒、潜伏梅毒和先天梅毒（胎传梅毒）等。《中华人民共和国传染病防治法》中，列为乙类防治管理的病种。

（二）诊断要点

1. 病史

有不安全的性接触史；孕产妇梅毒感染史；输注血液史。

2. 临床表现

（1）硬性下疳（一期梅毒）　在不洁性交后 6～8 周，大、小阴唇内侧或子宫颈部可见圆形或椭圆形硬结，表面糜烂，边缘稍隆起，似软骨样硬，直径 1～3cm，有浆液性分泌物。分泌物中含有大量梅毒螺旋体，传染性很强，可伴腹股沟淋巴结肿大。

（2）丘疹及脓疱等皮疹（二期梅毒）　硬下疳发病 3 周后，全身发疹，由血流及淋巴流中梅毒螺旋体所致全身皮肤、黏膜可有各种形式的皮疹；外阴丘疹常有一层鳞屑覆盖，丘疹顶部易被擦破，形成小圆形糜烂面。二期梅毒晚期，外阴及肛门周围出现扁平湿疣，呈扁平分叶状，表面湿润，有粘液分泌物，内含大量梅毒螺旋体。

（3）晚期梅毒（三期梅毒）　病变累及各系统的组织和器官，包括神经系统、心血管系统、骨骼等，形成神经系统梅毒、梅毒瘤（亦称树胶肿）、马鞍鼻等相应的脏器功能障碍；子宫树胶肿极少见。

（4）潜伏梅毒　无临床表现，仅梅毒血清学试验阳性。一年以内者为早期潜伏梅毒，一年以上者为晚期潜伏梅毒。

（5）妊娠梅毒　是孕期发生的显性或隐性梅毒。妊娠梅毒时，TP可通过胎盘或脐静脉传给胎儿，形成以后所生婴儿的先天梅毒。孕妇因发生小动脉炎导致胎盘组织坏死，造成流产、早产、死胎，只有少数孕妇可生健康儿。

（6）先天性显性梅毒

①早期先天梅毒　患儿出生时即瘦小，出生后3周出现症状，全身淋巴结肿大，无粘连、无痛、质硬。多有梅毒性鼻炎。出生后约6周出现皮肤损害，呈水疱-大疱型皮损（梅毒性天疱疮）或斑丘疹、丘疹鳞屑性损害。可发生骨软骨炎、骨膜炎。多有肝、脾肿大。血小板减少和贫血。可发生神经梅毒。不发生硬下疳。

②晚期先天梅毒　发生在2岁以后。一类是早期病变所致的骨、齿、眼、神经及皮肤的永久性损害，如马鞍鼻、郝秦森齿等，无活动性。另一类是仍具活动性损害所致的临床表现，如角膜炎、神经性耳聋、神经系统表现异常、脑脊液变化、肝脾肿大、鼻或颚树胶肿、关节积水、骨膜炎、指炎及皮肤黏膜损害等。

（7）先天潜伏梅毒　源于患梅毒的母亲，未经治疗，无临床表现，但梅毒血清反应阳性，年龄小于2岁者为早期先天潜伏梅毒，大于2岁者为晚期先天潜伏梅毒。

3. 辅助检查

（1）暗视野显微镜检查　取患者的可疑皮损（如硬下疳、扁平湿疣、湿丘疹等），在暗视野显微镜下检查，见到可运动的梅毒螺旋体，可作为梅毒的确诊依据。

（2）梅毒血清学试验　目前常用的血清螺旋体抗原

试验包括：荧光螺旋体抗体吸附试验（FTA－ABS 试验）及苍白螺旋体血凝试验（TPHA 试验），感染过梅毒者将终身阳性，故不能用于观察疗效。血清螺旋体抗原试验的抗原为苍白螺旋体本身，以检查血清中抗螺旋体的特异性抗体。

（3）脑脊液检查　梅毒患者出现神经症状者，或者经过驱梅治疗无效者，应作脑脊液检查。这一检查对神经梅毒的诊断、治疗及预后的判断均有帮助。检查项目应包括：细胞计数、总蛋白测定、RPR（快速血浆反应素环状卡片试验）及 TPPA（梅毒螺旋体颗粒凝集试验）试验等。

（三）治疗

1. 治疗原则

强调早诊断，早治疗，疗程规则，剂量足够。疗后定期进行临床和实验室随访。性伙伴要同查同治。

2. 治疗方案

（1）早期梅毒、一二期梅毒以及病程不到 1 年的潜伏梅毒　推荐选用苄星青霉素 240 万 U，单次肌注。青霉素过敏者：多西环素 100mg，口服，每日 2 次，连用14 日或四环素 500mg，口服，每日 4 次，连用 14 日。

（2）晚期梅毒、病程超过 1 年或病程不明者　推荐选用苄星青霉素 240 万 U，肌内注射，每周 1 次，连用3 周（共 720 万 U）。青霉素过敏者：多西环素 100mg，口服，每日 2 次，连用 28 日。四环素 500mg，口服，每日 4 次，连用 28 日。

（3）神经梅毒　推荐选用水剂结晶青霉素总量1800～2400 万 U/天，分 200 万～400 万 U 静脉注射，每 4 小时 1 次，连用 10～14 日。替换治疗：水剂普鲁卡因青霉素 240 万 U，肌内注射，每日 1 次，加丙磺舒 500mg，口服，每日 4 次，两药合用，连用 10～14 日。

3. 妊娠期梅毒的治疗

首选青露素治疗，妊娠早期治疗有可能避免胎儿感染；妊娠中晚期治疗可使受感染胎儿在出生前治愈。梅毒患者妊娠时，已接受正规治疗和随诊，则无须再治疗。如果对上次治疗和随诊有疑问或本次检查发现有梅毒活动征象者，应再接受一个疗程治疗。妊娠早期和晚期应各进行一个疗程的治疗，对妊娠早期以后发现的梅毒，争取完成 2 个疗程治疗，中间间隔 2 周。

（四）预防及随访

1. 预防

首先应加强健康教育和宣传，避免不安全的性行为，梅毒未治愈前禁止性行为。对患梅毒的孕妇，应及时给予有效治疗，以防止将梅毒感染给胎儿。如需献血，要去正规采血点，在献血前需做全面的血液检查，预防感染。如需输血，需要输血单位出示所输血液的检查证明，防止不必要的麻烦发生。

2. 随访

早期梅毒在治疗后 1 年内每 3 个月复查 1 次，此后每半年复查 1 次，共连续随诊 2～3 年。待 RPR 转为阴性二年后可妊娠。随诊期间不应妊娠。如发现 RPR 滴度上升或复发，应及时加倍治疗，晚期梅毒在治疗后应延长随诊时间，神经梅毒和心脏梅毒常常需要终生随访。

二、淋病

（一）概述

淋病是淋病奈瑟菌（简称淋球菌）为革兰阴性双球菌。主要侵袭生殖、泌尿系统黏膜的柱状上皮、移行上皮，并粘附于精子，沿生殖道黏膜上行扩散。随着梅毒病例的大幅上升，淋病病例呈逐年下降的趋势。但淋病仍为我国常见的性传播疾病，也是《中华人民共和国传染病防治法》中规定的需重点防治的乙类传染病。可能引起盆腔炎、输卵管病变等导致不孕不育。

（二）诊断要点

1. 病史

有不洁性接触史或性伴侣有淋菌感染史。

2. 临床表现

宫颈脓性分泌物增多，有尿痛、尿频等泌尿系症状；检查宫颈口有脓性分泌物流出。不能用其他原因解释的输卵管炎、附件炎等慢性盆腔炎症性疾病。或有淋菌性结膜炎、直肠炎、咽炎等表现，或有播散性淋病症状。

3. 辅助检查

（1）宫颈管分泌物涂片检查　阴道窥器暴露子宫颈，用棉球擦去表面的分泌物，将长杆棉拭子插入宫颈管 1cm，停留约 30s，旋转一周，取出棉拭子涂片做革兰染色镜检，见到白细胞内有肾形、革兰阴性双球菌，若见多数（6 对以上）白细胞内革兰阴性双球菌时可诊断。

（2）宫颈管分泌物培养　当临床高度怀疑淋病而涂

片检查阴性或可疑时，应做培养确诊。

（三）治疗方案及原则

1. 治疗原则

尽早确诊，及时治疗，明确临床类型，明确有无耐药，明确是否合并衣原体或支原体感染，正确、足量、规则、全面治疗，严格考核疗效并追踪观察，同时检查、治疗其性伴侣。

2. 治疗方案

（1）下生殖道淋病（包括宫颈内黏膜或直肠淋菌感染）推荐治疗（选择以下方案之一）　鉴于耐青霉素淋菌的日益增多，青霉素已不做首选。①头孢曲松250mg，肌内注射，共1次；②环丙沙星500mg，口服，共1次；③氧氟沙星400mg，口服，共1次；④头孢克肟400mg，口服，共1次。替换治疗（用于不能应用头孢曲松的患者，选择以下方案之一）：①大观霉素2g，肌内注射，共1次；②诺氟沙星500mg，口服，共1次。以上几种方案治疗同时均应用抗沙眼衣原体治疗，如阿奇霉素1g，顿服或多西环素100mg，口服，每日2次，连用7日。

（2）现已发现我国存在淋菌对环丙沙星及氧氟沙星耐药菌株，必要时应更换成大观霉素2g，单次肌注。如有IUD影响疗效时可取出，等治愈后再放置。

（3）抗生素耐药，应行淋菌培养及药敏试验。

（4）成人播散性淋菌感染　推荐治疗方案：①头孢曲松钠1g，肌内注射或静注，每24h一次。②头孢唑肟1g，静脉注射，每8h一次。③头孢噻肟1g，静脉注射，每8h一次。对β-内酰胺类抗生素过敏的患者，推荐选用大观霉素2g，肌注，每12h一次。并应同时用抗沙眼衣原体治疗。在所有症状消退 24~48h 后停用静脉药物，并改用口服疗法，以完成疗程（抗菌治疗总时间为一周），可采用：头孢呋辛酯 500mg，口服，每日 2 次；或阿莫西林 500mg 加克拉维酸钾 250mg，口服，每日 3 次节或环丙沙星 500mg，口服，每日 2 次。

（5）淋菌所致脑膜炎和心内膜炎，需应用对致病菌株敏感的有效药物大剂量静脉给药治疗。如头孢曲松钠 1~2g，静脉滴注，每 12h 一次。大多数学者认为淋菌性脑膜炎的疗程为 10~14 日，而治疗淋菌性心内膜炎，则疗程至少 4 周。

3. 妊娠期淋病的治疗

目前首选药物以第三代头孢菌素为主。头孢曲松 125 mg 单次肌内注射；或头孢克肟 400mg 单次口服；对不能耐受头孢菌素类药物者，可选用阿奇霉素 2g 单次肌内注射。合并衣原体感染的孕妇应同时使用阿奇霉素 1g 顿服或阿莫西林进行治疗。播散性淋病，头孢曲松 1g 肌内注射或静脉注射，24h1 次，症状改善 24~48h 后改为头孢克肟 400 mg 口服，每日 2 次，连用 7 日。淋菌产妇分娩的新生儿，应尽快使用 0.5％红霉素眼液预防淋菌性眼炎，并预防用头孢曲松 25~50mg/kg（最大剂量不超过 125 mg）单次肌内注射或静脉注射。应注意新生儿播散性淋病的发生，治疗不及时可致新生儿死亡。

（四）预防及随访

（1）预防　进行健康教育，提倡安全性行为。注意隔离消毒，防止交叉感染，执行对孕妇的性病检查和新生儿预防性滴眼制度，防止新生儿淋菌性眼炎。对高危人群定期检查。

（2）随访 治疗结束后 2 周内，在无性接触史情况下符合如下标准为治愈：①症状和体征全部消失；②在治疗结束后 4～7 天内从患病部位取材，做淋球菌复查阴性。

三、非淋菌性尿道炎

（一）概述

非淋菌性尿道炎（NGU）是由沙眼衣原体、解脲支原体等引起的一种性传播疾病（STD）。病原体以衣原体中的 DK 血清型为主。在临床上有尿道炎的表现，但在分泌物中查不到淋球菌，细菌培养也无淋球菌生长。女性患者常合并子宫颈炎等生殖道炎症，故在女性又称为非特异性生殖道感染。

（二）诊断要点

1. 病史

不良性接触史。

2. 症状及查体

尿道刺痒，伴轻重不等的尿急、尿痛与排尿困难，晨起排尿前尿道外口有少量浆液性分泌物，有时也可见痂膜黏封尿道外口。有些患者无任何症状。

3. 辅助检查

取尿道分泌物或晨尿离心后的沉渣，镜检 WBC>10 个/高倍视野，同时无革兰阴性双球菌，应高度怀疑此病。

（1）直接免疫荧光法 将特异的衣原体单克隆抗体用荧光素标记后检测标本中的衣原体抗原，如标本中有衣原体，则和抗体结合，在荧光镜下可见苹果绿色的荧光，一张涂片中衣原体数在 10 个以上时为阳性，特异性＞97％，敏感性为 70％～92％。

（2）酶联免疫法　用光谱测相仪检测泌尿生殖道中的衣原体抗原，发现颜色改变为阳性，24h 获得结果，敏感性为 60％～90％，特异性为 92％～97％。

（3）沙眼衣原体培养　常用于衣原体培养的细胞是 McCoy 细胞和 Hela229 细胞，特异性为 99％～100％，敏感性为 68.4％～100％，是目前诊断沙眼衣原体的标准。沙眼衣原体是在柱状上皮细胞内寄生的微生物，合适的培养标本是应用拭子从距尿道内口 2～4mm 以内的尿道内取出，而不是取尿道口的分泌物或尿液作培养。

（4）解脲支原体培养　利用解脲支原体能分解精氨酸产氨，发酵葡萄糖产酸的原理，分别使含精氨酸的肉汤培养基变为碱性，指示剂颜色由黄变红，葡萄糖肉汤培养基由粉红色变为黄色，该方法简便、客观、价廉，已广泛应用于临床。

（5）聚合酶链反应（PCR）和连接酶联反应（LCR）　敏感性和特异性均优于其他方法，但要注意防止污染造成的假阳性。

（三）治疗方案及原则

1. 治疗原则

足疗程运用药物、治疗期间禁性交、配偶需同时治疗。

2. 治疗方案

（1）推荐方案　阿奇霉素或多西环素口服 0.1 克/次，每日 2 次，共 7 日。

（2）替代方案　红霉素 0.5 克/次，每日 4 次，共 7 日，然后 0.25 克/次，每日 4 次，共 14 日。琥乙红霉素或氧氟沙星口服。

（3）不能耐受大剂量红霉素者可用红霉素碱或琥乙红霉素口服。

（4）复发性或持续性尿道炎的治疗　导致 NGU 复发或久治不愈的可能原因有：①再次感染同一种病原微生物（通常是来自未经治疗的性伴侣）；②由于产生耐药菌株，原来病菌持续存在；③特发性尿道炎治疗失败。故应查明原因，如果已进行正规治疗，也能排除再接触史者，则推荐甲硝唑加红霉素口服；或琥乙红霉素，口服。

（5）孕期　CDC 对孕妇的推荐方案：红霉素或阿莫西林口服。孕妇替代方案：红霉素或琥乙红霉素或琥乙红霉素口服或阿奇霉素口服。

（四）随访及预防

1. 随访　治愈标准疗程结束 1 周后复查，症状消失，无尿道分泌物，尿沉渣检查 WBC≤5 个/高倍视野。

2. 预防　提倡使用避孕套。欧美国家通过使用避孕套，现淋病、梅毒与 HIV 感染的发病率已明显下降。

四、尖锐湿疣

（一）概述

尖锐湿疣是由人乳头瘤病毒（HPV）感染所致的以肛门生殖器部位增生性损害为主要表现的性传播疾病。大多发生于 18～50 岁的中青年人。大约经过半个月至 8 个月，平均为 3 个月的潜伏期后发病。此病较为常见，主要通过性接触传播。由人乳头状瘤病毒（HPV）经性传播，通过皮肤、黏膜破损处感染所致。

HPV有多种亚型，其中6、11型常导致外阴、阴道、宫颈及肛周系统。

（二）诊断要点

1. 症状

外阴可有瘙痒、分泌物多，常伴有滴虫、真菌、淋病奈瑟菌及其他性传播疾病（STD）感染。

2. 查体

可见大、小阴唇、阴蒂、肛周、阴道及宫颈可见桑葚状或鸡冠状疣样物，有时可融合成大块菜花状，质地较周围正常组织硬，表面湿润，为粉红、暗红或污秽灰色。

3. 辅助检查

（1）醋酸白实验　用3%～5%醋酸液局部外涂或湿敷5～10分钟可在HPV感染区域发白，即所谓"醋酸白现象"。但特异性不高，有些慢性炎症，如外阴阴道假丝酵母菌病、生殖器部位外伤和非特异性炎症均可出现假阳性。

（2）细胞学检查　用阴道或宫颈疣组织涂片，巴氏染色，可见到两种细胞，即空泡化细胞及角化不良细胞同时存在，对尖锐湿疣有诊断价值。

（3）组织病理检查　如在棘层上方及颗粒层出现空泡化细胞，是诊断HPV感染的重要证据。

（4）免疫学试验　采用抗HPV蛋白的抗体检测病变组织中的HPV抗原。该方法敏感度不高，检出率只有50%左右。

（5）核酸杂交试验　是检测HPV感染的重要的手段，包括斑点印迹法（dot blot hybridization）、组织原位杂交法、核酸印记法（Southern blot hybridization）。

这些方法的特异度和敏感度均较高，是诊断 HPV 感染的敏感而可靠的方法。但技术操作繁杂，临床上没有普遍开展。

（6）聚合酶链反应（PCR） 此方法是目前检出 HPV 感染的最敏感的方法，又可做型特异度分析，具有敏感度高、方法简便迅速的特点。已在临床上广泛使用。

（三）治疗

需检查是否合并其他 STD（如梅毒、HIV 或单纯疱疹病毒感染等），女性肛门生殖器疣患者，每年应做 1 次宫颈脱落细胞学检查。

推荐治疗方案：

（1）冷冻治疗 对外生殖器和会阴部疣可首选液氮冷冻疗法。冷冻疗法无毒性，不需要进行麻醉，若应用得当，不致引起疤痕形成。

（2）激光或手术治疗 适用于处理广泛性疣，特别是对冷冻疗法无效者。

（3）药物治疗 适用于处理各种类型的泌尿生殖器疣，特别是冷冻治疗、激光治疗及手术治疗后复发者。推荐药物治疗方法（选择以下方案之一）：局部涂药疼痛者可在涂药前用局部表面麻醉药（如 2% 盐酸丁卡因）3~5min 以止痛：①0.5% 鬼臼毒素：涂药 4 小时后用清水洗去。每日涂药 2 次，3 日为一疗程。休息 4 天后重复上述治疗，共 4 个周期。每次治疗面积小于 2cm^2。②10%~25% 鬼臼毒素：局部涂药，每周治疗 1 次，共 6 次。每次治疗面积小于 2cm^2。每次治疗过程中鬼臼树脂溶液的应用总量限定小于 0.5ml。并于 4 小时内予以彻底洗脱。③聚甲酚磺醛（爱宝疗）：局部涂药，每日 1～2 次，每个疗程共 7～10 日。④30％～50％三氯醋酸局部涂药，每周 1 次，共 6 次。⑤5％氟尿嘧啶软膏：局部涂药，每周 2 次，共 10 周。

（4）应检查患者的性伴有无湿疣。性交时应使用避孕套，以减少相互传播。

（5）妊娠合并尖锐湿疣的治疗：妊娠 36 周前，位于外阴的较小病灶，可选用局部药物治疗，80％～90％三氯醋酸涂擦病灶局部，每周 1 次。若病灶大且有蒂，可行物理及手术治疗，如激光、微波、冷冻、电灼等。巨大尖锐湿疣可直接行手术切除疣体，待愈合后再行局部药物治疗。妊娠期禁用足叶草碱、咪喹莫特乳膏和干扰素。近足月或足月时，若病灶局限于外阴者，仍可行冷冻或手术切除病灶，可经阴道分娩。若病灶广泛，存在于外阴、阴道、宫颈时，经阴道分娩极易发生软产道裂伤引起大出血；或巨大病灶堵塞软产道，均应行剖宫产术。目前尚不清楚剖宫产能否预防婴幼儿呼吸道乳头状瘤的发生，因此，妊娠合并尖锐湿疣不是剖宫产的指征。产后部分尖锐湿疣迅速缩小，甚至可自然消退。

五、生殖器疱疹

（一）概述

生殖器疱疹是由单纯疱疹病毒（HSV）引起的性传播疾病，主要是 HSV-2 型，少数为 HSV-1 型。是常见的性病之一。生殖器疱疹可反复发作，对病人的健康和心理影响较大；还可通过胎盘及产道感染新生儿，导致新生儿先天性感染。因此该病也是较为严重的公共卫生问题之一，应对其防治引起重视。

（二）诊断要点

1. 病史

性接触史。

2. 临床表现

典型的疱疹水泡有一个红斑性基底，含有淡黄色渗液，病损常常融合而产生广泛溃疡，如波及外阴、小阴唇将出现水肿和浸软。阴道疱疹病毒感染时可出现大量白带。

3. 辅助检查

（1）细胞学检查　以玻片在疱底作印片，Wright染色或 Giemsa 染色，显微镜下可见到具特征性的多核巨细胞或核内病毒包涵体。

（2）检测病毒抗原　从皮损处取标本，以单克隆抗体直接荧光法或酶联免疫吸附法（ELISA）。

（3）病毒培养　从皮损处取标本作病毒培养，发现有单纯疱疹病毒和细胞病变。

（4）核酸检测　通过聚合酶链反应（PCR）等方法检测 HSV-2 核酸。

（三）治疗

1. 治疗原则

主要采用抗病毒治疗。治疗的目的主要是缓解症状，减轻疼痛，缩短病程及防止继发感染等。目前的治疗方法尚不能达到彻底清除病毒、消除复发的效果。

2. 治疗方案

（1）一般疗法　①主要是保持局部清洁、干燥。可每天用等渗生理盐水清洗，疼痛者可口服止痛药，给予精神安慰。②并发细菌感染者，可外用抗生素药膏。

③局部疼痛明显者，可外用 5‰盐酸利多卡因软膏或口服止痛药。④心理支持，说明疾病的性质、复发的原因和如何治疗及处理，增强与疾病斗争的信心。

（2）抗病毒治疗　①推荐采用的治疗方案包括：阿昔洛韦 200mg，口服，每天 5 次；或阿昔洛韦 400mg，口服，每日 3 次；或伐昔洛韦 500mg，口服，每天 2 次；或泛昔洛韦，口服，每天 3 次。如果是初发生殖器疱疹，疗程为 7～10 天；复发性生殖器疱疹疗程为 5 天。频发复发者则需以较低的剂量服用较长时间的疗程。②阿昔洛韦静脉注射的效果优于口服治疗。目前推荐静脉注射用药量为每日 15mg/kg，注射 3 天可减少皮疹内的病毒，减轻疼痛，使皮损干燥并愈合。皮肤、黏膜疱疹病损可用 5‰阿昔洛韦膏治疗。

3. 妊娠合并生殖器疱疹的治疗处理原则

美国 CDC 研究表明孕妇使用阿昔洛韦是安全的，妊娠早期应用阿昔洛韦，除短暂的中性粒细胞减少症外，尚未发现对胎儿或新生儿的其他副作用。原发性生殖器疱疹，阿昔洛韦 400mg 口服，每日 3 次，连用 7～10 日，或 200mg 口服，每日 5 次，连用 7～10 日；复发性生殖器疱疹，阿昔洛韦 400 mg 口服，每日 3 次，可连用 5 日，或 800mg 口服，每日 2 次，连用 5 日。该药也可制成软膏或霜剂局部涂布，但局部用药较口服用药疗效差，且可诱导耐药，因此不推荐使用。

4. 产科处理

对软产道有活动性疱疹病变者排除胎儿畸形后，应在未破膜或破膜 4h 以内行剖宫产术；即使病变已治愈，初次感染发病不足 1 个月者，仍以剖宫产结束分娩为宜。复发型疱疹是否需行剖宫产尚有争议，但病程超过

1周的复发型疱疹可经阴道分娩。分娩时避免有创干预措施如人工破膜、使用头皮电极、胎头吸引器或产钳助产术等，以减少新生儿暴露于 HSV 的机会。HSV 活动性感染产妇，乳房若没有活动性 HSV 损伤可以哺乳，但应严格洗手。哺乳期可以用阿昔洛韦和伐昔洛韦，因为该药在乳汁中的药物浓度很低。

六、生殖道沙眼衣原体感染

（一）概述

生殖道沙眼衣原体感染为最常见的性传播疾病，而且现在仍有上升趋势，女性较男性多见，女性多无症状，且常与淋菌混合感染。沙眼衣原体上行感染子宫内膜、输卵管，引起盆腔炎（PID）、不育及异位妊娠等。妊娠期沙眼衣原体感染孕妇沙眼衣原体的感染率为 $10\%\sim20\%$，是导致胎膜早破、早产、胎儿生长受限、宫内感染及新生儿眼结合膜炎和婴儿肺炎的主要原因。

（二）诊断要点

1. 临床症状

沙眼衣原体感染所致子宫颈炎的临床特征，主要有异常宫颈排液、宫颈充血、水肿及宫颈接触性出血等。约 2/3 的妇女无临床症状。

2. 辅助检查

（1）涂片显微镜检查　可用于新生儿眼结膜刮片的检查，但不适用于泌尿生殖道沙眼衣原体感染的检查。

（2）细胞培养法　此法是检测沙眼衣原体感染最为特异的方法，此法可用作证实试验和治疗后的判愈试验。需一定的实验设备，目前临床没有普遍开展。

（3）直接免疫荧光法和酶联免疫吸附试验　此方法是比较实用检测方法，但也存在敏感性不够的缺点，可能会漏检。

（4）快速免疫层析试验　已有商品化试剂盒用于沙眼衣原体感染的快速诊断。结果可在半小时内得到。缺点敏感性不够。

（5）核酸扩增试验　用于诊断沙眼衣原体感染的聚合酶链反应（PCR）已有商品化试剂盒。此法对于诊断泌尿生殖道沙眼衣原体感染敏感性和特异性都非常高。核酸检测应在通过相关机构认定的实验室开展。

（三）治疗

1. 治疗原则

沙眼衣原体感染的治疗目的是治愈感染，防止产生合并症，阻断进一步传播。治疗原则是早期发现，早期治疗，用药足量、足疗程。性伴需同时治疗。

2. 治疗方案

对沙眼衣原体感染引起的盆腔炎患者，应同时加用针对其他需氧菌和厌氧菌的抗生素，并延长治疗时间到10～14天。对沙眼衣原体感染引起的性病性淋巴肉芽肿患者，抗衣原体治疗的时间延长到21天。成人单纯尿道、子宫颈或直肠沙眼衣原体感染：

（1）推荐治疗　阿奇霉素1g顿服，或多西环素100mg，每日2次，口服，共7日。

（2）替换治疗（可选择以下方案之一）　红霉素500mg，每日4次，口服，共7日；红霉素琥珀酸乙酯800mg，每日4次，口服，共7日；氧氟沙星300mg，每日2次，口服，共7日；米诺环素100mg，每日2次，口服，共7日；或磺胺异恶唑500mg，每日4次，口服，共 10 日（其疗效低于其他疗法）。

3. 妊娠合并沙眼衣原体感染的治疗

妊娠期沙眼衣原体感染首选阿奇霉素 1.0g 顿服，或阿莫西林 500mg 口服，每日 3 次，连用 7 日，不推荐使用红霉素。孕妇禁用多西环素、喹诺酮类和四环素。应同时治疗性伴侣。治疗 3~4 周后复查沙眼衣原体。对可能感染的新生儿应及时治疗。红霉素 50mg/（kg·d），分 4 次口服，连用 10~14 日，可预防沙眼衣原体肺炎的发生。0.5％红霉素眼膏或 1％四环素眼膏出生后立即滴眼对沙眼衣原体感染有一定的预防作用。若有沙眼衣原体结膜炎可用 1％硝酸银液滴眼。

（四）随访及预防

1. 预防

提倡行为的改变，如不搞非婚性行为，推迟首次性交年龄，减少性伴的数目，慎重选择性伴，使用安全套等。

2. 随访

疗效评价通常在治疗完成后 7~10 天、第一次评价后 1~2 周及完成治疗后 4~6 周进行。沙眼衣原体感染所致宫颈炎的临床评价指标，主要有异常宫颈排液、宫颈内口分泌物中性粒细胞计数、宫颈充血、水肿及宫颈接触性出血等。

七、获得性免疫缺陷综合征

（一）概述

艾滋病是一种危害性极大的传染病，由感染艾滋病病毒（HIV病毒）引起。HIV是一种能攻击人体免疫系统的病毒。它把人体免疫系统中最重要的T淋巴细胞作为主要攻击目标，大量破坏该细胞，使人体丧失免疫功能，因此，人体易于感染各种疾病，并可发生恶性肿瘤，病死率较高。HIV在人体内的潜伏期平均为8~9年，患艾滋病以前，可以没有任何症状地生活和工作多年。

（二）诊断要点

1. 病史

吸毒史、输血（尤其是不规范输血）、卖淫、嫖娼、溃疡型STD史。

2. 临床表现

HIV感染后，最开始的数年至10余年可无任何临床表现。一旦发展为艾滋病，病人就可以出现各种临床表现。一般初期的症状如同普通感冒、流感样，可有全身疲劳无力、食欲减退、发热等，随着病情的加重，症状日见增多，如皮肤、黏膜出现白念珠菌感染，出现单纯疱疹、带状疱疹、紫斑、血疱、瘀血斑等；以后渐渐侵犯内脏器官，出现原因不明的持续性发热，可长达3~4个月；还可出现咳嗽、气促、呼吸困难、持续性腹泻、便血、肝脾肿大、并发恶性肿瘤等。临床症状复杂多变，但每个患者并非上述所有症状全都出现。侵犯肺部时常出现呼吸困难、胸痛、咳嗽等；侵犯胃肠可引起持续性腹泻、腹痛、消瘦无力等；还可侵犯神经系统和心血管系统。

3. 辅助检查

（1）HIV抗体检测 ①筛查试验：酶联免疫吸附试验（ELISA），间接免疫荧光试验及明胶凝集试验。

②确证试验：放射免疫沉淀试验及蛋白印迹法（Western Blot）。

（2）免疫学指标　CD4减少，CD4：CD8<1。

（3）HIV检测　病毒分离，HIV核酸检测，HIV抗原检测及反转录酶检测。

（4）检测条件感染病原体

（三）治疗

（1）治疗原则

目前在全世界范围内仍缺乏根治HIV感染的有效药物。现阶段的治疗目标是：最大限度和持久地降低病毒载量；获得免疫功能重建和维持免疫功能；提高生活质量；降低HIV相关的发病率和死亡率。本病的治疗强调综合治疗，包括：一般治疗、抗病毒治疗、恢复或改善免疫功能的治疗及机会性感染和恶性肿瘤的治疗。

（2）抗病毒治疗是艾滋病治疗的关键。随着采用高效抗反转录病毒联合疗法的应用，大大提高了抗HIV的疗效，显著改善了患者的生活质量和预后。

（3）妊娠合并HIV的治疗：目前尚无治愈方法，主要采取抗病毒药物治疗和一般支持对症处理。HIV感染的孕产妇若在产前、产时或产后正确应用抗病毒药物治疗，其新生儿HIV感染率有可能显著下降（<8%）。

（四）预防

目前尚无预防艾滋病的有效疫苗，因此最重要的是采取预防措施。其方法是：坚持洁身自爱，不卖淫、嫖娼，避免婚前、婚外性行为。严禁吸毒，不与他人共用注射器。不要擅自输血和使用血制品，要在医生的指导下使用。不要借用或共用牙刷、剃须刀、刮脸刀等个人用品。使用安全套是性生活中最有效的预防性病和艾滋病的措施之一。要避免直接与艾滋病患者的血液、精液、乳汁和尿液接触，切断其传播途径。

第六节　常见生殖道发育异常诊治

某些外阴、阴道发育异常或功能性疾病影响了精液或精子进入阴道内，或由于其环境变化影响正常精子的功能，其引起的不孕占不孕症的 1% ～ 5% 。

一、阴道畸形

（一）阴道横隔

1. 概述

阴道横隔是指在胚胎期由泌尿生殖窦——阴道球向头端增生、增长演变而成的阴道板，自下而上腔道化时受阻，阴道横隔未贯通或未完全腔化所致。在阴道中上部或中部有一软组织横隔，大多数横隔的中央有孔，大小不一，少数为无孔或完全性横隔。

2. 诊断要点

（1）临床表现　有孔横隔一般无症状，若横隔位置较低可有性生活障碍。无孔横隔，可在横隔以上部分形成月经血潴留，出现闭经、痛经。下腹部肿块可因阴道、子宫和输卵管积血所致。

（2）妇科检查　阴道较短，其中上部见一小孔，但看不到宫颈或仅见阴道盲端。肛诊时可触及子宫颈及子宫体，在相当于阴道中上部可触及质中包块，可有压痛，此为月经血储留所致。

（3）辅助检查 经阴道对无孔横隔做穿刺，抽出积血可明确诊断。B超显示宫颈以下部位有积血。

3. 治疗

无症状或隔膜较薄者，可暂不施行手术。位置低、性生活不满意或不孕者，以小孔为中心，向四周做"X"形切开并分离黏膜片，切开后修整创面。无孔者明确诊断后及时手术，以穿刺针为中心，做"X"形切开并修整。若在临产时发现横隔，可在宫颈口近开全时或于产程中胎头下降时压迫横隔使其伸展（有时组织呈薄膜状），做多处切开以利胎儿下降。分娩后检查伤口有无出血，按需缝合。如分娩困难也可采用剖宫产。

（二）阴道纵隔

1. 概述

阴道纵隔是胚胎发育期两侧副中肾管会合后，其尾端未消失或未完全消失所致。分为完全纵隔和不完全纵隔，前者即形成双阴道。

2. 诊断要点

（1）临床表现 大多数妇女无症状，可发生性交困难、性交痛。分娩时可导致先露下降困难，产程进展缓慢。若一侧纵隔无开口，则导致月经血锗留。

（2）妇科检查 见阴道被一纵形黏膜分成两条纵形通道。黏膜上端近宫颈，下端达阴道口或未达阴道口。

3. 治疗 纵隔妨碍月经血排出或影响性交时应将其切除。创面缝合以防粘连。产科手术时，当先露下降压迫纵隔时可先切断纵隔的中部，待胎儿娩出后再切除纵隔。术后注意创面的愈合，抗生素预防感染.

（三）阴道斜隔

1. 概述

阴道斜隔隔膜起于两个宫颈之间，向远侧端偏离中线斜行，与阴道外侧壁融合，形成一侧阴道腔为盲端。多半有双子宫双宫颈畸形。其中一个宫颈为斜隔所覆盖，斜隔上可无孔（Ⅰ型）、有孔（Ⅱ型），或无孔而一侧宫颈有瘘孔沟通（Ⅲ型）。

2. 诊断要点

（1）有痛经或阴道流脓史。

（2）阴道检查　可见一侧阴道有小孔有脓液流出，可扪及阴道壁肿物，这类肿物一般位置较低，不同于常见的盆腔肿物，固定在一侧阴道壁和穹隆上。有时可触及子宫、双子宫或中隔子宫。分型：①Ⅰ型无孔斜隔可行隔后腔穿刺，抽出粘稠经血以助诊断；②Ⅱ型有孔斜隔应以探针探测隔后腔的大小、深度，必要时进行隔后腔造影；③Ⅲ型以探针或造影了解宫颈瘘孔的情况及位置。

（3）辅助检查　超声检查可有助于了解子宫情况及合并的泌尿系畸形，如一侧肾缺如。腹腔镜检查可了解子宫畸形的性质。

3. 治疗

手术治疗行阴道斜隔切开术。如为Ⅲ型斜隔，可根据情况行宫颈瘘修补术。

二、子宫畸形

（一）概述

先天性子宫发育异常是生殖器官畸形中最常见的一

种。两侧副中肾管在演化过程中，受到某种因素的影响和干扰，可在演化的不同阶段停止发育而形成各种发育异常的子宫。有些子宫畸形患者可无任何自觉症状，月经、性生活、妊娠、分娩等亦均无异常表现，以至终身不被发现，或于体检时偶被发现。但亦有一部分患者的生殖系统功能受到不同程度影响，到性成熟时，婚后、孕期、产时，因出现症状才被发现。再生育妇女已有过生育史，有些发育异常可除外，但再婚女方无生育史应重视可能发生的发育异常。

（二）分类

1. 先天性无子宫及子宫发育不全

后者指子宫发育停留在胎儿期至青春期前之不同幼稚阶段。

（1）先天性无子宫 两侧副中肾管向中线横行伸延而会合，如未到中线前即停止发育，则无子宫形成。先天性无子宫常合并先天性无阴道，但可有正常的输卵管与卵巢。肛诊时在相当于子宫颈、子宫体部位，触不到子宫而只扪到腹膜褶。

（2）始基子宫 如两侧副中肾管向中线横行延伸会合后不久即停止发育，则这种子宫很小，多无宫腔或虽有宫腔而无内膜生长，因此亦无月经来潮。

（3）幼稚子宫 妊娠晚期或胎儿出生后到青春期以前的任何时期，子宫停止发育，可出现各种不同程度的子宫发育不全。这类子宫的宫颈相对较长，多呈锥形，外口小；子宫体比正常小，常呈极度前屈或后屈。前屈者往往子宫前壁发育不全，后屈者则往往子宫后壁发育不全。幼稚子宫可造成痛经、月经过少、闭经或不孕。

2. 两侧副中肾管会合受阻

这种类型最为常见，亦具有重要的临床意义。由于其会合受阻的时期及程度不同，可有如下表现：

（1）单角子宫　一侧副中肾管发育完好，形成一发育较好的单角子宫伴有一发育正常输卵管。对侧副中肾管发育完全停止。单角子宫的功能可能正常。如妊娠，则妊娠及分娩经过可正常，但亦可能引起流产或难产。

（2）残角子宫　一侧副中肾管发育正常，另一侧在发育过程中发生停滞等异常情况，而形成不同程度的残角子宫，多数仅通过纤维条束与对侧的单角子宫连接。由于内膜多半无功能，常无症状出现。如有功能，则在青春期后出现周期性下腹疼痛等经血潴留症状。有些与对侧子宫有一狭窄腔道相通，这种情况下可发生残角子宫妊娠，其症状一如输卵管间质部妊娠，常在妊娠3～4个月破裂，发生严重内出血。

（3）盲角子宫　两侧副中肾管发育均较好，但一侧子宫角未与阴道沟通，形成盲角子宫。青春期后月经来潮，有周期性下腹痛，且日渐严重，长期不被发现。经血潴留，可造成子宫积血、输卵管积血，甚至经血可经输卵管伞端开口流入腹腔。可在下腹部触及日益增大的肿块。有的盲角子宫本身具有发育不完全的阴道，但不与正常阴道相通，形成阴道积血后可误诊为阴道囊肿。处理办法：通过矫形手术将盲角子宫与对侧子宫腔或阴道腔沟通。

（4）双子宫及重复子宫（对称型）　这两种畸形极相似。前者系由于副中肾管发育后完全没有会合，各具一套输卵管、子宫、宫颈及阴道，这种情况比较少见。后者亦称双角双颈型双子宫，系副中肾管完全会合，但中隔完全未吸收。两者区别仅在于，前者两子宫间之间隙较后者宽大。双子宫可有或可无阴道纵隔。

（5）双角子宫　两侧副中肾管尾端已大部会合，末端中隔已吸收，故有一个宫颈及一个阴道；但相当于子宫底部会合不全，导致子宫两侧各有一角突出，称双角子宫。如此类畸形程度更轻，表现宫底向内凹陷，根据不同程度，形成所谓马鞍形子宫、心形子宫、弓形子宫，如妊娠可引起流产或胎位异常。

（6）纵隔子宫　两侧副中肾管会合后，纵隔未被吸收，将宫体分为两半，但子宫外形完全正常。有时纵隔不完全，导致两个分开的子宫—宫颈间有小通道，故称相通子宫。常伴有阴道纵隔，通道常位于子宫峡部。有时一侧阴道部分闭锁，潴留的经血可通过峡部通道向对侧通畅阴道缓慢流出，因而病人可因经常有陈旧性血性分泌物自阴道流出而就诊。

（7）马鞍形子宫　宫底凹陷，程度可不同。

3. 副中肾管会合后管道未贯通

副中肾管会合后形成子宫的部分，其一部或全部未贯通而形成实质性子宫，亦无内膜，这种子宫除较小外，外观似正常子宫，但无月经。

4. 先天性子宫异位

子宫或双子宫之一像卵巢，输卵管一样，移位于腹股沟疝内。子宫亦可停留在胚胎时期的较高位置而不降入盆腔。子宫脱垂偶可见于出生后各时期，常与脊椎裂并存，多合并有盆底肌肉发育不良。

5. 医源性先天性子宫异常

先天性子宫异常可发生于某些副中肾管发育异常，伴己烯雌酚综合征病人。在宫内发育阶段受过己烯雌酚影响，导致发生己烯雌酚综合征或有阴道上皮改变的病人中，82％子宫输卵管造影有异常发现。这些异常包括子宫发育不全或子宫增大，T形或弓形子宫，宫腔内出现纤维肌性缩窄带或子宫角，子宫任何部位发生缩窄或子宫下段相对宽阔，宫腔边缘不整齐或息肉状病变，宫腔粘连等。

（三）诊断要点

（1）临床表现 约25％的患者无症状，亦无生殖障碍。如果从无月经来潮，提示始基子宫、无子宫内膜或无子宫。可表现为月经稀少、痛经，逐渐加重，有月经血潴留、不孕、反复流产、胎位异常、早产和死胎等。

（2）妇科检查 子宫小，为始基子宫或幼稚子宫。若子宫偏向一侧可能为残角子宫或单角子宫；子宫底部较宽提示有纵膈子宫或鞍状子宫；子宫底部有凹陷可能为双角子宫或鞍状子宫；子宫呈分叉状为双角子宫或双子宫

（3）辅助检查 超声显像子宫轮廓较清楚，可提示子宫畸形的类型。盆腔充气和子宫输卵管碘油双重造影检查，同时了解盆腔内有无子宫、子宫外形和子宫腔形态。可诊断单角子宫、鞍状子宫、双角子宫、中隔子宫（完全型或不完全型）和双子宫。双子宫时必须两个宫腔均注入造影剂，方可显示两个宫腔影。若一个子宫显影，在其一侧有实质性肿块应考虑伴有残角子宫的可能。子宫腔探查用探针探到两个宫腔或中隔可协助诊断。当影像诊断有困难时，可由腹腔镜直接观察子宫的轮廓。用宫腔镜直接观察子宫腔内的情况，如有无中隔、半中隔、双角或鞍状子宫。静脉肾盂造影了解是否

合并泌尿道畸形。

（四）治疗

子宫发育异常，如不引起临床症状，可不必加以处理。若痛经严重、有积血则可考虑行子宫切除。幼稚子宫有痛经者可对症治疗。中隔子宫影响生育时可切除中隔。子宫畸形者妊娠后应预防流产、早产。根据胎儿大小、胎位及产道情况决定分娩方式。如超声检查于残角子宫内见到胎芽、胎心，应及时手术切除残角子宫，以免一旦破裂造成严重的内出血。

（吕斌　徐克惠）

第六章

不孕症诊治

第一节　女性不孕症

　　不孕症（infertility）是指有生育要求的夫妇，保持规律性生活，虽未避孕，却一年未孕的现象。不孕症分为原发性和继发性两大类，既往从未有过妊娠史，未采用避孕方法而从未妊娠者为原发不孕；既往有过妊娠史，而后未避孕连续 12 个月未孕者，称为继发不孕；再生育对象不孕者，多为继发不孕。不孕症发病率因国家、民族和地区不同存在差别，我国不孕症发病率约为 7％～10％。由女方因素引起的不孕症因素，大约占 60％；男方因素占 30％，男女双方因素约占 10％。

一、女性不孕的原因

　　任何可能影响卵巢排卵、受精卵形成、运输、着床及胚胎发育的因素，均可成为女性不孕的原因。其中以排卵障碍和输卵管因素居多。再生育女性，以继发因素为主。

（一）卵巢功能障碍

1. 排卵障碍

（1）下丘脑性 以功能性原因为主，包括精神刺激、环境改变、激烈运动、神经性厌食症、某些药物等（抗精神病类药物如氯丙嗪等），都可引起中枢性排卵障碍；器质性病变如 Kallmann 综合征（嗅觉缺失综合征）、颅咽管瘤、颅内感染等。

（2）垂体性 垂体器质性病变或功能失调，都可以影响卵巢功能，如席汉综合征（Sheehan syndrome）、空蝶鞍综合征、垂体肿瘤、高催乳素血症，其主要临床特点是激素变化。

（3）卵巢性 多囊卵巢综合征（polycystic ovary syndrome，PCOS）、卵巢早衰（premature ovarian failure，POF）、卵巢促性腺激素不敏感综合征（resistant ovary syndrome，ROS）、卵巢黄素化未破裂综合征（luteinized unruptured follicle syndrome，LUFS）、卵巢肿瘤等。

（4）其他内分泌异常 肾上腺和甲状腺功能失调如功能亢进或功能低下等。

1993 年世界卫生组织（WHO）制定了卵巢功能失调的分类方案，详见表 6-1。

2. 黄体功能不全

10%～40%的不孕症和反复流产是由于黄体期缺陷所致，特点为月经周期缩短；黄体期<11 天；基础体温呈双相，但排卵后体温上升缓慢、上升幅度偏低，即黄体期过短，可引起反复流产。导致黄体功能不全的原因有：①卵泡期卵泡发育不良；②LH 排卵高峰分泌不足；③LH 排卵峰后低脉冲缺陷。

表 6-1 WHO 卵巢功能失调的分类

分类	举例
Ⅰ. 下丘脑性性腺功能不全 （低促性腺激素性的性腺功能减退）	Kallmann 综合征
	神经性厌食
	锻炼导致的闭经
	单一促性腺激素缺乏
Ⅱ. 雌激素正常的慢性无排卵	多囊卵巢综合征
	卵泡膜细胞增殖症
Ⅲ. 高促性腺激素性的性腺功能低下	卵巢早衰

（二）盆腔及输卵管疾病

输卵管性不孕的发病率在 20% 左右。

（1）感染 是输卵管性不孕的最主要原因，包括结核、性传播疾病、非特异性感染，可引起输卵管堵塞、粘连或功能不良。

（2）医源性输卵管梗阻 如输卵管结扎、手术后粘连等。外科手术引起的组织创伤也能导致炎症前状态甚至粘连，腹腔镜不能防止粘连后遗症的发生。

（3）子宫内膜异位症 子宫内膜异位症患者中 20%~30% 伴有不孕。子宫内膜异位症导致的不孕不育与以下因素有关：①盆腔解剖结构异常；②盆腔内环境改变；③免疫功能异常；④卵巢功能异常；⑤自然流产率增加。

（三）子宫、宫颈因素

子宫和宫颈的疾病，包括子宫肌瘤、子宫内膜息肉、结核性子宫内膜炎、子宫腔粘连等，影响受精卵着床，导致不孕。子宫颈由于宫颈黏液功能异常、宫颈炎症和宫颈免疫学改变，影响精子通过，亦可影响受孕。

（四）外阴、阴道

再生育妇女，应注意由于病变或分娩损伤对再次妊娠可能的影响，如瘢痕等。

（五）免疫问题

女方血清内抗精子抗体、抗心磷脂抗体、子宫内膜的局部免疫等。

（六）其他不明原因

经过各种检查，女方排卵功能正常，男方精液分析正常，输卵管通畅，但仍不能妊娠者，可能存在其他未能明确的因素以及盼孕心切造成的精神过度紧张。

二、女性不孕的检查与诊断

（一）不孕症相关检查

（1）病史和体检　初诊时应详细询问与再孕有关的病史、体检（参见生育力评估章）。

（2）卵巢功能检查　包括了基础体温测定、宫颈黏液检测、子宫内膜活体检查、阴道细胞学涂片检查、阴道 B 超监测排卵、血清激素水平测定、AMH 等，目前阴道 B 超监测排卵成为首选方法。

（3）输卵管通畅试验　无论是不孕症或复发性流产都应对子宫和输卵管功能进行评估。这类方法包括超声子宫造影、X 线下子宫输卵管造影、宫腔镜及腹腔镜检查术。

（4）宫腔镜检查术　观察子宫腔形态、内膜的色泽厚度、双侧输卵管开口、是否有宫腔粘连、畸形、息肉、黏膜下肌瘤等病变。联合腹腔镜时可分别在输卵管内口插管，注射染料（亚甲兰），以判别输卵管的通畅程度或梗阻部位。

（5）腹腔镜检查术　用于盆腔情况的检查诊断，直视下观察子宫附件的情况，如卵巢大小和形态、输卵管形态，以及有无盆腔粘连。可以同时进行腹腔镜粘连分离术和异位病灶电灼术、子宫肌瘤剔除术等。可在直视下行输卵管通液试验，观察输卵管的形态、通畅度和与周围有无粘连等。

（6）遗传学检查　对于有可疑遗传性疾病史、反复流产等应进行常规遗传学检查。

（7）性交后试验　性交后试验是近排卵期性交后卧床约1h，取宫颈黏液检查黏液中精子是否存活。精子存活率受子宫颈黏液性质（其中有无抗精子抗体）及精液本身的影响。

（二）不孕症的病因诊断

（1）盆腔因素及输卵管性不孕　输卵管性不孕主要与感染有关。患者有盆腔炎性疾病病史，带有宫内节育器的妇女和有宫腔内操作史，发病率增加。另外与输卵管性不孕有关的病史还有阑尾炎穿孔、盆腔手术后感染史、盆腔结核史等。这些患者多无特殊症状和体征，在进行不孕症相关检查时，子宫输卵管造影发现输卵管显影异常而诊断。腹腔镜检查是最有价值的诊断方法。

（2）无排卵性不孕　排卵障碍的患者表现为月经不规则、闭经或月经稀发等（周期超过35天），与排卵障碍相关的病史还包括体重改变或内分泌疾病等。体征包括有痤疮、多毛、甲状腺肿、黑棘皮征、男性化和溢乳等。辅助检查结果可表现为BBT单相、血清激素水平异常、阴道B超监测无优势卵泡发育或排卵等。

（3）子宫异常性不孕　再生育妇女子宫异常主要是获得性子宫异常性不孕，超声造影和子宫输卵管碘油造影是最常用的辅助检查方法，宫腔镜是诊断本病的"金标准"。

（4）男方因素的不孕　参见男性不育节。

（5）不明原因性不孕　经过已有的各种检查，男女双方尚未发现异常，是一种生育力低下状态。

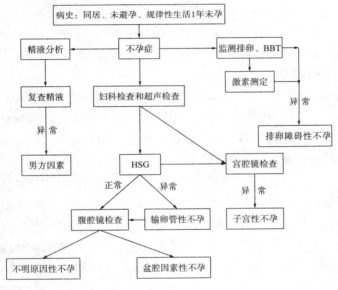

图 6-1　不孕症诊断流程图

三、女性不孕的治疗

年龄是再生育不孕最重要的因素之一，选择恰当方案应充分估计到女性卵巢的生理年龄、治疗方案合理性和有效性，以及其性能价格比。尽量采取自然、安全、合理的方案进行治疗。首先应改善生活方式，改善全身情况，对体重超重者减轻体重至少 5%～10%、改善胰岛素抵抗等；对体质瘦弱者，纠正营养不良和贫血；纠正不良生活习惯如戒烟、戒毒、不酗酒；积极治疗内科疾病；掌握性知识，了解自己的排卵规律，性交频率适中，以增加受孕概率。对不孕症的治疗应根据病因进行。

（一）输卵管性不孕

1. 输卵管性不孕的手术治疗

（1）期待治疗

对男方精液指标正常，女方卵巢功能良好、不孕年限小于 3 年的年轻夫妇，可先试行期待治疗，同时配合中药治疗。

（2）输卵管功能的评估

1）输卵管通畅度和功能的评估和描述　单侧或双侧；输卵管梗阻、输卵管通而不畅、输卵管积水、输卵管通畅或大致通畅等。

2）输卵管通畅度的常用检查方法　输卵管通液试验、子宫输卵管碘油造影（HSG）、子宫输卵管超声造影、宫腔镜及腹腔镜检查。

子宫输卵管碘油造影后有一定的促进怀孕的治疗功效。HSG 显示大致通畅的输卵管，在造影后一年内怀孕的概率可达 40%。其次为腹腔镜下输卵管检查和通液，可以在腔镜下直视观察盆腔脏器、输卵管的外观形态和美兰液是否能顺利通过输卵管伞端。部分患者输卵管通畅，经该方法干预后，亦可能自然怀孕。

（3）输卵管成形术

对输卵管不同部位阻塞或粘连，可行腹腔镜下输卵管造口术、整形术、吻合术、输卵管子宫移植术、粘连松解术等。但应注意其适应证及禁忌证。

1）输卵管成形术适应证　年龄一般小于 35 岁；卵

巢功能良好；男方精液常规和性功能大致正常；输卵管绝育术后；盆腔及输卵管无严重的炎症粘连和瘢痕；输卵管形态大致正常，特别是伞端结构完整，输卵管长度大于5cm。

2) 相对禁忌证　年龄大于35岁，要充分评估卵巢功能，如出现卵巢功能减退证据，慎行输卵管矫形手术；卵巢功能减退或衰竭；不愿或不能接受输卵管成形术；严重输卵管损伤，有前次输卵管手术史；结核性输卵管炎症；输卵管积水大于或等于3cm直径；严重盆腔粘连；男性无精、严重少弱精者。

2. 输卵管性不孕的辅助生育治疗

不宜选择手术治疗的输卵管性不孕者或由于术后粘连再次形成，致手术治疗失败，应选择体外受精—胚胎移植（IVF-ET）治疗。已有文献报道，严重盆腔粘连输卵管成形术后6~9个月未妊娠者应选择体外受精—胚胎移植（IVF-ET）治疗。

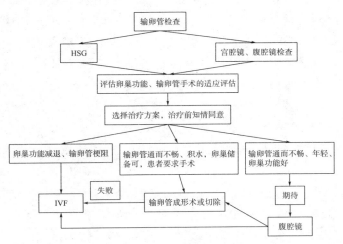

图6-2　输卵管性不孕的治疗流程图

（二）排卵障碍性不孕

排卵障碍的治疗应根据病因的不同而不同。

1. WHO Ⅰ型无排卵的治疗

下丘脑性无排卵的妇女 GnRH 分泌消失，只有极低的促性腺激素和雌激素水平。有高强度锻炼、饮食紊乱和过度紧张病史者，患者行为改变是有价值的干预。

（1）促性腺激素释放激素或类似物

1）脉冲式 GnRH 泵　类似于胰岛素泵的作用，是下丘脑性无排卵较好的方法。用 GnRH 泵大多是单卵泡发育，但增加 GnRH 用量可使多卵泡发育。因 GnRH 的降低黄体功能的作用使患者的自然流产率高达 24%～32%。

2）促性腺激素释放激素类似物或增强剂（GnRH-a或LHRH-a）多用于 IVF 降调节阶段。

（2）促性腺激素

1）包括促进卵泡生长的 FSH 和促进排卵的 LH　使用剂量应根据每个患者调整，用药前应根据月经周期第 2～3 天的 B 超和（或）雌激素水平的了解卵巢的基础状态。用药方法主要有常规方案：FSH 75IU，每日一次，月经第 5～9 天，卵泡应以每日 1～2mm 的速度增长。若维持卵泡增大，7 天后根据卵泡生长速度调整剂量，当卵泡直径达 16～18mm 时，加 HCG10 000U，并于注射日或次日性交。注射 HCG 后应注意维持黄体功能，排卵后可加用黄体酮 20～40mg/d 肌肉注射，或微粒化黄体酮 200mg，2 次/日口服，或地屈孕酮 20mg/d 等，同时警惕卵巢过度刺激综合征（OHSS）的发生；应根据患者的情况调整治疗方案。

2）人类绝经期促性腺激素（HMG）　每支含有

FSH75IU 和 LH75IU，是从绝经妇女小便中提取的。可单独应用或和氯米酚（CC）联合应用，联合应用时在月经周期的第 3～7 天每日给予 CC50～100mg，月经周期第 7～9 天给予 HMG1～2 支，至卵泡成熟时给予 HCG 5000～10 000IU，36～38 小时行简单的助孕手术或 HCG 注射 2 日自然性交。如何选择应用 HMG 的剂量应当观察每日 B 超下卵泡发育的速度、计数量，同时监测血雌二醇水平的变化，尽量避免 OHSS 的发生。

2. WHO Ⅱ型无排卵的治疗

大多数为 PCOS，这类患者首选治疗是克罗米芬（CC）。克罗米芬又称氯米酚，为应用最为广泛的临床首选促排卵药，方法简单，价格便宜，无致畸作用。

氯米酚作用机制：与垂体雌激素受体结合，负反馈抑制减缓或消除，脉冲式 GnRH 和促性腺激素分泌增加，进一步引起卵泡生长和发育。同时氯米酚也可直接影响垂体和卵巢，分别促使性腺激素分泌增加，协同增强 FSH 诱导的芳香化酶活性。

氯米酚用法：自然周期或人工诱发周期第 5 天开始，最初用 50mg 每天，连续 5 日，应用 3 个周期后仍无排卵则加大剂量至每日 100～150mg，共 5 日，应用时尽量从最小剂量开始促排卵，因为高剂量不改善妊娠结局，还可能导致 OHSS 的发生。如用 B 超监测主导卵泡达平均直径 18～20mm 时可使用尿源 HCG 或重组 HCG 诱导排卵，指导性交时间。对于排卵失败或经过 3～4 周期氯米酚治疗有排卵但未妊娠者应重新评估或更改治疗方案。对于增加剂量，用或者不用 HCG，仍无排卵者，应根据激素紊乱情况适当加以辅助治疗方案，如高雄激素血症患者治疗前应用口服避孕药降低雄激素水平，胰岛素抵抗患者可加用二甲双胍等。

CC 的副作用较少，最明显的副反应是轻度卵巢增大（13.6%）和多胎妊娠。偶有面部潮红、腹胀或酸痛、乳房不适、恶心、呕吐，约有 1.5% 的人出现视力障碍包括视力模糊，眼前闪光或出现黑点或异常认识，常在用药后 1~2 周消失，原因尚不清楚。

3. WHO Ⅲ型无排卵的治疗

这部分患者发生率较低，以卵巢早衰为主，一旦诊断，没有什么特别的治疗手段。对于卵巢早衰有效的助孕治疗方法是赠卵 IVF。

4. 黄体功能不足的治疗

于排卵后第 3 日开始肌注 HCG500~1000U，每周 2 次，共 3~4 次。或肌注黄体酮 20~40mg，每日一次，共 7~10 日维持黄体功能。

5. 未破裂卵泡黄素化综合征（LUFS）

在卵泡直径达 19 毫米时用 HCG10 000U 肌注，或人为方式促进卵泡破裂。

6. 高催乳素血症的治疗

高催乳素血症通过催乳素对下丘脑的直接作用可引起 GnRH 脉冲分泌减少，抑制垂体 FSH 分泌而引起不排卵或闭经。高催乳素血症的治疗方法包括药物治疗、手术治疗和放射治疗。由于手术和放射治疗的并发症，对于特发性高催乳素血症和微腺瘤患者，应首选药物治疗。溴隐亭是一种麦角胺衍生物，作用于下丘脑神经元，抑制多巴胺受体降解。是一种多巴胺激动剂，溴隐亭常从最初每晚 1.25mg 开始以减少不良反应，7~14 天以后每 2~3 周增加 1.25mg 直到达到催乳素正常。已知有催乳素瘤的患者怀孕后建议停用多巴胺激动剂；

然而对于大腺瘤建议在整个孕期继续治疗以减少肿瘤增大的风险，对此治疗方式尚有争议，但有关孕期应用溴隐亭的研究并没有发现其对妊娠结局有明显改变。溴隐亭对常见的副作用有恶心、呕吐等胃肠道功能紊乱，体位性低血压等。对于巨大腺瘤者，如药物服用半年催乳素仍不能控制，或腺瘤出现明显压迫症状，需采用手术治疗。术后出现垂体功能减退者应给予雌孕激素、甲状腺素、肾上腺皮质激素替代治疗。

无排卵不孕治疗流程如图 6-3 所示。

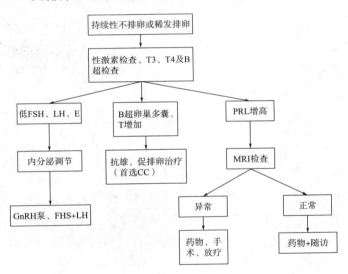

图 6-3　无排卵性不孕治疗流程图

（三）子宫内膜异位症

治疗的主要目的是抑制或去除异位的子宫内膜病灶。可采用药物治疗和手术治疗的方法。手术的目的是清除病灶、松解粘连。可选择的药物包括：口服避孕药、甲羟孕酮、丹那唑（Danazol）、孕三烯酮、

GnRH-a。如观察 6~12 个月未受孕，应建议患者接受 IVF 治疗。

（四）子宫异常性不孕

子宫是孕育胎儿的场所，在子宫内膜容受性和子宫功能中，生殖成熟期的妇女中子宫妊娠能力变化小，并未因年龄的增长而破坏增加。再生育妇女子宫性不孕主要是获得性子宫异常性，患者以手术治疗为主。

获得性子宫异常性不孕：子宫肌瘤与不孕的研究中，主要导致不孕的是导致宫腔变化的黏膜下肌瘤，使患者妊娠率和着床率降低，可行黏膜下肌瘤剔除术，对于浆膜下肌瘤和肌壁间肌瘤，若未造成宫腔形态的改变，可观察或酌情处理。

（五）男性因素导致的不孕

（详细治疗方案见男性不育的治疗）

（六）不明原因性不孕

因病因尚不确定，目前缺乏肯定有效的治疗方法和疗效指标，一般对年轻、卵巢功能良好的夫妇，可行期待治疗，一般不超过 3 年。对卵巢功能减退和年龄大于 30 岁的夫妇，一般慎重选择期待。可行促排卵加宫腔内夫精人工授精（IUI）3~6 个周期诊断性治疗。如果 3 个周期的超促排卵治疗没有成功，不明原因性不孕的患者可考虑体外受精-胚胎移植。

（七）辅助生殖治疗方法

包括人工授精、体外受精-胚胎移植及衍生的辅助生殖技术。

（田东梅　朱明辉）

第二节　男性不育的治疗原则

男性不育治疗总的原则是男女双方共同评估，从自然等待到辅助技术，干预技术手段由简到难，兼顾成本与效益。同时要评价干预措施的副作用和遗传学风险。

一、再生育夫妻备孕自然等待周期

再生育夫妻在放弃避孕措施之后，视情况建议备孕的自然等待时期。除非过去有过任何一方生殖系统的异常，一般不宜马上进行检查或干预。男方可以进行精液常规检查，即使有单项指标低下如果没有严重的精子质量低下，仍然可以等待自然怀孕。如果男方有不良生活方式或嗜好可以给于适当的指导加以改善。

二、再生育夫妻中男性因素不育的干预

以上生育力评价中可以查见男方因素的，应针对病因进行治疗，病因不明确者可以酌情给予经验性药物治疗，治疗无效或评估中辅助生殖技术指征明确者可以选择辅助生殖技术（ART）。针对病因治疗的治疗原则如下。

（1）男子性功能障碍　性生活稀少应给予心理指导或适当的药物；如果有勃起功能障碍可给予药物治疗；严重射精功能障碍对生育影响较大，早泄可以采用行为治疗和药物，不射精可以采用药物治疗、器械辅助，无效可睾丸附睾取精用于 ART 助孕，逆行射精可以收集性交后尿液分离活动精子用于 ART 助孕。

（2）免疫性不育　排除有无梗阻炎症后，可试行免疫抑制剂药物治疗，或精子洗涤后人工授精。

（3）不明原因不育　根据女方年龄选用继续观察等待或 ART 助孕，女方年龄 34 岁以前自然等待时间可持续 12 个月，大于 34 岁等待时间可酌情减半，助孕首选人工授精。

（4）单纯精浆异常　如存在男性附属腺异常，给予相应经验性治疗，治疗无效可选用 ART，首选人工授精。

（5）医源性不育　应判断是否可逆或永久性。如果对生育力影响不严重且可逆，可在治愈原发病后等待或给予辅助性治疗；如果对生育力影响严重且不可逆，应果断采取 ART。

（6）全身性原因　视情况给予建议指导，消除负面影响或经验性治疗。

（7）先天性或遗传学异常　常难以矫正，视精液质量选择不同的 ART 技术助孕。

（8）继发性睾丸损伤　通过精液分析结果判断睾丸功能损伤性质和程度，决定自然等待、经验性治疗或 ART 助孕。轻中度少弱精可首选人工授精，重度少弱精应选择 IVF 或 ICSI，如果睾丸生精功能障碍选择供精助孕。

（9）精索静脉曲张性不育　对伴有精液参数异常的患者进行干预，符合手术指征的患者必须判断精子受损的程度及有无可能恢复，同时结合考虑女方有无自然怀孕等待时间和机会。

（10）男性附属性腺感染　选择敏感抗生素治疗原发感染。如果诊断为慢性前列腺炎按照期分类处理，不宜盲目地常规给予抗生素。

（11）内分泌因素　针对异常降低的激素给予相应的补充，对于严重少精应该慎用外源性的雄激素制剂，包括含有固醇类激素而剂量不明确的中药或中成药。对于高促性腺激素血症，应该放弃药物治疗的尝试，根据情况抓紧时机采用 ART。

（12）特发性少精子症　低促性腺激素性腺发育不良可以选用促性腺激素，经验性用药仅限于女方有可能自然怀孕的情况下，严重少精（$<5\times10^6/\mathrm{ml}$）因为治疗中有可能出现精子浓度减少或无，不主张药物治疗，直接选用 ART。

（13）特发性弱精子症　对于女方有可能自然怀孕的可试行经验性药物治疗，但是严重持续的弱精不主张用药，应该选择 ART 助孕。

（14）特发性畸形精子症　非特异性畸形精子症改善生活方式消除不利因素等待自然怀孕。应该关注特殊类型的畸形精子症，如果有圆头、顶体发育缺陷、短尾等畸形占精子群体绝大多数的，应该进行遗传学评价后采用单精子卵胞浆内注射技术（ICSI）助孕。

（15）特发性隐匿精子症　分离出活动精子可用于 ICSI 助孕。

（16）梗阻性无精子症　如输精管绝育术可根据手术年限及血浆抗精子抗体滴度建议选择输精管吻合复通术，或对附睾远端梗阻者行附睾－输精管吻合术，术后视情况等待自然怀孕或施以辅助生育。无手术指征或治疗无效者获取睾丸/附睾精子行 ICSI。有条件开展微量精子冷冻技术的医疗机构可以将检查时获取的睾丸或附睾精子冷冻存储以便以后 ICSI 助孕使用。

(17) 特发性无精子症　在再生育夫妻中罕见。不主张药物治疗。根据睾丸大小质地结合血液性激素水平行睾丸取精，新鲜或冷冻保存的睾丸精子用作 ICSI 助孕。确认无精后行供精精子辅助生殖技术或领养。

经验性药物治疗包括抗雌治疗、芳香化酶抑制剂、L－肉碱/复方 L－肉碱、抗氧化剂、维生素类、非甾体抗炎药、低剂量的雄激素、锌硒等微量元素、中药或中成药。

三、再生育夫妻中男性因素不育的辅助生殖技术应用

再生育夫妻选择实施 ART 应该严格掌握指征，应该考虑双方尤其是女方的年龄因素。对于男性因素导致的生育力低下或生育力丧失，根据情况结合选择不同 ART 技术助孕。

（一）夫精人工授精（AIH）

女方有正常的生育力，男方有以下情况可以选择夫精人工授精：少、弱、畸形精子症患者精液经处理后能获得足够的前向运动精子，子宫内授精应视为一线治疗；（2003 年卫生部颁布的精液处理后用于人工授精的前向运动精子数量标准为 10×10^6 个，但是各个生殖中心现行可能有不同的自行标准，文献中报道最低可行标准为 0.8×10^6 个。建议各个生殖中心可以参照部颁标准结合自定标准实施。）男方性功能障碍不能完成正常的性交，经治疗无效；逆行射精患者尿液中能够分离出足够的前向运动精子，不射精症可以通过人工手段获取足够前向运动精子；原因不明不育、男性免疫不育、单纯

精浆异常经保守治疗无效者。

（二）常规体外受精－胚胎移植（IVF－ET）

具有上述适应证经 AIH 3～4 个周期未成功者轻中度少精子症、弱精子症、畸形精子症。

（三）单精子卵胞浆内注射（ICSI）

明确的精子顶体发育缺陷或不动纤毛综合征；严重少、弱、畸形精子症；不可逆的梗阻性无精；不射精症仅能通过睾丸/附睾获取精子者；非梗阻性无精但能够获取精子者，助孕前需经遗传学评估；常规 IVF－ET 排除卵的因素完全不受精者。

（四）供精辅助生殖技术

无法从男方精液、附睾或睾丸中获取精子；能够获取精子但不能满足 ART 成功，排除女方因素。

（五）领养

经过医学干预措施无法成功生育夫妻；夫妻意愿不选择辅助生殖技术包括供精助孕者。

（六）胚胎植入前遗传学诊断（PGD）

家族性或过去生育子女中有多发性出生缺陷怀疑有高发的遗传风险；男方有已知的单基因遗传性疾病、染色体病或基因缺陷并存在遗传风险（建议在实施 PGD 前由遗传优生学和生殖医学专业人员进行综合的临床评价）。

（岳焕勋）

第四篇

辅助生殖技术的实施

第七章

辅助生殖技术

　　再生育夫妇终止避孕措施后在一定时间内未能自然怀孕，经生育力评估确定符合实施辅助生殖技术的适用范围，夫妇有实施辅助生殖的意愿，经县卫计委行政部门批准，可在再生育服务指定的医疗机构接受辅助生殖技术治疗。

　　人类辅助生殖技术（assisted reproductive techniques，ART）是指对配子、胚胎或者基因物质进行体内外系统操作获得新生命的技术。包括夫精人工授精（artificial insemination by husband semen，AIH）、供精人工授精（artificial insemination by donor semen，AID）、体外受精—胚胎移植（in vitro fertilization—embryo transfer，IVF－ET）、卵胞浆内单精子显微注射（intracytoplasmic sperm injection，ICSI）、植入前胚胎遗传学诊断技术（preimplantation genetic diagnosis，PGD）、卵子赠送、人类配子和胚胎的冷冻和复苏、囊胚培养、辅助孵化等。

　　符合实施辅助生殖技术适应证的再生育不孕夫妇，排除禁忌证后，还必须准备三证：身份证、结婚证、卫计委行政主管部门出具的准予生育的证明。

第一节　人工授精

人工授精是将精子以非性交方式送入女性生殖道，以达到受孕目的的技术。根据精液来源不同可分为丈夫精液人工授精（AIH）和供精者精液人工授精（AID）。根据是否采用促排卵情况，可分为自然周期人工授精和促排卵人工授精。根据授精部位不同可分为宫腔内人工授精、宫颈内人工授精、阴道内人工授精等。目前临床最常用的是宫腔内人工授精。

一、丈夫精液人工授精

（一）条件与准备

1. 再生育不孕夫妇必须满足以下条件才能考虑AIH：（1）女方经子宫输卵管碘油造影或腹腔镜检查，证实至少一侧输卵管通畅；（2）女方经基础体温测试及B超检查证明有排卵，或者经促排卵治疗有排卵；（3）丈夫精液经处理后前向运动精子总数≥10×10^6个。

2. AIH适应证

（1）男性精液异常　轻度或中度少精子症（精子浓度为 $5 \times 10^6 \sim 20 \times 10^6/ml$）、弱精子症（快速前向运动精子 a 级<25%或前向运动精子 a+b<50%）、液化时间超过 60 分钟。

（2）宫颈因素　因宫颈黏液异常造成精子无法通过宫颈导致的不孕。

（3）性交障碍　性交时不射精，严重早泄、阳痿、逆行射精症。

（4）排卵障碍（如 PCOS）、子宫内膜异位症经单纯药物治疗未受孕。

（5）不明原因不孕　经各种检查证明女方输卵管通畅，有正常排卵且男方精液正常的不孕夫妇。

（6）免疫性不孕　夫妇一方或双方抗精子抗体阳性，性交后试验异常。

3. AIH 禁忌证

（1）男女任何一方患有严重的精神疾患、泌尿生殖系急性感染、性传播疾病。

（2）患有目前无法进行植入前胚胎遗传学诊断的遗传性疾病。

（3）任何一方具有吸毒等严重不良嗜好。

（4）任何一方接触致畸量的射线、毒物、药品并处于作用期。

（5）女方子宫不具备妊娠功能或严重躯体疾病不能承受妊娠。

4. AIH 前的准备

夫妇双方需进行体格检查和实验室检查，进一步明确适应证并排除禁忌证。准备三证，告知 AIH 的方法、费用、成功率及可能的并发症和随访要求，签署 AIH 知情同意书。

（二）AIH 的方法

1. 监测卵泡发育和排卵

（1）自然周期　女方月经规则，有正常排卵者可选择自然周期人工授精。通常选择在月经第 8~10 天开始 B 超监测卵泡发育，期间结合尿 LH 半定量预测排卵时间，如患者有卵泡不破裂的病史，可适时注射 HCG。

（2）药物促排卵周期　适用于女方排卵障碍和自然

周期 AIH 反复失败的患者。常用的促排卵用药有氯米芬（clomiphene，CC）、来曲唑（letrozole，LE）、促性腺激素（HMG 和 FSH）等，其中 CC 是一线口服促排卵药物。用药后 4～5 天开始 B 超监测卵泡发育情况以调整剂量，期间结合尿 LH 半定量了解血 LH 峰时间，当主导卵泡直径大于 18mm 时，可肌注 HCG 诱发排卵。当大于 18mm 的主导卵泡大于 3 个时，为避免多胎妊娠，建议取消本周期 AIH。

2. AIH 时机

可在 B 超监测到排卵后 24h 内或者尿 LH 出峰后 24～48 小时内行 AIH，也可在注射 HCG 后 24～48 小时内行 AIH。

3. AIH 操作（宫腔内人工授精）

男方手淫法取精液，实验室对精液进行处理，处理好的精液通过人工授精管缓慢注入宫腔。术后抬高臀部休息 30 分钟。精液经过处理可筛选出高活力的精子，并被送到离受精部位较近的宫腔内，可避免宫颈不良因素对精子的影响，缩短精子的游动距离，使精子和卵子更容易结合。

4. 黄体支持

排卵 6 天后可予黄体酮支持黄体。

5. 确定妊娠

术后 14～16 天测尿 HCG、血 β－HCG 确定是否妊娠，术后 4～5 周 B 超确认临床妊娠。夫精人工授精流程如图 7－1 所示。

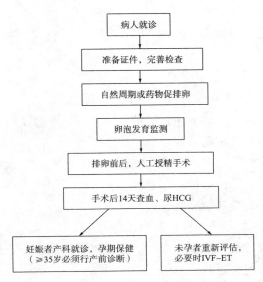

图 7-1 夫精人工授精流程图

（三）丈夫精液人工授精的成功率

我国 AIH 总成功率为 $10\%\sim20\%$。AIH 的成功率与患者不孕的原因、不孕年限、年龄、子宫内膜情况、黄体功能、男方精液情况、AIH 的时间、手术操作情况及 AIH 实施周期数等均有一定的关系。

（四）夫精人工授精的次数

同一月经周期可进行 1 次或 2 次 AIH，妊娠率相似。研究表明，有 94% 的妊娠发生在前 $4\sim6$ 个周期的 AIH 中，6 个周期以后，妊娠的可能性就极小了。因此，建议行 $3\sim6$ 个周期 AIH，年龄≥35 岁的再生育夫妇行 3 周期即可。若未孕，考虑 IVF-ET 助孕。

二、供精人工授精

（一）条件与准备

1. 男方必须符合下列 AID 适应证

（1）无精症（包括输精管结扎术后不愿复通）；

（2）严重畸精症；

（3）严重的少精症、弱精症；

（4）逆行射精；

（5）性功能障碍。

2. 女方必须符合下列条件

（1）经子宫输卵管碘油造影或腹腔镜检查证实至少一侧输卵管通畅；

（2）经基础体温测试及 B 超检查证实有排卵，或者经促排卵治疗有排卵。

3. 女方禁忌证

见 AIH 禁忌证。

4. AID 前的准备

夫妇双方需进行体格检查和实验室检查（女方检查同 AIH，男方需提供与指征相关的检查结果），进一步明确适应证并排除禁忌证。准备三证。告知患者 AID 的方法、费用、成功率及可能的并发症和随访的要求，并强调通过夫精 IVF/ICSI 技术或 AIH 也有可能使其有自己的血亲后代，如患者本人仍坚持 AID，放弃其他技术助孕，必须签署 AID 知情同意书。

（二）供精人工授精的方法及成功率

AID 的治疗过程与 AIH 基本相同，区别是 AID 的精液必须由获得国家卫生部批准证书的精子库提供。

AID 总成功率为 20%～30%。AID 的成功率与女方的年龄、不孕年限、AID 实施周期数等均有一定的关系。建议行 3～5 个周期 AID，年龄≥35 岁的再生育夫妇行 3 周期即可。若仍未孕，可考虑 IVF-ET 助孕。

第二节　体外受精-胚胎移植及其衍生技术

体外受精-胚胎移植及其衍生技术包括：常规体外受精-胚胎移植（IVF-ET）、卵胞浆内单精子显微注射（ICSI）、植入前胚胎遗传学诊断技术（PGD）、卵子赠送、人类配子和胚胎的冷冻和复苏、囊胚培养、辅助孵化等。

一、常规体外受精-胚胎移植（IVF-ET）

体外受精-胚胎移植技术是将不孕症患者夫妇的卵子与精子取出体外，在体外培养系统中受精并发育成胚胎后，将优质胚胎移植入宫腔内，以实现妊娠的技术。

（一）指征与准备

1. 适应证

（1）女方各种因素导致的配子运输障碍　如双侧输卵管阻塞、输卵管缺如、严重盆腔粘连或输卵管手术史等输卵管功能丧失者。盆腔粘连分离、输卵管修复整形术后 1 年仍未妊娠者。年龄≥35 岁的输卵管因素不孕的再生育妇女（不建议首选手术治疗）。

（2）排卵障碍　排卵障碍患者经反复诱发排卵或促排卵治疗，或结合 AIH 治疗仍未妊娠者。年龄≥40 岁的排卵障碍再生育患者。

（3）子宫内膜异位症　轻、中度子宫内膜异位症患者经多次 AIH 失败或重度子宫内膜异位症患者。年龄大于 35 岁的子宫内膜异位症患者。

（3）男方少、弱、畸精子症　男方少、弱、畸形精子或复合因素的男性不育，经 AIH 治疗未妊娠者，或男方因素严重程度已不适合实施 AIH 者。

（5）免疫性不孕与不明原因不孕　多次 AIH 或其他常规治疗仍未妊娠者。

（6）大于 40 岁或者卵巢储备差的不孕妇女。

（7）年龄大于 35 岁伴有影响胚胎种植的生殖系统疾病（肌壁间、黏膜下子宫肌瘤，输卵管积水等）的不孕妇女　可先通过 IVF 技术得到胚胎，不移植新鲜胚胎，冷冻全部优质胚胎。待治疗影响胚胎种植的疾病后再行冻融胚胎移植。

2. 禁忌证

详见 AIH 禁忌证。

3. 准备

夫妇双方需进行体格检查和实验室检查，进一步明确适应证并排除禁忌证。准备三证。告知患者 IVF 的过程、费用、成功率、副作用、对子代可能影响及其他风险、时间安排、随访要求等，让患者充分知情并签署各种知情同意书。

（二）治疗步骤

1. 控制性卵巢刺激

（1）促排卵药物　IVF－ET 治疗过程常用的药物有促性腺激素释放激素类似物（包括 GnRH 激动剂、GnRH 拮抗剂）、促性腺激素（包括 HMG、FSH、HCG 等），对卵巢功能差的患者也用到氯米芬、来曲

唑。辅助用药常用的有溴隐亭、生长激素、脱氢表雄酮
（DHEA）、二甲双胍等。

（2）用药方案 ①超促排卵方案 对于卵巢功能较
好者，首选长方案；对于卵巢储备功能较差，或者前次
超促排卵卵巢反应不良的患者，可选短方案或者拮抗剂
方案；对于 PCO、高 LH 及子宫内膜异位症的患者，
可选超长方案或者改良超长方案。②自然周期和微刺激
方案 对于卵巢储备功能差，基础促卵泡素（bFSH） >
12~15mIU/ml，双侧卵巢窦卵泡数总数<4 个；或长/
短方案取卵数≤4 个的患者，可考虑自然周期或者微刺
激方案取卵。

2. 取卵

一般采用 B 超引导下经阴道取卵。术前 30 分钟肌
肉注射哌替啶，也可采用芬太尼或者咪达唑仑静脉麻
醉。抽吸出所有卵泡的卵泡液和卵子，立即送实验室捡
出卵子。

3. 体外受精及胚胎培养

取卵日男方手淫法取精液，实验室对精液进行处
理。取卵后 2~4 小时将处理后的精子与卵子放在一起
共同培养，后在显微镜下观察受精情况。取卵后每天观
察卵裂情况，给每个胚胎评分。

4. 新鲜胚胎移植

可在取卵后第 3 天移植卵裂期胚胎，也可在取卵后
第 5~6 天移植囊胚期胚胎。我国规定年龄小于 35 岁妇
女第一次移植胚胎数不能超过 2 个，如第一次移植未妊
娠，以后可移植≤3 个胚胎；年龄≥35 岁妇女，每次移
植胚胎数均必须≤3 个。如果移植囊胚，建议移植 1~2
个，提倡单胚胎移植，以降低多胎率。

胚胎移植手术后剩余的优质胚胎，在征求患者意见后可冷冻保存。对于取卵后出现卵巢过度刺激综合征（ovarian hyperstimulation syndrome，OHSS）倾向者，或者移植日发现不适宜移植胚胎的情况者，建议取消移植，冷冻全部优质胚胎。

5. 黄体支持

控制性超促排卵中进行了垂体降调节，移植胚胎后，垂体分泌促性腺激素的功能未恢复，而且取卵抽吸走部分颗粒黄体细胞，这些均可导致黄体功能不足，所以在 IVF-ET 中需要黄体支持。黄体支持一般开始于取卵后，维持到妊娠 10~12 周胎盘形成取代妊娠黄体的功能。一般使用肌肉注射黄体酮，或者用黄体酮阴道缓释凝胶，也可以肌肉注射黄体酮的同时口服地屈孕酮。

6. 妊娠确定

（1）胚胎移植后第 14 天查尿妊娠试验，并查血 β-HCG，如阴性则停药等待月经来潮；如阳性则继续使用黄体酮支持黄体。

（2）移植后第 4、6 周分别 B 超检查了解胚胎情况，有无多胎，同时除外宫外孕。一旦发现在 3 胎以上应及时行选择性胚胎减灭术。以后到产科定期进行产前检查。

（3）如果出现少量阴道流血、下腹痛等先兆流产或宫外孕征象，应及时了解 β-HCG 及 B 超情况，明确诊断，及时治疗。

（4）年龄≥35 岁的孕妇或产前检查发现可疑高风险孕妇，必须到国家批准的产前诊断中心进行产前诊断。IVF-ET 流程见图 7-2。

（三）IVF-ET 的结局

目前我国 IVF-ET 的临床妊娠率约 40%～50%，抱婴率在 20%～30%。IVF-ET 的结局包括：卵巢反应不良、未孕、流产、宫外孕、宫内死胎、早产、畸形、多胎妊娠、单胎妊娠。受年龄、卵巢基础状态、胚胎质量及不孕病因的影响，胚胎移植后流产、宫外孕、多胎妊娠发生率高于自然妊娠；产科并发症如早产、妊娠高血压疾病、前置胎盘发生率也高于自然妊娠。

（1）卵巢反应不良 卵巢对超促排卵的反应不良是常见的 IVF 周期取消的原因。其发生的主要原因有年龄增大、反复盆腔手术、严重炎症粘连/破坏（尤其是结核性病变）、卵巢子宫内膜异位症、化疗、放疗、卵巢早衰等。

（2）流产 常规 IVF-ET 的流产率约为 15%～30%，可表现为临床前流产、早期自然流产、晚期自然流产。高龄妇女流产率高于年轻妇女，因为年龄大于35 岁的高龄妇女，卵细胞在减数分裂时，染色体发生不分裂的机会增加，染色体畸变率也增加，那么自然流产和出生异常胎儿的危险性就增加了。自然妊娠如此，辅助生殖技术中也如此，目前技术尚无法控制。

（3）出生缺陷 IVF-ET 中移植的胚胎只从胚胎形态标准进行评分，其是否有遗传变异是不清楚的，PGD 也只能检测出部分遗传性疾病。孕期接触致畸因子也可能导致胎儿异常。虽然接受 IVF-ET 治疗的不孕夫妇在治疗前进行的各项监测指标基本正常，但仍不能排除一些潜在的致畸因素。因此，建议年龄高于35 岁的妇女行 IVF-ET 治疗妊娠后常规行产前诊断，可能接触致畸因子的高危妇女或者既往有自然流产史的妇

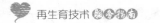

女妊娠后也应行产前诊断，尽量减少出生缺陷的发生。

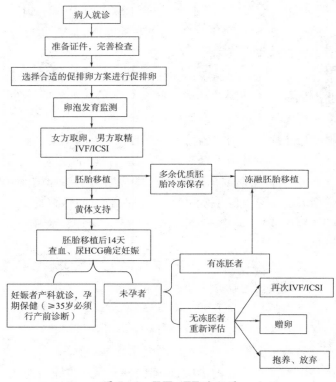

图 7-2　IVF-ET 流程图

二、卵胞浆内单精子注射（ICSI）

卵胞浆内单精子注射（ICSI）技术是在显微操作系统的帮助下，在体外直接将单个精子注入卵细胞胞浆内，从而使精子和卵母细胞被动结合受精，形成受精卵并进行胚胎移植，达到妊娠目的。男性严重少精、弱精、畸精症或阻塞性无精症造成的不育，在体外受精中最大的困难是精子不能穿过卵母细胞透明带达到精卵融合。ICSI 技术直接将精子引入卵母细胞胞浆内，提高受精率，极大地降低了对精子数量、活力以及受精能力的要求。目前该技术已广泛应用于临床，但 ICSI 是一种侵入性治疗，只有当精子的数量不足或者质量缺陷不能让卵子受精时才能选择。ICSI 的适应证、实验室操作步骤和 IVF 不同，禁忌证及女方的临床治疗步骤基本和 IVF 相同。

（一）ICSI 的适应证

（1）严重的少、弱、畸精子症，治疗中常规手淫排精收集精液；

（2）不可逆的梗阻性无精子症，生精功能障碍（排除遗传缺陷疾病所致），治疗中需要通过附睾穿刺或者睾丸切开手术获取精子；

（3）免疫性不育；

（4）体外受精失败；

（5）精子顶体异常。

（二）ICSI 治疗的安全性

ICSI 把在自然情况下难以使卵子受精的精子直接注入卵细胞内，可能对卵子造成一定程度的损害，目前没有证据表明 ICSI 的致畸率高，一些研究表明 ICSI 的早孕流产率与常规 IVF 无明显差异，这可能是由于卵子和胚胎的 DNA 修复系统修复了操作步骤对配子的损害。另外，未经过自然选择的精子也有可能将遗传缺陷（如 Y 染色体微缺失、先天性双侧输精管缺失患者存在的基因突变等）传给下一代。在进行 ICSI 助孕技术前，患者对于 ICSI 的安全性应充分知情，必要时先行染色

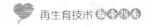

体核型筛查和遗传咨询，以防遗传缺陷的延续。

三、植入前胚胎遗传学诊断（PGD）

植入前胚胎遗传学诊断（PGD）是指在体外对配子和胚胎进行遗传学诊断，避免遗传病患儿出生的技术。在胚胎体外培养发育到 6～10 个卵裂球时，通过显微操作技术取 1～2 个卵裂球进行分子遗传学检查，或者胚胎发育到囊胚期时，取滋养外胚层细胞进行检查，但要保持胚胎的完整性，最后选择未携带遗传病的胚胎移植，从而避免遗传病患儿的出生。PGD 是产前诊断的一种更早期的形式，为不愿接受终止妊娠的遗传病高危夫妇提供了可供选择的手段。它不仅可防止遗传病的发生，而且避免选择性流产和多次流产可能造成的创伤以及伦理道德观念的冲突，还可缩短由于选择性流产恢复所需要的妊娠间隔时间。由于人类胚胎中存在高比例的染色体嵌合体，因此取出的单个细胞检测正常并不能代表整个胚胎的所有细胞正常，还有等位基因脱扣等问题，这些使 PGD 诊断的正确性不能达到 100％。目前可行 PGD 诊断的单基因遗传疾病有 30 余种。

四、卵子赠送

（一）再生育不孕夫妇受卵的适应证与禁忌证

（1）再生育不孕夫妇受卵的适应证

①女方丧失产生卵子的能力；②女方具有明显的影响卵子数量和质量的因素。

（2）再生育不孕夫妇受卵的禁忌证

同 AIH 禁忌证。

（二）受卵者的筛查和受卵者配偶的检查

1. 受卵者的筛查

（1）采集详细的医学病史并进行全面的体格检查；

（2）生化检查和传染性疾病的筛查、胸部 X 线片、心电图等；

（3）再生育妇女应充分评估能否耐受妊娠，能够耐受妊娠才能接受赠卵；

（4）接受赠卵形成的胚胎必须冷冻保存 6 个月以上，供者接受 HIV 的复查后才能移植；

（5）心理咨询和充分知情。

2. 受卵者配偶的检查

（1）精液分析；

（2）血型和 Rh 因子；

（3）生化检查和传染性疾病的筛查；

（4）适当的遗传学筛查；

（5）心理咨询和知情同意。

（三）赠卵的条件

供受双方要充分知情，遵从自愿、互盲、保密的原则。赠卵者必须是正在接受 IVF－ET 治疗的患者，最多只能捐赠给 5 名妇女。

（四）步骤

当有捐赠的卵子时，生殖中心通知受卵夫妇来院。保持赠卵方与受卵方互盲，赠卵和受卵双方分别签署相应的知情同意书。受卵男方取精后，根据精液情况与赠卵行 IVF 或 ICSI。培养形成的优质胚胎将冷冻保存半年以上。胚胎冷冻半年后，赠卵者须来院复查 HIV，如为阴性，受卵者才能进行冻存胚胎复苏移植；如为阳

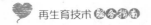

性，则受卵者冻存胚胎将废弃。受卵者进行冻融胚胎移植的步骤同非受卵者的冻融胚胎移植。

五、胚胎的冷冻和复苏

胚胎冻融是通过低温使暂不使用的胚胎细胞代谢中止，使用前再通过复温使胚胎恢复生机状态的胚胎保存方法。胚胎冻融包括冷冻、保存、解冻复苏三个过程。通常选择高质的 6～8 细胞卵裂期胚胎或者第 5～6 天的优质囊胚期胚胎进行冷冻保存。冷冻胚胎解冻前，需要准备子宫内膜，在子宫内膜合适的时候解冻胚胎进行移植。

六、人类辅助生殖技术的常见并发症

（一）多胎妊娠

多胎妊娠是 ART 的常见并发症。多胎妊娠不但易并发妊娠期高血压疾病、妊娠期肝内胆汁淤积症、重度贫血、羊水过多、前置胎盘、产后出血等并发症，危及孕妇生命；而且也增加流产、早产的机会，增加胎儿宫内发育迟缓、新生儿低体重、新生儿呼吸窘迫综合征、胎儿畸形等风险，围产儿患病率和死亡率也增加。多胎妊娠给家庭和社会也带来了沉重的经济负担。辅助生殖技术要严格掌握促排卵指征，严格控制移植胚胎数目。发生三胎以上包括三胎妊娠必须行选择性胚胎减灭术（简称减胎术）。妊娠 7～10 周可选择经阴道超声引导下负压抽吸法、机械破坏法或者化学毒物杀灭胚胎法减灭胚胎；妊娠大于 15 周可选择经腹壁减灭胚胎；妊娠 10～15 周则根据妊娠具体情况选择经阴道或者经腹选择性减胎。

(二) 卵巢过度刺激综合征 (OHSS)

OHSS 是使用促排卵药物的严重并发症，是一种医源性疾病，与所用促排卵药物有关，可发生于排卵障碍妇女诱发排卵时，但更多见于施行辅助生殖技术时，自然妊娠中偶有出现。OHSS 的发病机制尚未阐明，其特征性表现为卵巢囊性增大，毛细血管通透性增加，以致体液从血管内向第三体腔转移，腹水、胸水形成，继而造成血液浓缩，电解质紊乱，严重时肝、肾功能受损及血栓形成。OHSS 是一种自限性疾病，主要是对症保守治疗，重点在于预防。对于年轻（年龄<35 岁）、身材瘦小、PCOS 的高危患者，要严格促排卵指征，促排卵期间必须监测卵泡发育，AIH/AID 如发生多卵泡发育应取消周期，IVF-ET 如取卵数多，E_2 水平高，卵巢体积大应积极采取预防措施。OHSS 治疗的关键是预防其他并发症的发生，注意血流动力学的改变，防止电解质紊乱，保护肝肾功能，重视肺功能的调节，保护神经功能，预防血栓形成。轻度 OHSS 观察，中度 OHSS 适当干预，重度 OHSS 积极治疗。对于严重的 OHSS 患者必须住院治疗。

(三) 异位妊娠

在人类辅助生殖技术应用中，异位妊娠的发生率为 3%~5%，宫内妊娠合并异位妊娠的发生率为 1%，均高于自然妊娠。ART 随访密切关注血 HCG 水平变化和妊娠早期 B 超检查，能及时发现和诊断异位妊娠，诊断和治疗要点同自然妊娠的异位妊娠。对于宫内合并异位妊娠者，由于宫内妊娠囊的存在，诊断注意与先兆流产鉴别。IVF－ET 治疗确诊宫内早孕的患者，如出现不能解释的下腹疼痛，并渐渐加剧，甚至出现晕厥等出血性休克表现时，要警惕宫内妊娠合并异位妊娠的可能性，可借助 B 超鉴别诊断。治疗上，可在腹腔镜下处理异位部位妊娠，尽量保留宫内妊娠。

（四）卵巢扭转

卵巢扭转多发生在卵巢囊肿、卵巢超促排卵增大、OHSS 时，体位突然改变后易发生。主要临床表现为：突发一侧下腹剧痛，进行性加重，可伴恶心、呕吐。查体腹肌紧张，患侧压痛、反跳痛明显。超声检查可见患侧囊性固定不动包块，彩色多普勒检查可见卵巢血流减少。促排卵过程中，对于卵巢增大的患者，要嘱其减少活动。如出现卵巢扭转迹象，可先观察一段时间，但要注意防止血栓脱落造成其他脏器栓塞。如症状持续加重，应急诊剖腹探查，术中根据卵巢扭转程度决定手术方式。

（五）胚胎移植后的阴道流血

胚胎移植后出现阴道流血，可考虑以下几种情况：

（1）胚胎丧失　胚胎丧失多发生在胚胎移植后 14 天内。IVF－ET 中一般移植 2～3 个胚胎，没有种植的胚胎丢失可能引起少量阴道流血。不需要特殊处理。

（2）临床前流产　胚胎移植后 14 天查血 HCG 升高，但后来 B 超未见孕囊，患者可有少量阴道流血。此类患者一般不需要特殊处理，停黄体酮后会来月经来潮。

（3）先兆流产　宫内妊娠的患者妊娠期间可能有少量阴道流血，B 超可见孕囊周围少量积液。可加强保胎治疗。

（4）异位妊娠 妊娠后出现不规则阴道流血、腹痛，可测血 HCG 及 B 超诊断。

（六）卵巢肿瘤

连续多次促排卵治疗与卵巢癌的关系存在争议。卵巢癌患者平均妊娠数低，未孕妇女发病多；而促排卵的妇女多为未孕妇女，故促排卵的未孕妇女卵巢癌发病率的增加是否与促排卵治疗相关，尚需大样本量研究。使用促排卵药物要有明确指征，一般连用 3 个周期仍未妊娠者应暂停，最多不超过 6 个周期。

七、影响人类辅助生殖技术成功率的因素

（一）年龄

随着妇女年龄增加，尤其在 35 岁后，卵巢的储备功能下降，卵子质量下降，卵子染色体异常率增加，子宫内膜容受性下降，相应的随着年龄增长，辅助生殖技术的成功率下降，妊娠流产率增高，子代畸形率增高。

（二）不孕年限

不孕年限越长，患者的年龄越大，妊娠率越低。

（三）不孕原因

不同的不孕原因会影响辅助生殖技术的妊娠率。

（1）输卵管积水 输卵管积水未处理的患者行 IVF－ET种植率、临床妊娠率较低，流产率较高，可能与输卵管积水返流入宫腔影响胚胎着床有关。在 IVF－ET 前行输卵管近端结扎＋远端造口术，可改善 IVF－ET 的结局。切除积水的输卵管可能影响卵巢储备功

能，应慎重考虑。

（2）子宫内膜异位症　在不孕患者中，子宫内膜异位症发病率高达 25%～40%。EM 引起不孕的原因包括：盆腔解剖结构异常；腹腔内环境的免疫或炎症性改变；垂体和卵巢功能异常（排卵障碍、黄体功能不良、卵泡未破裂黄素化综合征）；受精异常或种植异常。EM 不孕妇女行 IVF－ET 的妊娠率低于因输卵管因素行 IVF－ET 的不孕妇女，流产率高于输卵管因素不孕妇女。IVF－ET 治疗选择超长方案或改良超长方案，可抑制盆腔异位病灶及不利于妊娠的盆腔环境，提高妊娠率。

（3）PCOS　由于 PCOS 患者存在高雄激素血症、胰岛素抵抗以及生殖内分泌系统的多种功能紊乱，在 IVF－ET 治疗中易出现 OHSS、取卵数量多但质量欠佳、流产率高等情况。在 IVF－ET 超促排卵前进行预处理，通过控制体重、口服达英－35、二甲双胍等方式改变体内异常的激素环境，可改善 PCOS 患者 IVF－ET 的治疗结局。

（4）男性精液质量　精液质量影响夫精人工授精的成功率，对少、弱、畸形精子症者，经体外处理后的精子活力与 AIH 妊娠率密切相关。

（贺贞）

第五篇
孕期和围分娩期保健及监护

再生育妇女是既往有生育史，由于各种原因有再次妊娠要求的妇女。随着我国计划生育政策的调整，二胎的全面放开，再生育妇女群体明显增大。与初产妇相比，这一群体普遍年龄偏大，存在瘢痕子宫、助孕技术妊娠、内外科合并症、妊娠期并发症的比例增高，以及胎儿发育异常风险增加。失独后再生育妇女往往还有较大的心理压力，因此需要对再生育妇女妊娠予以特别重视，保障母婴健康。

第八章

孕期保健及监护规范

第一节　产前检查规范

　　孕期保健是指从妊娠开始到分娩前的整个时期，对孕妇及胎儿进行健康检查以及对孕妇进行心理上的指导，包括早孕诊断、首次产前检查和以后的产前检查及胎儿出生缺陷的筛查与诊断。再生育孕妇由于上述的一些特点，重点应加强对出生缺陷的产前筛查和诊断，以及对妊娠并发症和合并症的早诊断、早处理。当然，最好的保健应该从孕前开始，做好孕前咨询及出生缺陷的一级预防。

一、产前检查的时间、次数及方案

（一）首次产前检查

　　从确定妊娠早期开始，一般应在 6～8 周。主要目的：①早期诊断正常妊娠及异常妊娠（流产、异位妊娠等）；②估计和核对孕期或胎龄；③评估孕妇的健康状况；④制定产前检查计划。

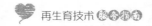

（二）定期产前检查

建议 36 周前为每 4 周检查一次，妊娠 37 周后每周检查一次。高危妊娠应酌情增加产前检查次数。根据我国的孕前及孕期保健指南，孕期检查分常规检查及备选项目，常规检查为孕期保健的基本要求，对医疗资源条件较好的地区应尽量完善备选项目，详见表 8-1。

表 8-1　孕前检查时间及项目推荐

检查时间	常规检查及保健	备选项目
6～13^{+6}周	建立孕期保健手册 确定孕周，推算预产期 血压、BMI 指数、常规妇科检查（孕前 3 个月未做者） 胎心率测定（妊娠 12 周左右多普勒听诊） 血、尿常规；ABO 和 Rh 血型 肝、肾功能及空腹血糖；HBsAg、TP、HIV 筛查心电图 评估妊娠期高危因素	HCV 筛查 地中海贫血和甲状腺功能筛查 宫颈细胞学检查 B 型超声 NT 筛查（11～13^{+6}周） 早期唐氏筛查 绒毛膜活检（适宜人群）
14～19^{+6}周	分析首次产前检查的结果 血压、体重、宫底高度、腹围、胎心率 妊娠中期唐氏筛查（15～20^{+6}周唐筛）	羊膜腔穿刺检查胎儿染色体
20～23^{+6}周	血压、体重、宫底高度、腹围、胎心率 胎儿系统 B 型超声筛查（18～24 周） 血常规、尿常规	B 型超声测量宫颈长度（早产高危者） 胎儿的心脏彩超检查

续表8-1

检查时间	常规检查及保健	备选项目
24~27⁺⁶周	血压、体重、宫底高度、腹围、胎心率 75g OGTT 血常规、尿常规	抗D滴度复查（Rh阴性者） 宫颈阴道分泌物 fFN 检测（早产高危者）
28~31⁺⁶周	血压、体重、宫底高度、腹围、胎心率 产科B型超声检查 血常规、尿常规	B型超声测量宫颈长度或宫颈阴道分泌物 fFN 检测（早产高危者）
32~36⁺⁶周	血压、体重、宫底高度、腹围、胎心率、胎位 血常规、尿常规	GBS筛查（35~37周） 肝功能，血清胆汁酸检测（32~34周，怀疑 ICP 孕妇） NST检查（34周开始） 心电图复查（高危者）
37~41⁺⁶周	血压、体重、宫底高度、腹围、胎心率、胎位、宫颈检查（Bishop评分）；血常规、尿常规 NST检查（每周1次）	产科B型超声检查 评估分娩方式

二、注意事项

（1）孕前咨询、筛查、评估夫妇双方的健康状况，发现并及时纠正不利于妊娠、分娩的高危因素，给予健康指导后有计划妊娠是最理想的怀孕方案，有助于减少母儿并发症发生的风险。

（2）再生育妇女合并内外科疾病的概率高于一般人群。应在孕前检查或初次建卡时详细地询问病史，全面地内科查体，完善相应的实验室检查（见表8-1）；据此对妊娠期高危因素进行评估，制定此后产前检查的监护重点；对于合并内、外科疾病的孕妇，需相应科室共同监护妊娠过程，病情严重者及时终止妊娠。

（3）再生育妇女往往为高龄，因此使需加强产前筛查及诊断。

（4）妊娠早期及时鉴别诊断流产及异位妊娠；妊娠中晚期注意早产风险评估，胎儿宫内发育评价，发现并处理发育迟缓，同时防止胎儿体重过大。

（5）妊娠晚期加强对胎儿宫内状况的评估。胎动计数仍是孕妇家中自我监护胎儿宫内状况的主要措施，34周后建议每周行胎心电子监护一次，高危妊娠建议 32周开始实施胎心电子监护。

（6）妊娠近足月或足月后，应评估孕妇阴道分娩条件，对分娩时机及方式提出建议。无合并病症的单胎妊娠超过 41 周，应住院并引产。

（7）孕期加强营养、用药及生活方式指导。应补充叶酸 $0.4\sim0.8mg/d$ 至孕 3 个月，有条件者可继续服用含叶酸的复合维生素；适时补充铁剂及钙剂。对肥胖及糖尿病孕妇应给予饮食指导。

（8）孕期保健除注意超声、实验室检查结果外，不能忽略每次产检时测量血压、宫高、腹围、胎心，必要时进行心肺听诊及其他系统器官的查体。

（9）超声检查是产科重要的辅助检查。妊娠早期超声检查有助于诊断宫内妊娠、流产、异位妊娠及确定孕周；对再生育妇女有条件者建议超声 NT 筛查（11～13^{+6}周）；18～24 周的系统超声有助于早期筛查胎儿畸形；30 周左右的超声检查有助于评估胎儿的生长发育；临产前至少行一次超声检查了解胎儿的大小、胎位、羊水量及胎盘成熟度。对高危妊娠应适当增加超声检查的次数，必要时需行其他影像学（如 MRI）检查。再生育妇女发生胎盘异常的风险明显增加，并可能威胁到母儿生命。孕期超声检查需监测胎盘与宫颈口的关系，对于既往剖宫产病史的孕妇要特别注意有无子宫前壁下段胎盘植入的情况，阴道超声和 MRI 有利于提高胎盘异常的诊断。

第二节　产前筛查及产前诊断规范

产前筛查和产前诊断的目的是降低出生缺陷的发生率，尤其是严重的出生缺陷，减轻家庭和社会负担。产前筛查是对普通人群进行筛查，筛查出可能有异常胎儿的高危孕妇进行进一步产前诊断，以期提高产前诊断的阳性率，减少不必要的有创性产前诊断。产前诊断是对筛查异常的病例和高危人群进行检查，诊断胎儿是否患有遗传性疾病和先天性缺陷。

一、产前筛查及产前诊断技术

（一）产前筛查时间、适应证及注意事项

1. NT（胎儿颈项透明层）筛查时间、适应证及注意事项

（1）时间　$11 \sim 13^{+6}$ 周，顶臀径 4.5～7.4cm。

（2）适应证　适合所有孕妇，尤其是以下孕妇：孕妇年龄<18 岁或≥35 岁孕妇、夫妇一方是染色体平衡易位携带者、孕妇染色体异常、孕妇吸烟、酗酒、孕早期有 X 线照射史或病毒感染史、有异常胎儿妊娠史、有遗传病家族史、试管婴儿。

（3）注意事项　NT 筛查要求严格准确的孕周，顶臀径不在此范围内的结果准确率会显著下降。

2. 中孕期血清学筛查时间、适应证和注意事项

（1）时间　$15\sim20^{+6}$ 周，需要月经史和 B 超核实孕周。

（2）适应人群　分娩时年龄 35 岁以下的染色体异常和开放性神经管畸形低危孕妇人群。

（3）注意事项　血清学筛查受到孕周影响，因此需要保证合适孕周的情况下，否则会得出错误的风险度。

3. 高通量基因测序产前筛查（无创 DNA 检测）时间、适应证和注意事项

（1）时间　高通量基因测序产前筛查时间应当为 $12\sim26^{+6}$ 周，最佳检测时间应当为 $12\sim22^{+6}$ 周。

（2）适应人群　血清学筛查、影像学检查显示为常见染色体非整倍体临界风险（即 $1/1000\leqslant$ 唐氏综合征风险值 $<1/270$，$1/1000\leqslant18$ 三体综合征风险值 $<1/350$）的孕妇；有介入性产前诊断禁忌证者（先兆流产、发热、有出血倾向、感染未愈等）；就诊时，患者为孕 20^{+6} 周以上，错过血清学筛查最佳时间，或错过常规产前诊断时机，但要求降低 21 三体综合征、18 三体综合征、13 三体综合征风险的孕妇。

（3）注意事项　对未接受中孕期血清学筛查而直接进行高通量基因测序产前筛查的孕妇，应当在孕 15 周至 20+6 周期间进行胎儿神经管缺陷风险评估；严禁高通量基因测序产前筛查与诊断用于非医学需要的胎儿性别鉴定。

4. 系统彩超筛查时间、适应证及注意事项

（1）时间　18～24 周。

（2）适应证　建议对所有人群均进行。

（3）注意事项　系统超声对每种畸形检出率不一致，主要用于发现严重致死性畸形：无脑儿、严重脑膨出、严重腹壁缺损并内脏外翻、单腔心、致死性软骨发育不良等疾病。

5. 绒毛膜活检的时间、适应证、禁忌证

（1）时间　孕 $10\sim13^{+6}$ 周。

（2）适应证　孕妇预产期年龄≥35 岁；孕妇曾生育过染色体异常、单基因病患儿或先天性代谢病患儿；夫妇一方有染色体结构异常者；21－三体综合征、18－三体综合征产前筛查高风险者；其他需要抽取绒毛标本的检查的情况。

（3）禁忌证　先兆流产；术前两次测量体温（腋温）高于 37.2℃；有出血倾向（血小板≤70×10^9/L，凝血功能检查有异常）；有盆腔或宫腔感染征象；无医疗指征的胎儿性别鉴定。

5. 羊水穿刺时间、适应证、禁忌证

（1）时间　孕 $16\sim22^{+6}$ 周，随着分子遗传学诊断技术的进展，特殊病例羊水穿刺时间可延至足月前。

（2）适应证　孕妇预产期年龄≥35 岁；孕妇曾生育过染色体异常、单基因病患儿或先天性代谢病患儿；夫妇一方有染色体结构异常者；21－三体综合征、18－三体综合征产前筛查高风险者；其他需要抽取羊水标本的检查的情况。

（3）禁忌证　先兆流产；术前两次测量体温（腋温）高于 37.2℃；有出血倾向（血小板≤70×10^9/L，凝血功能检查有异常）；有盆腔或宫腔感染征象；无医疗指征的胎儿性别鉴定。

6. 经皮脐血管穿刺术时间、适应证、禁忌证

(1) 时间　孕 18 周后。

(2) 适应证　胎儿核型分析，胎儿宫内感染的诊断，胎儿血液系统疾病的产前诊断及风险评估，其他需要抽取脐血标本的情况。

(3) 禁忌证　先兆晚期流产；术前两次测量体温（腋温）高于 37.2℃；有出血倾向（血小板≤$70×10^9$/L，凝血功能检查有异常）；有盆腔或宫腔感染征象；无医疗指征的胎儿性别鉴定。

(二) 产前筛查及产前诊断流程

再生育妇女由于年龄普遍偏大，出生缺陷的风险增加，应该加强对该人群的知识宣传。尽量对所有再生育孕妇完成产前筛查或诊断，并严格按照产前筛查和产前诊断的规范流程进行处理，减少出生缺陷的发生，如图 8-1 所示。

(三) 产前筛查和产前诊断注意事项

(1) 产前筛查及产前诊断技术的应用应当以医疗为目的，符合国家有关法律规定和伦理原则，由经资格认定的医务人员在经许可的医疗保健机构中进行。

(2) 所有的医疗保健机构应当向孕妇广泛宣传产前筛查，按照知情选择、孕妇自愿的原则开展产前筛查。医务人员应事先详细告知孕妇或其家属 21-三体综合征和神经管缺陷产前筛查技术本身的局限性和结果的不确定性，是否筛查以及对于筛查后的阳性结果的处理由孕妇或其家属决定，并签署知情同意书。

(3) 有条件的医疗机构可开展妊娠早期的唐氏筛查，孕早期的联合筛查：包括血清学检查、超声检查

（胎儿 NT 和鼻骨筛查），以及孕早期和孕中期的序贯筛查，以提高检出率。再生育孕妇往往具备高龄等高危因素，部分孕妇需行进一步的有创性产前诊断（羊水穿刺、脐血穿刺等）。而她们往往生育要求强烈，同时使用辅助生育技术比例增大，应该与孕妇详细沟通，告知产前诊断必要性及可能的风险，需征得孕妇及家属的知情同意。

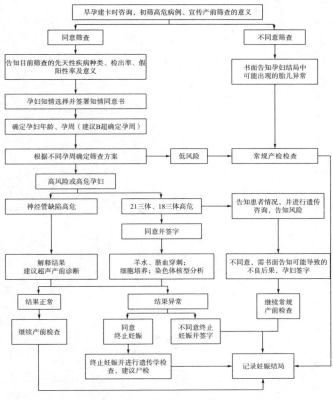

图 8-1　产前筛查及产前诊断流程

（3）超声筛查阳性者需进一步行针对性的超声诊

断，有条件的医疗机构还可以行胎儿 MRI 检查。但产前彩超诊断受孕周、胎儿运动、畸形的类型、双胎相互干扰等影响，不能 100％诊断出胎儿畸形，需要动态追踪、观察。

（邢爱耘）

第九章

妊娠期常见异常的诊治

第一节　妊娠期腹痛

腹痛是妊娠期常见的症状，往往表现为急症，其原因复杂，诊治延误可能会危及母婴的生命。

一、妊娠期腹痛的常见原因

（一）妊娠相关疾病

（1）早孕期　流产、异位妊娠、妊娠黄体破裂等。

（2）晚孕期　胎盘早剥、胎盘植入（穿破）、子宫破裂、急性脂肪肝、HELLP综合征、临产（足月、早产）等。

（二）妇科相关疾病

卵巢肿瘤（扭转、破裂）、子宫肌瘤红色样变、子宫浆膜下肌瘤扭转、妊娠子宫扭转等。

（三）妊娠合并症

（1）消化系统　急性阑尾炎、急性胃肠炎、肝炎、肠梗阻、肠穿孔、肠功能紊乱、便秘、胆结石、急性胆囊炎、急性胰腺炎、肝脏自发性破裂等。

（2）泌尿系统　急性肾盂肾炎、急性膀胱炎、尿路结石等。

（3）其他　腹腔内出血、脾破裂、腹壁外伤等。

二、妊娠期腹痛的诊断

详细的病史询问、查体、必要的辅助检查有助诊断腹痛的原因，如图 9-1 所示。

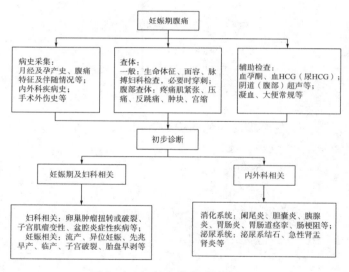

图 9-1　妊娠期腹痛的诊断流程

（一）妊娠期腹痛查体的注意事项

（1）了解各系统在妊娠期的生理改变以及不同孕期各器官位置的改变。妊娠期随着子宫的长大，胃肠管发生移位，可能使胃肠道疾病误诊，如妊娠期阑尾炎可表现为右上腹或侧腹痛。侧卧位子宫体及子宫以外腹部的查体有利于初步判断急腹症的原因。

（2）由于前壁腹膜的伸展，腹腔内炎症不与腹膜接触，故妊娠期腹膜刺激征往往不明显，增大的子宫阻碍大网膜向腹腔局部炎症的移动、包裹，使疾病的临床表现不典型；如妊娠期阑尾炎腹膜刺激征不明显，易发生穿孔。

（3）查体需关注母胎两个方面。

（4）监护有无宫缩，急性腹腔炎症往往诱发子宫收缩，导致早产。

（二）妊娠期疼痛的特点常常提示腹痛原因

（1）疼痛与子宫的关系　妊娠或妇科相关的腹痛位于下腹正中子宫或子宫旁；妊娠合并内外科疾病的腹痛可位于上腹部或侧腹，往往伴有消化道或泌尿系统症状。

①子宫部位　流产、妊娠子宫扭转、胎盘早剥、子宫破裂、子宫肌瘤红色样变性。

②子宫旁　异位妊娠、急性阑尾炎、妊娠合并卵巢肿瘤（蒂扭转、破裂）。

③上腹部　急性胆囊炎、胆结石，肝充血（子痫前期、急性脂肪肝、HELLP）、肝破裂，脾破裂，急性胰腺炎、肠梗阻。

④腰背部　尿路结石，急性肾盂肾炎。

（2）子宫性疼痛往往为阵发性，持续性钝痛多为炎症或腹腔内积液所致。先兆早产或临产的腹痛往往不剧烈，可以扪及子宫收缩。

（3）腹痛并发内出血症状甚至出现失血性休克，应积极考虑或排除引起大量内出血的各种相关疾病如异位妊娠破裂、子宫穿孔或破裂、盆腔肿瘤破裂，甚至胎盘早期剥离致子宫腔内大量积血等。

三、妊娠期腹痛的处理

（一）妊娠相关疾病的治疗
详见第五章。

（二）妇科相关疾病的治疗

（1）**妊娠合并卵巢囊肿蒂扭转或破裂**　较非妊娠期增加 2~3 倍，多有卵巢肿瘤病史，多发生于中期妊娠或产后；主要症状为突发下腹剧烈绞痛，可伴恶心呕吐，检查发现原肿瘤侧压痛明显，有局限性腹膜刺激征。在孕期任何阶段一经诊断，均应及时手术治疗，延误治疗可能发生坏死、感染；可通过腹腔镜或剖腹探查，手术复位必要时需切除患侧附件。

（2）**妊娠合并子宫肌瘤变性**　妊娠期子宫肌瘤约 5%~8% 发生红色变性。多见于妊娠后期或产褥期，孕前可有肌瘤病史，但多数小肌瘤孕前未发现。急性子宫固定位置的腹痛，呈持续性，伴恶心、呕吐，体温升高，白细胞计数升高；查体肌瘤部位压痛、反跳痛明显；B 超检查可发现增大的肌瘤内有囊性变（瘀血、坏死）。一般采用保守治疗，住卧床休息，适当给予镇静剂、抗生素和宫缩抑制剂；少数保守治疗失败，可行肌瘤挖出术。

（3）**子宫扭转**　妊娠期 80% 子宫向右旋转 30°~40°。子宫扭转指妊娠中、晚期子宫旋转≥90°，较罕见；表现为剧烈腹痛、休克、子宫高张、尿潴留；90% 病例合并子宫肌瘤、附件包块、先天性子宫畸形。处理为剖宫产终止妊娠，往往急诊开腹探查后确诊为子宫扭转。

（三）妊娠合并内外科疾病的治疗

由内外科疾病所致的腹痛一经诊断，需与相应科室共同治疗。妊娠合并内科疾病或外科疾病的早期，在采取对症处理的保守治疗措施的同时，需加强对胎儿宫内状况的监护及预防早产的发生。妊娠合并外科急腹症的手术指针同非孕期，但因妊娠期上述的改变，多数学者建议对妊娠期的急腹症应积极手术治疗，如急性阑尾炎、重症胰腺炎等，如图 9-2 所示。

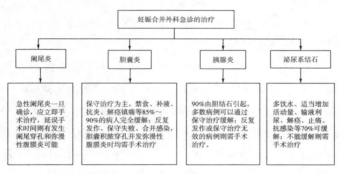

图 9-2　妊娠期腹痛的治疗流程

（四）妊娠期腹痛处理的注意事项

（1）外科合并症导致的妊娠期急腹症容易延误诊断，由此增加了母儿的危害。

（2）无论孕周，妊娠期腹部、盆腔的疼痛应首先排除产科原因。

（3）妊娠期出现的腹痛，需考虑是否临产。

（4）腹痛可能为生理性，如圆韧带痛、耻骨联合痛、Braxton-Hicks 子宫收缩痛等。

（5）任何一个生育年龄妇女的腹痛，需询问月经史，排除流产和宫外孕。

（6）急性阑尾炎是最常见的非产科性腹痛的原因。

（7）如伴发死胎或胎儿宫内窘迫，往往提示产科原因的急腹症。

（8）妊娠期胆道疾病的发生率增加，在此基础上发生的妊娠期胰腺炎死亡率较高。

（9）子痫前期导致的肝充血可引起腹痛，极少见重度子痫前期导致肝破裂。

（10）超声检查对妊娠期腹痛的诊断有非常大的帮助。

（11）需加强与各科医师（特别是外科医师）的合作，共同诊治妊娠期急腹症。

（12）妊娠期腹腔镜手术注意事项：①腹腔镜胆囊切除适用于妊娠早中期；②急性阑尾炎，卵巢囊肿≤6cm，扭转等适用于妊娠各个时期；③术前注意胎儿监护，术中CO_2压力控制在 $10\sim15$ mm Hg 范围内较安全；④术后避免应用对胎儿有害的药物，提倡早期下床活动，预防深静脉血栓形成；⑤术后还要注意宫缩，避免流产或早产。

第二节　妊娠期阴道流血

阴道流血是妊娠期常见的症状之一，是异常妊娠的临床表现，往往能引起孕妇及医生的重视。妊娠期阴道流血分为妊娠相关的出血及妊娠无关的出血。早孕期主要见于流产、异位妊娠；中晚孕期主要见于胎盘血管异常如前置胎盘、胎盘早剥、前置血管，及子宫破裂。与妊娠无关的出血主要来自于宫颈的病变，包括宫颈糜烂、息肉、赘生物（如尖锐湿疣）及宫颈癌等；因此，妊娠期阴道流血原因不清时，需窥阴器检查，了解流血是来自子宫腔或宫颈；少数情况下流血可能为阴道壁或尿道、肛门出血，仔细查体可以帮助鉴别诊断。本节只介绍与妊娠相关的中晚孕期出血的诊治。

一、定义（包括分类）

（1）前置胎盘　指妊娠 28 周后，胎盘附着于子宫下段，甚至胎盘下缘达到或覆盖宫颈内口，其位置低于胎先露部，称为前置胎盘（placenta previa）。根据胎盘与子宫颈内口的关系，分为中央性前置胎盘、部分性前置胎盘、边缘性前置胎盘、低置胎盘。

【凶险性前置胎盘】既往有剖宫产史，此次妊娠为前置胎盘，且胎盘附着于原手术瘢痕部位，其胎盘粘连、植入发生率高，可引起致命性的大出血，因此也有人称之为"凶险性前置胎盘"。

（2）胎盘早剥　指妊娠 20 周以后或分娩期正常位置的胎盘在胎儿娩出前部分或全部从子宫壁剥离，称为胎盘早剥（placenta abruption）。

（3）子宫破裂　指子宫体部或子宫下段于分娩期或妊娠期发生的破裂。

（4）前置血管　指脐带直接附着在胎膜上（称为脐带的帆状附着），脐带血管没有华通氏胶保护；当附着在胎膜上的脐带血管及其分支跨过宫颈内口，即为前置血管（vasa previa）。是一种少见但极其危险的疾病。当胎膜破裂时，前置血管被撕裂，导致胎儿急速出血，易导致胎儿死亡。

再生育妇女，由于高龄，既往妊娠、分娩史，瘢痕子宫再次妊娠等高危因素，明显增加了胎盘异常、子宫破裂的机会。特别是凶险性前置胎盘增加了产科出血、剖宫产时子宫切除、孕产妇死亡，以及早产、新生儿窒息、死亡的风险。

二、妊娠中晚期阴道流血的诊断

（1）前置胎盘和胎盘早剥　为妊娠期最常见的出血原因，通过病史特点（既往分娩史，有无外伤史）、阴道流血的特点（隐匿性或外出血，有痛性或无痛性）、辅助检查（特别是 B 型超声检查）多能对两者做出鉴别诊断，详见表 9-1。

表 9-1　前置胎盘与胎盘早剥的鉴别诊断

要点	前置胎盘	胎盘早剥
高危因素	经产妇	血管病变或外伤史
腹痛	无	剧烈
阴道流血	外出血，阴道出血量与全身出血症状成正比	内出血为主，阴道出血量与全身症状不成正比，血尿
子宫	软，与妊娠月份一致	板样硬，压痛，可比妊娠月份大
胎位胎心	胎位清楚、胎心一般正常	胎位不清、胎心弱或消失不明原因的死胎（50%～80%）
并发症	失血性休克、胎盘植入	子宫胎盘卒中、DIC、死胎
B 超	>95%诊断率	有假阴性

（二）子宫破裂的诊断要点

子宫破裂的诊断要点详见表 9-2。

表 9-2　子宫破裂的诊断

	临床特征及诊断要点
高危因素	经产妇发生率高于初产妇；瘢痕子宫；胎先露部下降受阻：骨盆狭窄、头盆不称、胎位异常；胎儿异常；软产道阻塞；阴道助产；收缩剂使用不当
临床表现	病理缩复环；腹剧痛难忍，烦躁不安；撕裂样剧痛，腹痛骤减，宫缩停止；排尿困难、血尿；阴道流血；胎心率改变或胎心不清
查体	腹压痛及反跳痛；无宫缩的腹痛；腹壁下清楚地扪及胎体，缩小宫体位于胎儿侧方；胎心弱或消失；阴道不同程度的流血；宫口缩小，胎先露部上移，甚至有时能触到破裂口
诊断要点	高危因素，病理缩复环，腹痛明显及无宫缩的腹痛，排尿困难、血尿，胎动频繁、不规则

（三）前置血管的诊断要点

前置血管的诊断要点详见表 9-3。

表 9-3　前置血管的诊断要点

	临床特征及诊断要点
高危因素	IVF-ET；中孕期胎盘前置状态；双叶或多叶胎盘；副胎盘
临床表现	伴随胎膜破裂的阴道出血；少数为破膜前和破膜后的出血；出血鲜红，无宫缩；胎心异常
查体	无宫缩时，阴道持续的流血
腔内超声	宫颈内口有血管回声
诊断要点	伴随破膜发生的阴道新鲜出血；最好出血前超声多普勒明确

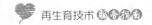

三、妊娠中晚期阴道流血的处理

(一) 前置胎盘处理流程

前置胎盘的处理流程如图9-3所示。

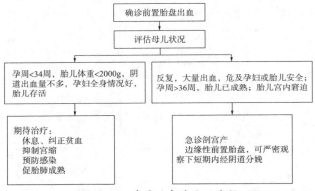

图9-3 前置胎盘的处理流程

(二) 胎盘早剥的处理流程

胎盘早剥的处理流程如图9-4所示。

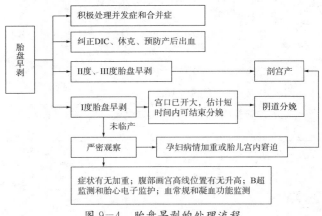

图9-4 胎盘早剥的处理流程

（三）前置血管的处理流程

前置血管的处理流程如图9-5所示。

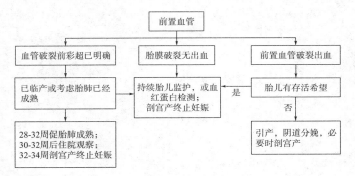

图9-5 前置血管的处理流程

（四）子宫破裂的处理流程

子宫破裂的处理流程如图9-6所示。

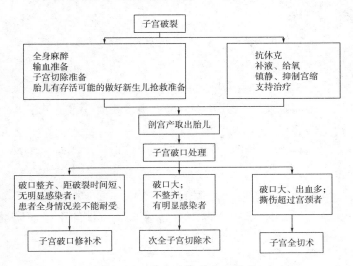

图9-6 子宫破裂的处理流程

（五）注意事项

（1）胎盘早剥的临床表现呈多样性。重症者腹痛剧烈，部分病例也可无明显腹痛；阴道流血量与实际出血量往往不符，少数病例为隐匿性无阴道流血；临床上容易误诊。

（2）超声是重要的辅助诊断措施，对前置胎盘的诊断准确率≥95％；而对胎盘早剥的诊断率约25％，B超阴性结果不能排除胎盘早剥的诊断。

（3）胎盘早剥是导致急性凝血功能障碍的主要产科疾病之一，也极易导致胎儿宫内窘迫、死胎；因此，临床上出现不明原因的凝血功能障碍或死胎时应排除胎盘早剥。

（4）有阴道助产的产妇出现阴道流血，虽然出血量少但是出现明显的失血或休克表现，应考虑子宫破裂可能。

（5）IVF－ET和中孕期胎盘前置状态时前置血管的高危因素，对于再生育妇女，如存在上述情况，尤其是合并胎盘形态异常时建议明确胎盘脐带入口情况，避免忽略前置血管。阴道超声检查是诊断前置血管的主要措施。

（6）剖宫产后再生育妇女，应尽早超声了解胚胎是否着床于子宫切口部位；妊娠期需定期复查超声多普勒了解胎盘的位置以及有无植入；凶险性前置胎盘建议妊娠晚期行MRI准确诊断，并转诊至有条件的上级医院救治。

第三节　妊娠期阴道流液

阴道流液是妊娠期常见的不适，最主要的原因是胎膜早破，包括未足月和足月胎膜早破。妊娠期由于激素的变化，阴道分泌物增多，常被孕妇主诉为阴道流液，但需排除阴道炎。另外一过性的尿失禁也可能被误以为阴道流液，经过仔细的病史询问及查体，即能做出鉴别诊断。

一、胎膜早破的定义

临产前胎膜破裂者称为胎膜早破（premature rupture of membrane，PROM）。孕 20~37 周发生的称为未足月胎膜早破（preterm premature rupture of membrane PPROM）；妊娠满 37 周后的胎膜早破称为足月胎膜早破。胎膜早破发生的孕周越早，围产儿预后越差。如若处理不当可能并发羊膜腔感染、早产、新生儿呼吸窘迫综合征、胎盘早剥、羊水过少和胎儿窘迫等，导致孕产妇感染率、围产儿发病率及死亡率显著升高。

二、妊娠期流液的诊断

妊娠期流液的诊断流程如图 9-7 所示。

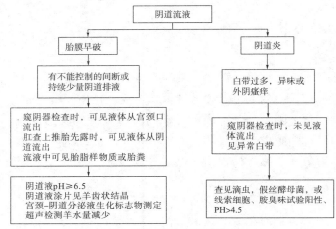

图 9—7　阴道流液的诊断

三、妊娠期流液的治疗

(一) 胎膜早破的处理流程

胎膜早破的治疗包括期待治疗和终止妊娠，期待治疗应该住院。胎膜早破的处理流程如图 9—8 所示。

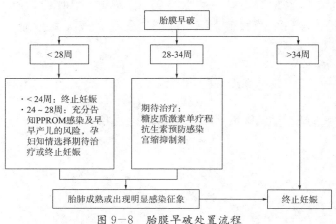

图 9—8　胎膜早破处置流程

（二）妊娠合并阴道炎的治疗

妊娠期阴道炎与不良妊娠结局（如胎膜早破、绒毛膜羊膜炎、早产、新生儿感染等）有关。对有症状的孕妇进行筛查和治疗有助于减少与阴道炎相关感染的并发症。但对无症状的孕妇一般不主张常规筛查阴道炎。

（1）滴虫阴道炎　甲硝唑 2g 顿服；或甲硝唑 400mg 口服，每日 2 次，连服 7 日。

（2）外阴阴道假丝酵母菌病　局部治疗为主，咪康唑栓 200mg，或克霉唑栓 150mg，每晚一粒塞入阴道深部，连用 7 日。

（3）细菌性阴道病　甲硝唑 400mg 口服，每日 2 次，连服 7 日；或克林霉素 300mg 口服，每日 2 次，连服 7 日。

（三）注意事项

（1）卧床休息有助于 PPROM 孕妇羊膜的破口修复和增加羊水量；尽量避免阴道指检，除非进入产程活跃期或者计划立即终止妊娠。

（2）应定期评估有无感染，一旦有感染征象，应及时终止妊娠。绒毛膜羊膜炎的诊断依据包括：母体持续心动过速≥100 次/分；发热≥38℃；白细胞计数≥15×10^9/L，中性粒细胞≥90%，子宫激惹、压痛，羊水恶臭；胎儿心动过速≥160 次/分，或出现胎儿宫内窘迫。

（3）宫缩抑制剂均有其副作用，使用过程中，应密切监护母胎情况，适时终止妊娠。

（4）促胎肺成熟治疗，采用48h糖皮质激素的单疗程方案，地塞米松 6mg 肌肉注射，每 12h1 次，共 4 次或倍他米松肌肉注射，一日一次，共 2 次。

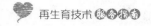

（5）由于未足月胎膜早破的原因主要是感染，破膜12小时应该使用抗生素预防感染，期待治疗和分娩后均应该预防性使用抗生素。

第四节　双胎妊娠

一次妊娠宫腔内同时有两个或两个以上胎儿时称为多胎妊娠（multiple pregnancy）。由于普遍高龄和辅助生殖技术的应用，再生育妇女多胎妊娠的发生率明显增高。多胎妊娠易引起妊娠期高血压疾病、妊娠期肝内胆汁淤积症、妊娠期糖尿病、贫血、胎膜早破及早产、胎儿发育异常等并发症；单绒毛膜双胎还可能合并双胎输血综合征、选择性生长受限等特殊并发症。因此多胎妊娠属于高危妊娠，应加强对母儿的监护。目前，通过对IVF技术胚胎移植数目的管理及早期减胎术的应用，临床上绝大多数为双胎妊娠（twin pregnancy），本节主要讨论双胎妊娠。

一、双胎的类型

双胎的绒毛膜性对围产儿预后的影响比合子性更大，因此临床上强调以绒毛膜性将双胎分为双绒毛膜双胎及单绒毛膜双胎。

（一）双卵双胎

两个卵子分别受精形成的双胎妊娠为双卵双胎（dizygotic twin），属于双绒毛膜双羊膜囊双胎。两个胎儿各自的遗传基因不完全相同，故其血型、性别、外貌等表型可不相同。

（二）单卵双胎

由一个受精卵分裂形成的双胎妊娠为单卵双胎（monozygotic twin），受精卵分裂发生在桑葚期，当受精后3日内，将形成双绒毛膜双羊膜囊双胎；当分裂发生在受精后第4~8日，即胚泡期，将形成单绒毛膜双羊膜囊单卵双胎；当分裂发生在受精后第9~13日，将形成单绒毛膜单羊膜囊双胎；当分裂发生在受精后13日以后，将形成联体双胎。由于具有相同的遗传基因，两个胎儿血型、性别及外貌等表型均相同。双胎的类型如图9-9所示。

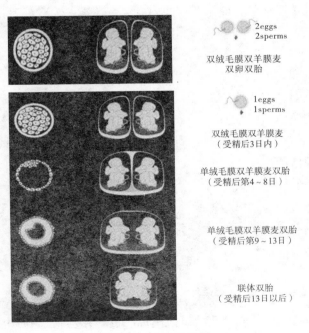

图9-9 双胎的类型

由上可见，单绒毛膜双胎即为单卵双胎，双绒毛膜双胎其中 90％ 为双卵双胎，10％ 为单卵双胎。单绒毛膜双胎由于两个胎儿共用一个胎盘，胎盘之间存在血管吻合，故可能出现严重的并发症，增加围产儿发病率及死亡率。

二、绒毛膜性的判断

由于单绒毛膜双胎特有的并发症较多，需要特殊的孕期监护，因此通过超声检查进行绒毛膜性的判断非常重要。

（1）妊娠 6~10 周，可通过宫腔内孕囊的数目进行绒毛膜性的判断。若宫腔内有 2 个孕囊，为双绒毛膜双胎，若仅见一个孕囊，则单绒毛膜双胎的可能性大。

（2）妊娠 $11~13^{+6}$ 周或胎儿顶臀径在 4.5~8.4cm 期间，可通过判断胎膜与胎盘插入点呈 "λ" 或 "T" 征对绒毛膜性质进行鉴定；前者为双绒毛膜双胎，后者为单绒毛膜双胎。

（3）若检查时孕周≥14 周，则绒毛膜性判定的难度增加；需要结合胎盘数量、两个羊膜囊间隔厚度以及胎儿性别差异进行综合判断。

（4）如果绒毛膜性不能确定，则需要按照单绒毛膜双胎进行临床处理。

三、单绒毛膜双胎特有并发症

单绒毛膜双胎由于两个胎儿共用一个胎盘，胎盘之间存在血管吻合，故可能出现严重的并发症，增加围产儿发病率及死亡率。

（一）双胎输血综合征（twin to twin transfusion syndrome，TTTS）

通过两胎儿胎盘面大量的血管吻合血液单向分流，使一个胎儿成为供血儿，一个胎儿成为受血儿。供血儿贫血、血容量减少，致使胎儿生长受限、羊水过少，甚至死胎；受血儿血容量增多、动脉压增高，可发生充血性心力衰竭、胎儿水肿、羊水过多、甚至死胎。孕24周前未经治疗的 TTTS，其胎儿病死率可达 90%～100%，存活胎儿中发生神经系统后遗症的比例高达17%～33%。目前国际上对 TTTS 的诊断主要依据为：①单绒毛膜双胎；②双胎出现羊水过多－过少序列征，一胎儿出现羊水过多（孕 20 周前羊水最大深度>8cm，孕 20 周后羊水最大深度>10cm），同时另一胎儿出现羊水过少（羊水最大深度<2cm）即可诊断。TTTs 的分期详见表 9-4。

表 9-4　双胎输血综合征的 Quintero 分期

Ⅰ期	受血儿羊水过多（孕 20 周前羊水最大深度>8cm，孕 20 周后羊水最大深度>10cm），同时供血儿羊水最大深度<2cm
Ⅱ期	超声检查观察 60 分钟，供血儿的膀胱仍不显示
Ⅲ期	任一胎儿出现多普勒血流异常，如脐动脉舒张期血流缺失或倒置，静脉导管、大脑中动脉血流异常或脐静脉出现搏动
Ⅳ期	任一胎儿出现水肿
Ⅴ期	一胎儿或两胎儿发生宫内死亡

（二）选择性胎儿受限（selective IUGR，sIUGR）

选择性胎儿受限是单绒毛膜性双胎较常见的并发

症，指单绒毛膜双胎之一胎儿生长受限（FGR），主要为双胎儿胎盘分配不均，FGR 胎儿通常存在脐带边缘附着或帆状插入。sIUGR 的诊断尚未达成共识。目前使用较为广泛的定义是 Gratacos 等提出的标准：①单绒毛膜双胎；②任一胎儿超声检查估测体质量小于相应孕周的第 10 百分位，即考虑为 sIUGR。sIUGR 羊水量可正常，或仅出现 FGR 胎儿羊水过少。

（三）无心畸胎序列征

无心畸胎序列征亦称动脉反向灌注序列（twin reversed arterial perfusion sequence，TRAPS）：为少见畸形，发生率为单绒毛膜妊娠的 1%。正常胎儿被称为泵血儿，无心胎的循环需要依赖于正常胎儿，超声检查未见异常胎儿的心脏显示，但胎体内可见血液流动，异常胎儿的脐带为单脐动脉，其血流频谱所显示的心率、心律与正常胎儿的心率、心律完全一致。泵血儿通过胎盘表面血管吻合支向寄生的无心胎供血。如不治疗，可出现心功能衰竭、水肿、早产等，其围产儿病死率为 50%～75%。

（四）单绒毛膜单羊膜囊双胎

两胎儿之间无胎膜分隔，共用一个羊膜腔。两个胎儿可因脐带缠绕或打结而发生宫内缺氧、死亡，为极高危的双胎妊娠；胎儿总的生存率约为 60%。

四、双胎妊娠期保健及监护的要点

（1）双胎的孕期保健应该在高危门诊进行，并适当增加产检次数。建议单绒毛膜双胎由具备胎儿医学知识的专家随访，有条件者转入上级医院保健及分娩。

（2）双胎妊娠的妇女产前可按照单胎妊娠相同的膳食和营养处理，无需增加特别的膳食，但是由于其贫血的发生率较之单胎更高，应及时进行血常规检查，确定及时补充铁剂和叶酸。

（3）防治早产是双胎产前监护的重点，鼓励孕妇每日增加卧床休息时间，减少活动量，预防早产的发生。若出现产兆或阴道流液应收入院治疗。双胎妊娠应谨慎使用宫缩抑制剂，注意观察药物的副作用，不建议同时使用2种及以上的宫缩抑制剂。

（4）由于双胎妊娠并发症的风险明显增高，因此需要对妊娠并发症进行筛查，早期发现，及时处理；如妊娠期高血压疾病、妊娠期肝内胆汁淤积症、妊娠期糖尿病、早产、胎膜早破、前置胎盘等。

（5）双胎妊娠应该尽早行超声检查确定绒毛膜性质，对孕期保健、分娩时机、方式的选择都具有指导价值。

（6）超声检查是监测双胎胎儿宫内发育的重要手段。双绒毛膜双胎建议每4周行超声检查一次，单绒毛膜双胎建议每2周行超声检查一次，以期早期发现特殊并发症。

（7）单绒毛膜双胎若出现TTS、sIUGR、TRAPS等并发症，应及时转入具有胎儿医学中心的医院进一步诊治。

第五节　宫颈机能不全

宫颈机能不全用于描述孕中期由于宫颈无法维持妊娠而出现的无临床征兆的分娩。宫颈机能不全的发病机制不明，高危因素包括宫颈手术、人工流产术中的宫颈机械性扩张、产伤所导致的宫颈创伤，另一可能原因包括先天苗勒氏管发育异常、宫颈胶原蛋白和弹性蛋白缺乏等。宫颈机能不全是自然晚期流产及早产的常见原因之一，往往在中晚孕期出现胎膜早破、晚期流产及早产等，有较高的新生儿死亡率或严重的并发症。

一、宫颈机能不全的诊断

宫颈机能不全的确诊较为困难，因为缺乏较客观明确的诊断依据。诊断主要依据于孕中期无痛性宫颈扩张，随之胎儿胎盘娩出妊娠终止的病史，常发生于孕24周之前，不合并其他明确导致子宫收缩和早产的因素（如出血、感染、胎膜早破）。针对于非孕期妇女的多种诊断性试验，包括子宫输卵管造影、Hegar 扩宫棒测试宫颈扩张；以及既往宫颈手术史（如锥形活检、利普刀切除、激光等），都不单独作为宫颈机能不全的诊断标准及手术指征。

二、宫颈机能不全的诊治流程

虽然缺乏足够的循证证据，宫颈环扎术是目前普遍采用的针对宫颈机能不全的治疗措施。目前主要依据手术指征对宫颈机能不全进行诊治，如图 9－10 所示。

（1）依据病史的环扎术（History － indicated Corkage），或称预防性环扎术，是指对既往有宫颈机能不全妊娠丢失病史的孕妇，此次妊娠于 12～14 周实施宫颈环扎术。

（2）依据超声检查的环扎术（Ultrasound －

indicated Cerclage），也称治疗性环扎术，是指对既往有自然晚期流产或早产史的孕妇经阴道超声检测宫颈长度≤2.5cm 者于 24 孕周前实施宫颈环扎术。既往无晚期流产或早产史的孕妇，即使超声检查偶然发现宫颈长度≤2.5cm，亦不建议手术；如果宫颈长度＜20mm，推荐使用微粒化孕酮胶囊 200mg/d 阴道给药，或阴道孕酮凝胶 90mg/d，至妊娠 36 周。

3. 紧急环扎术（Rescue Cerclage），是指对经超声或窥阴器检查发现宫颈口已开、胎膜已膨出、无宫缩者于 24 孕周前实施的急救宫颈环扎术。患者往往伴有下腹坠胀，阴道流液、流血等症状。但宫口≥4cm，胎膜已膨出于宫颈外口者，手术失败率高，与胎膜破裂、感染有关。

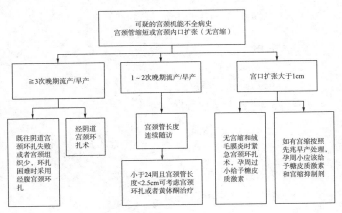

图 9-10　宫颈机能不全的诊治流程

三、手术方式

（一）经阴道宫颈环扎术

这是主要的手术方式，分为 McDonald 法和

Shirodkar 法。前者为环绕宫颈阴道沟荷包缝合的环扎手术，无须分离膀胱；后者需分离上推膀胱，在主韧带以上高位荷包缝合的环扎宫颈。两种手术方式的选择以术者对技术的熟练度决定。

（二）经腹宫颈环扎术

对于既往经阴道宫颈环扎术失败或子宫颈切除者，可通过开腹或腹腔镜在子宫颈峡部实施环扎手术。手术可选择孕前或早孕期（10～14 周）实施。与经阴道手术相比，经腹环扎术的母亲并发症增加，如出血，膀胱、直肠、子宫动脉损伤，需剖宫产术终止妊娠以及麻醉风险。经腹环扎术的手术方式（开腹或腹腔镜）及手术时机（孕前或早孕期）的选择尚无足够的资料支持，但若可能尽量选择孕前手术。

四、手术禁忌证

（1）有效宫缩，早产临产。

（2）绒毛膜羊膜炎的临床表现。

（3）持续地阴道流血。

（4）PPROM。

（5）胎儿宫内窘迫。

（6）胎儿严重畸形或死胎。

五、注意事项

（1）非手术方法，如卧床休息、减少活动，保持盆底松弛状态的有效性尚未证明。

（2）多胎妊娠不推荐宫颈环扎术，有报道提示手术可能增加流产或早产的风险。国外近年来推广使用子宫托用于双胎的患者，其有效性还需进一步评价。

（3）宫颈手术史，如锥形活检、利普刀切除、激光等，不是预防性宫颈环扎术的指证。

（4）环扎手术前应该行唐氏综合征的筛查及超声筛查，以排除胎儿异常。

（5）术前阴道感染者，需治疗后手术。

（6）术前、术中无须常规使用宫缩抑制剂，术中抗生素的使用及术后宫缩抑制剂的使用视病情决定。

（7）各个国家对流产的定义不同。国外一般建议环扎手术时机为 24 孕周前；鉴于我国情，环扎手术时机是否可推迟至 28 周前，尚无定论，但仍为临床的实践。

（8）环扎手术后不推荐常规超声检查随访宫颈长度，也不推荐常规使用孕激素保胎。

（9）环扎线拆除时机　具有阴道分娩条件者孕 37 周左右拆除；计划择期手术者，于手术前拆除；早产临产者尽快拆除；24～34 周间胎膜早破者，若无宫缩及感染征象，给予糖皮质激素促肺成熟 48 小时后拆除环扎线；经腹环扎术需剖宫产终止妊娠，若有再次妊娠需要，可保留环扎线。

（10）环扎术前需要与患者及家属充分沟通，手术后仍然有感染、胎膜早破及流产、早产的风险，特别是紧急环扎手术。

第六节　妊娠期高血压疾病

妊娠期高血压疾病（hypertensive disorder in pregnancy）是妊娠与血压升高并存的一组疾病。主要表现为高血压，较重时出现蛋白尿，严重时发生抽搐。

可引起孕妇心、脑、肾等多种器官的损害，胎儿出现发育迟缓、胎儿窘迫、胎盘早剥、胎死宫内等，是孕产妇和围生儿病率及死亡率的主要原因。该组疾病包括妊娠期高血压、子痫前期、子痫、慢性高血压并发子痫前期和慢性高血压合并妊娠。

一、高血压的诊断

（一）血压的测量

血压监测是妊娠期产检的必须内容，从首次产检到产后血压监测正常为止，每次产检均应该对血压进行监测和评估。测血压前被测者至少安静休息 5 分钟。测量取坐位或卧位，注意肢体放松，通常测右上肢血压，袖带应与心脏处同一水平。每次测量血压应选同一手臂；动态血压监测对甄别孤立性门诊（白大褂）高血压可能有效；提倡高血压患者在家自测血压。

（二）高血压的诊断标准

收缩压≥140mmHg 和（或）舒张压≥90mmHg；对首次发现血压升高者，应间隔 4 小时或以上复测血压。收缩压≥160mmHg 和（或）舒张压≥110mmHg为严重高血压。

二、妊娠期高血压疾病的分类

（一）妊娠期高血压

妊娠 20 周后首次出现高血压，收缩压≥140mmHg和（或）舒张压≥90mmHg；尿蛋白（一）；血压在产后 12 周内恢复正常；收缩压≥160mmHg 和（或）舒张压≥110mmHg 为重度妊娠期高血压。

（二）子痫前期

妊娠 20 周后出现收缩压≥140mmHg 和（或）舒张压≥90mmHg，且伴有下列任一项：尿蛋白≥0.3g/24h，或尿蛋白/肌酐比值≥0.3，或随机尿蛋白≥（+）。

子痫前期孕妇出现下述任一表现可诊断为重度子痫前期（severe preeclampsia）：

（1）血压持续升高：收缩压≥160mmHg 和（或）舒张压≥110mmHg；

（2）持续性头痛、视觉障碍或其他中枢神经系统异常表现；

（3）持续性上腹部疼痛及肝包膜下血肿或肝破裂表现；

（4）肝酶异常：血丙氨酸转氨酶（ALT）或天冬氨酸转氨酶（AST）水平升高；

（5）肾功能受损：尿蛋白>2.0g/24h；少尿（24h 尿量<400ml、每小时尿量<17ml）、血肌酐>$106\mu mol/L$；

（6）低蛋白血症伴腹水、胸水或心包积液；

（7）血液系统异常：血小板计数呈持续性下降并低于 $100\times10^9/L$；微血管内溶血（表现有贫血、黄疸或血乳酸脱氢酶 LDH 水平升高）；

（8）心功能衰竭；

（9）肺水肿；

（10）胎儿生长受限或羊水过少、胎死宫内、胎盘早剥等。

（三）子痫

子痫前期孕妇抽搐不能用其他原因解释。

（四）妊娠合并慢性高血压

妊娠 20 周以前 BP≥140/90mmHg，妊娠期无明显加重；或孕 20 周后首次诊断高血压持续到产后 12 周以后。

（五）慢性高血压并发子痫前期

慢性高血压孕妇，孕 20 周前无蛋白尿，孕 20 周后出现尿蛋白≥0.3 g/24 h 或随机尿蛋白≥（＋）；或孕 20 周前有蛋白尿，孕 20 周后尿蛋白定量明显增加；或出现血压进一步升高等上述重度子痫前期的任何一项表现。

三、妊娠期高血压疾病的诊断

妊娠期发现高血压即可诊断妊娠期高血压疾病。根据高血压的程度、发生的时间，有无蛋白尿及程度，是否合并内脏器官功能损害等，可诊断为上述一类疾病。但妊娠期高血压疾病为动态发展的，需随时监测病情的变化。

（一）妊娠期高血压、妊娠合并慢性高血压

应进行常规检查：①血常规；②尿常规；③肝功能、血脂；④肾功能、尿酸；⑤凝血功能；⑥心电图；⑦胎心监测；⑧超声检查胎儿、胎盘、羊水。

（二）子痫前期、子痫

视病情发展、诊治需要应酌情增加以下检查：①眼底检查；②凝血功能；③超声等影像学检查肝、胆、胰、脾、肾等脏器；④电解质；⑤动脉血气分析；⑥心脏彩超及心功能测定；⑦脐动脉血流指数、子宫动脉等血流变化、头颅 CT 或 MRI 检查。

四、妊娠期高血压疾病的处理流程

妊娠期高血压疾病的处理流程如图 9-11 所示。

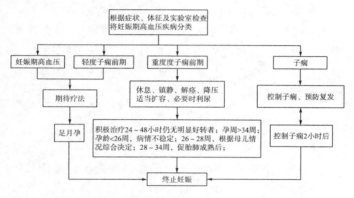

图 9-11　妊娠期高血压疾病的处理流程

（一）治疗基本原则

休息、镇静、解痉；有指征的降压、扩容、利尿；密切监测母胎情况；适时终止妊娠。

（二）根据病情轻重分类，进行个体化治疗

（1）妊娠期高血压　休息、镇静、监测母胎情况，酌情降压治疗。

（2）子痫前期　镇静、解痉，有指征地降压、利尿，密切监测母胎情况，预防抽搐和治疗严重并发症，适时终止妊娠。

（3）子痫　控制抽搐，病情稳定后终止妊娠，预防

并发症。

（4）妊娠合并慢性高血压　以降压治疗为主，注意子痫前期发生。

（5）慢性高血压并发子痫前期　同时兼顾慢性高血压和子痫前期的治疗。

（三）一般治疗

注意休息；保证摄入充足的蛋白质和热量，不建议限制食盐摄入；密切监护母胎情况；必要时用地西泮镇静。妊娠期高血压患者可在家或住院治疗，轻度子痫前期应住院评估决定是否院内治疗，重度子痫前期及子痫患者应住院治疗。

（四）硫酸镁解痉

1. 用药指征

一般用于重度子痫前期及子痫。预防子痫发作及控制子痫抽搐的一线药物。重度子痫前期或者子痫患者术后及产后可继续用 24～48 小时。对于非重度子痫前期患者也可考虑应用硫酸镁预防子痫发作。硫酸镁控制子痫再次发作的效果优于地西泮、苯巴比妥和冬眠合剂等镇静药物。除非存在硫酸镁应用禁忌或者硫酸镁治疗效果不佳，否则不推荐使用苯巴比妥和地西泮用于子痫的预防或治疗。

2. 用法

（1）控制子痫抽搐：静脉用药负荷剂量为 4～6g，溶于 10％葡萄糖溶液 20ml 静脉推注（15～20min），或 5％葡萄糖溶液 100ml 快速静脉滴注，继而 1～2g/h 静脉滴注维持。或者夜间睡眠前停用静脉给药，改用肌内注射，用法为 25％硫酸镁 20ml 加 2％利多卡因 2ml 臀部肌内注射。24h 硫酸镁总量 25～30g。

（2）预防子痫发作：适用于重度子痫前期和子痫发作后，负荷剂量 2.5～5.0g，维持剂量与控制子痫抽搐相同。用药时间长短根据病情需要调整，一般每天静脉滴注 6～12 h，24 h 总量不超过 25 g。

（3）若为产后新发现高血压合并头痛或视力模糊，建议启用硫酸镁治疗。

（4）硫酸镁用于重度子痫前期预防子痫发作以及重度子痫前期的期待治疗时，为避免长期应用对胎儿（婴儿）钙水平和骨质的影响，建议病情稳定者在使用 5～7 天后停用硫酸镁；在重度子痫前期期待治疗中，必要时可间歇性应用硫酸镁。

3. 使用硫酸镁注意事项

血清镁离子有效治疗浓度为 1.8～3.0mmol/L，超过 3.5mmol/L 即可出现中毒症状；如患者同时合并肾功能不全、心肌病、重症肌无力等，硫酸镁应慎用或减量使用；用药期间监测呼吸、膝腱反射、尿量，血清镁离子浓度；准备钙剂作为解毒剂。当出现镁中毒时，立即静脉注射 10％葡萄糖酸钙 10ml。

（五）降压

目的是预防子痫、心脑血管意外和胎盘早剥等严重母胎并发症。

（1）降压指征 ①收缩压≥160mmHg 和（或）舒张压≥110mmHg 的重度高血压孕妇；②收缩压≥140mmHg 和（或）舒张压≥90mmHg 的非重度高血压患者也可使用降压治疗；③妊娠合并慢性高血压妊娠前已用降压药者，须继续应用降压药。

（2）血压控制标准 ①孕妇无并发脏器功能损伤，

收缩压应控制在 130~155mmHg，舒张压应控制在80~105mmHg；②孕妇并发脏器功能损伤，则收缩压应控制在 130~139mmHg，舒张压应控制在 80~89mmHg；③降压过程力求下降平稳，血压不可低于 130/80mmHg，以保证子宫胎盘血流灌注。

（3）降压药物的选择　选用的药物以不影响心搏出量、肾血流量及子宫胎盘灌注量为宜。常用口服药物，如拉贝洛尔、硝苯地平短效或缓释片。口服血压控制不理想，可选用静脉用药，如拉贝洛尔、酚妥拉明、硝酸甘油、硝普钠。一般不单独使用利尿剂降压，以防血液浓缩；硫酸镁为解痉作用，不作为降压药使用；妊娠期中晚期禁止使用血管紧张素转换酶抑制剂（ACEI）和血管紧张素Ⅱ受体拮抗剂（ARB）。

（六）扩容

子痫前期孕妇需要限制补液量以避免肺水肿。除非有严重的液体丢失（如呕吐、腹泻、分娩失血）使血液明显浓缩，通常不推荐扩容治疗。仅用于严重的低蛋白血症、贫血，可选用人血清白蛋白、血浆、全血等，但需注意避免一些严重并发症的发生，如心功能衰竭、肺水肿等。子痫前期孕妇出现持续性少尿不推荐应用多巴胺或呋塞米。

（七）利尿

一般不主张应用利尿剂，仅限于全身性水肿、急性心力衰竭、肺水肿、脑水肿、肾功能不全时，可酌情使用呋塞米等快速利尿剂。甘露醇主要用于脑水肿。甘油果糖适用于肾功能有损害的孕妇。严重低蛋白血症有腹水者应补充白蛋白后再应用利尿剂效果较好。

孕期和围分娩期保健及监护

（八）终止妊娠的时机指征及方式

1. 时机

①妊娠期高血压、病情未达重度的子痫前期孕妇可期待至孕 37 周以后。②重度子痫前期：妊娠不足 26 周孕妇经治疗病情危重者建议终止妊娠；孕 26 周至不满 28 周患者根据母胎情况及当地母儿诊治能力决定是否可以行期待治疗；孕 28～34 周，如病情不稳定，经积极治疗病情仍加重，应终止妊娠；如病情稳定，可以考虑期待治疗，并建议转至具备早产儿救治能力的医疗机构；对多于孕 34 周的孕妇，可考虑终止妊娠。③子痫：控制病情后即可考虑终止妊娠。

2. 终止妊娠的方式

妊娠期高血压疾病孕妇，如无产科剖宫产指征，原则上考虑阴道试产。但如果不能短时间内阴道分娩，病情有可能加重，可考虑放宽剖宫产的指征。分娩期间注意密切观察自觉症状，监测血压并继续降压治疗，将血压控制在<160/110 mmHg，监测胎心率变化，并积极预防产后出血。

第七节　妊娠合并糖尿病

妊娠合并糖尿病包括孕前糖尿病（pre−gestational diabetes mellitus，PGDM 或 DM 合并妊娠）和妊娠期糖尿病（gestational diabetes mellitus，GDM），PGDM 可能在孕前已确诊或在妊娠期首次被诊断。随着糖尿病发病率日益升高，以及 GDM 筛查诊断受到广泛重视，妊娠合并糖尿病患者不断增多，其中 90％ 以上为 GDM，PGDM 不足 10％。

一、糖尿病对母儿的危害

糖尿病对母儿的危害主要见于血糖控制不好的 GDM 及有微血管损害的 PGDM。

（一）对孕妇的影响

（1）孕妇糖尿病发生妊娠期高血压疾病的概率增加 2～4 倍。

（2）羊水过多发生率较非糖尿病孕妇增加 10 倍。

（3）易发生感染、糖尿病酮症酸中毒。

（4）因巨大儿增加难产、手术产的概率；巨大儿、羊水过多增加产后出血的概率。

（二）对胎儿的影响

（1）孕前、受孕后最初数周的高血糖水平与增高的流产、胎儿畸形发生率明显相关，以心血管畸形和神经系统畸形最常见。糖尿病患者宜在血糖控制正常后再考虑妊娠。

（2）巨大儿发生率高达 $25\%\sim42\%$，GDM 孕妇过胖或体重指数过大是巨大儿的高危因素。PGDM 合并微血管病变者，易发生胎儿生长受限。

（3）新生儿呼吸窘迫综合征和低血糖的发生率增高，与孕妇血糖控制不佳，胎儿高胰岛素血症有关。

二、诊断流程

妊娠期发生糖尿病包括妊娠前即有的糖尿病，还有一种是妊娠期首次发现的糖尿病，即妊娠期糖尿病。由于缺乏常规的筛查，有时初次产检时间偏晚等因素，当发现糖尿病时，即使结合病史，有时仍可能无法确诊具体为哪种类型，诊断过程中需要综合考虑，具体参照图9-12和图9-13中的诊断流程。

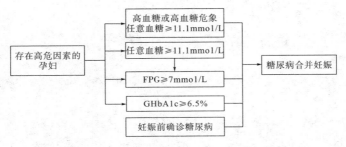

图9-12　PGDM合并妊娠的诊断

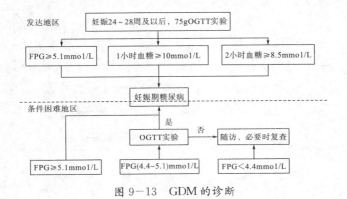

图9-13　GDM的诊断

【说明】

（1）FGP（fasting plasma glucose）为空腹血糖，GHbA1c为糖化血红蛋白。

（2）75gOGTT实验的任何一点血糖值达到或超过上述标准即可诊断为GDM。

（3）有条件的医疗机构，建议对所有孕妇在24～28周行OGTT实验，筛查GDM；对有糖尿病高危因素的孕妇建卡时即尽早行OGTT检查。

（4）医疗资源缺乏地区，可先行 FGP 的检查。

（5）孕妇具备糖尿病的高危因素，首次 OGTT 正常者，必要时在妊娠晚期复查 OGTT。

三、妊娠合并糖尿病孕妇的管理

（一）合理控制孕妇血糖水平是改善母儿结局的关键

1. 饮食控制

对糖尿病孕妇给予医学营养指导，科学地控制饮食是糖尿病孕妇应采取的重要管理措施。理想的饮食控制应该既能满足孕妇及胎儿能量的需要，又能限制碳水化合物的摄入，维持血糖在正常范围，而且不发生饥饿性酮症；严格饮食控制后出现尿酮体阳性，应重新调整饮食。多数糖尿病孕妇经合理饮食控制和适当运动，均能控制血糖在正常范围，妊娠期血糖控制标准参见表 9-5。

表 9-5　妊娠期血糖控制标准

时间	血糖（mmol/L）
空腹	3.3～5.3
餐后 2h	4.4～6.7
夜间	4.4～6.7
餐前 30min	3.3～5.3

2. 胰岛素应用

无论 GDM 或 PGDM，经过饮食和运动管理，妊娠期血糖达不到上述标准时应使用胰岛素或增加胰岛素用量。胰岛素的使用应该个体化，一般从小剂量开始，根据检测的血糖水平调整剂量，控制血糖在标准范围内。

3. 加强母儿监护

（1）孕妇监护 监测并控制血糖，动态观察孕妇体重和腹围变化，及时诊断、处理妊娠期高血压疾病等并发症；PGDM 者建议行眼底检查及定期复查肾脏功能。

（2）胎儿监护 监测胎儿发育、羊水量以及胎儿成熟度和胎盘功能。有条件的地区推荐于妊娠 20～22 周常规超声检查，对 PGDM 者于孕 26～28 周进行胎儿超声心动检查，以筛查胎儿心脏畸形。

（二）分娩时机和方式

（1）分娩时机 GDM 血糖控制良好且无母儿并发症，妊娠 40 周后可终止妊娠；PGDM 及胰岛素治疗的 GDM 孕妇（GDM A2 型），如血糖控制良好在严密监测下，妊娠 39 周后可终止妊娠；血糖控制不满意或出现母儿并发症，应及时收入院观察，根据病情决定终止妊娠时机。

（2）分娩方式 糖尿病本身不是剖宫产指征。择期剖宫产的手术指征为糖尿病伴严重微血管病变，或其他产科指征；妊娠期血糖控制不好、估计胎儿体质量＞4250g或既往有死胎、死产史者，可适当放宽剖宫产指征。

四、注意事项

（1）DM 患者于妊娠前应确定糖尿病的严重程度，对有严重微血管病变及脏器功能损害（如：糖尿病肾病）的患者不宜妊娠。

（2）再生育妇女既往妊娠有 GDM 史者，再次妊娠发生 GDM 的可能性为 30%～50%。因此，产后 1 年以上计划妊娠者，最好在计划妊娠前行 OGTT，或至少在妊娠早期行 OGTT，如血糖正常，也仍需在妊娠 24～28 周再行 OGTTT。

（3）妊娠不同时期对胰岛素的需求不同。孕前使用胰岛素的糖尿病孕妇，妊娠早期胰岛素的用量可能减少；随着妊娠进展，抗胰岛素分泌逐渐增多，妊娠中晚期胰岛素需要量常有不同程度增加；产后胎盘分泌的抗胰岛素物质迅速消失，产后大部分 GDM 患者不再需要使用胰岛素，或胰岛素使用量减少至分娩前的 1/3～1/2。

（4）胰岛素的类型包括短效胰岛素、中效或长效胰岛素，一般使用中效胰岛素调整夜间及空腹状态下的高血糖，应用餐前短效胰岛素调整餐后的高血糖。

（5）新生儿均按高危儿处理，注意保暖和吸氧等。重点防止新生儿低血糖，提倡提早喂糖水、开奶，必要 10% 的葡萄糖缓慢静点。对早产及孕期血糖控制差者，应密切注意新生儿呼吸窘迫综合征的发生。

（6）尿酮体阳性时，应立即检查血糖。若血糖过低，考虑饥饿性酮症，及时增加食物摄入，必要时静脉点滴葡萄糖。高血糖酮症者，给予小剂量胰岛素持续静脉点滴，如果血糖大于 13.9mmol/L，应将普通胰岛素加入生理盐水，以 4～6U/h 的速度持续静脉点滴，每 1～2h 检查 1 次血糖及酮体，血糖低于 13.9mmol/L 时，应用 5% 的葡萄糖或糖盐，加入胰岛素（按 2～3 g 葡萄糖加入 1U 胰岛素）持续静点，直至酮体阴性。然后继续应用皮下注射胰岛素，调整血糖。补充液体和静脉点滴胰岛素治疗后，应注意监测血钾、及时补充钾。严重的酮症患者，应检查血气，了解有无酮症酸中毒。

第八节　妊娠期心脏病

妊娠合并心脏病的发生率约为 0.5%～4%，是严重的产科合并症。是中国孕产妇非产科因素死亡的第一位原因，同时也增加了围产儿的发病率和死亡率。妊娠期心脏病包括既往心脏病妇女妊娠以及妊娠期出现的心脏病；妊娠期的血流动力学改变对有潜在心脏病的妇女有很大影响，妊娠 32～34 周、分娩期及产后的最初 3 天，是心脏病患者最易发生心力衰竭的时期，心力衰竭是心脏病孕妇死亡的主要原因。心脏病管理的重点是孕前妊娠风险的评估，以及妊娠期减轻心脏负担和提高心脏代偿功能，避免诱发心衰的危险因素。

多数先天性心脏病为多基因遗传，在子代中有 5%～16% 的遗传性，尤其是室间隔缺损、肥厚型心肌病、马方综合征等均有较高的遗传性。因此，合并先心病的孕妇孕期应对胎儿的心脏进行检查。

再生育妇女往往由于年龄偏大，既往能够难受妊娠、分娩的心脏疾病可能会在此次妊娠时心功能恶化；另外，高龄也是妊娠期心脏病的高危因素。

一、常见妊娠期心脏病的种类及对妊娠的影响

妊娠合并心脏病可分为两大类，第一类为原来存在的心脏病，包括先天性心脏病、风湿性心脏病、心律失常等；第二类是由妊娠诱发的心脏病，如围产期心肌病，妊娠期高血压性心脏病。

（一）先天性心脏病

1. 左向右分流型先心病

（1）**房间隔缺损**　一般缺损面积＜1cm²者多无症状，如不出现肺动脉高压，可很好地耐受妊娠。房间隔缺损面积＞2cm²者，建议孕前手术矫治后再妊娠。如伴有二尖瓣病变，则妊娠风险增加。出现艾森曼格综合征时，孕产妇的死亡率明显增加。

（2）**室间隔缺损**　缺损＞1.25cm²，易发生心衰和肺动脉高压，且细菌性心内膜炎的发生率较高。妊娠能承受轻到中度的左向右分流。出现艾森曼格综合征时，孕产妇的死亡率明显增加。

（3）**动脉导管未闭**　未闭动脉导管口径较小，肺动脉压正常者，可耐受妊娠。较大分流而未修补者可发展为肺动脉高压、心力衰竭。如体循环血压下降，可发生由肺动脉到主动脉的血液逆流，导致发绀。出现艾森曼格综合征时，孕产妇的死亡率明显增加。

2. 右向左分流型先心病

（1）**法洛四联症**　大的室间隔缺损、肺动脉口狭窄、右心室肥大和主动脉骑跨。分流的量与体循环血管阻力成反比，妊娠期间发绀恶化。未矫治的法洛四联症孕产妇的预后差。已行修补者，如不再出现发绀，可顺利渡过妊娠期。

（2）**艾森曼格综合征**　任何类型心脏病，当继发肺动脉高压，导致右向左分流时，即为艾森曼格综合征，是各种左向右分流先心病的晚期状态。最常见的为继发于较大的房间隔缺损和室间隔缺损，以及持续存在的动脉导管未闭。孕产妇死亡率高达40%～60%，不宜妊娠。若已妊娠也应尽早终止。死亡原因通常是肺循环血量减少导致孕妇严重缺氧（心、脑）和血栓栓塞。多数孕产妇死亡发生在分娩期或产后一周内。围产期应防止血压下降即前负荷减低（如选择硬膜外麻醉、避免第二产程用力和产后出血）。

3. 无分流型先心病

无分流型先心病包括单纯肺动脉口狭窄、主动脉缩窄等，其主要的血流动力学改变为心室流出道狭窄，心脏后负荷加大。重度狭窄者由于妊娠期及分娩期血容量及心排出量增加，加重右心室负荷，严重时可发生右心衰竭。马方（Marfan）综合征是结缔组织遗传性缺陷导致主动脉中层囊性蜕变。孕产妇死亡率为 $40\% \sim 50\%$，死因多为血管破裂。因此不宜妊娠。

（二）风湿性心脏病

1. **二尖瓣狭窄**　最常见的风湿性心脏病。轻度狭窄，无明显血液动力学改变者，可以难受妊娠。中度狭窄即有肺水肿、心衰、心律失常和胎儿生长受限的风险。孕期液体超负荷或心动过速易导致心衰。房颤者易发生栓塞。病变较严重、伴有肺动脉高压者，应在妊娠前纠正二尖瓣狭窄，已妊娠者宜早期终止。

2. **二尖瓣关闭不全**　孕期后负荷降低而心室功能改善。孕妇可以耐受二尖瓣反流，妊娠期间的心力衰竭罕见。

3. **主动脉瓣狭窄**　先天性或风湿性。妊娠多耐受中度狭窄；重度狭窄者当降低前负荷时（出血、区域麻醉等）有生命危险，应手术矫治后再考虑妊娠。避免心室前负荷下降（控制血压），维持心输出量是治疗的关键。

4. **主动脉瓣关闭不全**　可由风湿性心脏病、先天性、梅毒性主动脉炎、Marfan 综合征引起。妊娠期后负荷降低而心室功能改善。孕妇通常可耐受妊娠（Marfan 综合征除外）。

（三）妊娠期高血压疾病性心脏病

妊娠期高血压疾病孕妇，既往无心脏病病史及体征，而突然发生以左心衰为主的全心衰竭。妊娠期贫血、电解质紊乱及低蛋白血症，不适当的扩容、补液速度过快和过量均可诱发心衰。易误诊为上感或支气管炎，早期诊断极为重要。产后病因消除，病情会逐渐缓解，多不遗留器质性心脏病变。

（四）围产期心肌病

指妊娠晚期至产后 6 个月内的特发性扩张性心肌病，特征为既往无心血管疾病病史的孕妇，出现心肌收缩功能障碍和充血性心力衰竭。主要的临床表现：呼吸困难、心悸、咳嗽、咯血、肝大、浮肿等；超声心动图特征性的表现为心脏显著肥大、心腔扩大，以左室、左房大为主，室壁运动普遍减弱，射血分数减少。一部分因心力衰竭、肺梗死或心律失常而死亡；病因尚不十分清楚。预后不良、再次妊娠可复发。曾患围产期心肌病、心力衰竭且遗留心脏扩大者，应避免再次妊娠。

（五）心律失常

心动过速相对常见，阵发性室上性心动过速最为常见。如果刺激迷走神经不能恢复正常，可用地高辛、腺苷或钙通道阻断剂。妊娠本身并非是心脏电复律的禁忌证。心动过缓包括完全性传导阻滞均能成功地妊娠、分娩；Ⅲ度房室传导阻滞往往需要择期剖宫产术时安置临时性心脏起搏器；已安装永久人工起搏器的妇女，通常能很好地耐受妊娠。心房扑动或心房纤颤可能有潜在的心脏病，主要并发症为中风。

二、妊娠合并心脏病的管理

（一）心脏病患者妊娠风险评估

参照 WHO 2006 年修订的心脏病风险预测系统，心脏病妇女妊娠的风险分为 5 级。

（1）WHO 1 级：妊娠不增加风险。包括：①无合并症的小/轻病损：肺动脉狭窄/肺动脉口狭窄，动脉导管未闭、二尖瓣脱垂；②已经成功修补的小缺损：房间隔缺损（卵圆孔），室间隔缺损，动脉导管未闭，肺静脉畸形引流；③孤立的室性早搏和房性期前收缩。

（2）WHO 2 级：孕产妇死亡率和发病率轻度增加。包括无并发症及严重合并症：①未手术矫治的房间隔缺损；②未手术矫治的室间隔缺损；③已经成功进行手术修补的法洛氏四联症；④大多数心律失常。

（3）WHO 2 级或 3 级：妊娠风险视个案而定。包括轻度左心室功能受损：①肥厚型心肌病；②非 WHO 4 级的心脏瓣膜病（自身瓣膜或生物瓣膜）；③Marfan 综合征不伴主动脉扩张；④主动脉瓣二叶畸形伴主动脉轻度扩张小于 45mm；⑤主动脉缩窄已手术矫治。

（4）WHO 3 级：明显增加孕产妇死亡率，若要妊娠需心内科和产科专家密切监护。包括①机械瓣；②矫正型大动脉转位；③FOTAN 术后；④未手术矫治的发绀型心脏病；⑤其他复杂性先天性心脏病；⑥Marfan 综合征伴主动脉轻度扩张 40～45mm；⑦主动脉瓣二叶畸形伴主动脉直径 45～50mm。

（5）WHO 4 级：极高的孕产妇死亡率或严重的并发症，禁忌妊娠，若已妊娠应尽早终止妊娠。包括①任何原因的肺动脉高压；②严重的左心收缩功能不全（NYHA 心动分级 III－IV 或左心室 射血分数<30%）；③既往围产期心肌病遗留任何程度的左心室功能损害；④严重二尖瓣狭窄，严重主动脉瓣狭窄；⑤Marfan 综合征伴主动脉扩张>45mm；⑥主动脉瓣二叶畸形伴主动脉直径>50mm；⑦没有手术矫治的严重主动脉缩窄。

（二）心衰的预防

（1）充分休息，妊娠晚期避免仰卧位。

（2）合理营养、适当控制体重、适当限盐。

（3）早检查、勤检查、必要时提前入院。

（4）积极防治可增加心脏负荷的疾病，如感染、贫血、低蛋白血症、甲状腺功能异常、高血压等。

（5）早期心衰者药物治疗，预防性给予利尿剂。

（6）产程中的监护、分娩镇痛和阴道助产。

（7）加强产褥期管理。

（三）分娩方式的选择

（1）阴道分娩　心功能 I～II 级、胎儿不大、胎位正常、宫颈条件良好者。

（2）剖宫产术　心功能 III～IV 级以及产科指征者。近年来主张对心脏病产妇放宽剖宫产指征，剖宫产已逐渐成为预防和抢救孕妇心力衰竭的重要手段。

（四）产褥期管理

产后 72 小时，尤其是产后 24 小时内是发生心力衰竭的危险时期，产后出血、感染和血栓栓塞等并发症易诱发心力衰竭，应加强监护。预防性抗生素的使用：正常阴道分娩不一定使用，但瓣膜置换术后和既往有感染性心内膜炎史的应该使用。剖宫产分娩前建议使用。在高危孕妇中，如同时伴有胎膜早破或破膜时间过长、人工剥离胎盘或Ⅲ度会阴撕裂者，建议使用。

第九节 妊娠期肝功能异常

妊娠期肝脏疾病是妊娠期常见疾病，严重者危急母儿生命；主要表现是在肝功能衰竭的基础上，以凝血功能障碍所致的产后出血、消化道出血、感染等为诱因，最终导致肝性脑病和肝肾综合征，威胁孕产妇的安全。因此，有预见性的诊断及恰当的处理，将疾病进程阻断在肝功能代偿期/肝衰竭早期，对改善妊娠结局具有重要意义。妊娠期肝脏疾病包括：妊娠特发性肝脏疾病，如妊娠肝内胆汁淤积症、妊娠急性脂肪肝、HELLP 综合征等；以及妊娠合并肝脏疾病，如病毒性肝炎及重症肝炎等。

一、常见的妊娠期肝功能异常疾病分类及特点

（一）病毒性肝炎及重症肝炎

病毒性肝炎是由肝炎病毒引起的、以肝细胞变性坏死为主要病变的传染性疾病，以乙型病毒性肝炎最为常见。乙型肝炎病毒（HBV）主要经血液传播，母婴传播是其重要途径之一，HBV 感染后可造成急性、慢性或无症状携带状态，妊娠期容易发展成重型肝炎。5 种类型肝炎病毒均可引起重型肝炎，其中乙型，尤其乙型与丙型、乙型与丁型肝炎重叠感染为重型肝炎的重要原

因。孕妇肝炎发生率是非孕妇的 6 倍，而急性重型肝炎是非孕妇的 66 倍，妊娠合并重型肝炎的孕产妇死亡率极高。

（二）急性脂肪肝

妊娠期急性脂肪肝（Acute Fatty Liver of Pregnancy，AFLP）为一种少见、原因未明、出现于妊娠晚期的急性肝脏脂肪变性。多发生于妊娠 31～42 周，也有发病于 23 周的报道。其病理特征为肝细胞内含有大量脂肪微囊泡。多见于初产妇、男胎、多胎妊娠，大约 50% 患者可发展为子痫前期，20% 患者合并 HELLP 综合征。急性脂肪肝母儿死亡率高，早期诊断和及时终止妊娠可明显改善母儿预后。

（三）妊娠期肝内胆汁淤积症

妊娠期肝内胆汁淤积症（intrahepatic cholestasis of pregnancy，ICP）是妊娠期特有的肝脏疾病，以妊娠中、晚期皮肤瘙痒，血中肝酶、胆汁酸水平升高为其主要临床表现。ICP 对多数母亲是一个良性过程，妊娠终止后瘙痒及肝功能损害迅速恢复正常；其最大的危害是明显增加了早产、羊水粪染、胎儿宫内窘迫、死胎、新生儿窒息的风险。

二、常见的妊娠期肝脏疾病的诊断要点

（一）妊娠合并重型肝炎

妊娠合并重型肝炎早期主要症状有乏力、食欲缺乏、尿频、皮肤巩膜黄染、恶心呕吐、腹胀等。出现以下情况时考虑重型肝炎：①消化道症状严重；②血清总胆红素 $>171\mu mol/L$ 或黄疸迅速加深，每日上升 $>$

$17.1\mu mol/L$；③凝血功能障碍，全身出血倾向，凝血酶原时间百分活动（PTA）＜40％；④肝脏缩小，出现肝臭气味，肝功能明显异常，酶胆分离，白蛋白/球蛋白比例倒置；⑤肝性脑病；⑥肝肾综合征。在病毒性肝炎的基础上，出现前三点即可临床诊断为重型肝炎。

（二）急性脂肪肝（AFLP）

急性脂肪肝起病急，80％患者骤发持续性恶心、呕吐，伴上腹部疼痛、厌油等消化道症状，后出现黄疸并迅速加深，血清总胆红素每天上升可＞$85.5\mu mol/L$，可达$171\mu mol/L$以上。肝功能严重受损，出现全身出血倾向，凝血因子合成不足，可继发 DIC，引起凝血功能障碍，出现皮肤、黏膜等多部位出血，特别是产后大出血。可发生持续重度低血糖、肝性脑病、肾衰竭、胰腺炎、胃肠功能障碍等多器官系统受累表现。无法用其他原因解释以下情况中的 6 项以上，可诊断急性脂肪肝：（1）呕吐；（2）腹痛；（3）烦渴/多尿；（4）肝性脑病；（5）高胆红素血症；（6）低血糖；（7）高尿酸；（8）白细胞数增高；（9）腹水或明亮的肝脏（超声）；（10）转氨酶升高；（11）高血氨；（12）肾功能损害；（13）凝血功能障碍；（14）泡性脂肪变（肝穿刺活检确诊）。

（三）妊娠期肝内胆汁淤积症（ICP）

ICP 的诊断要点：①妊娠中、晚期出现的皮肤瘙痒；②不能用其他原因解释的肝功能异常，包括转氨酶轻度增高，以 ALT 及 AST 升高为主，及血清胆汁酸水平升高；血清胆汁酸水平目前被认为是 ICP 重要的诊断及监测指标，临床上多以总胆汁酸（TBA）＞

10μmol/L 为诊断标准；③排除其他原因导致的瘙痒及肝功能异常，诊断前需筛查甲、乙、丙肝炎病毒及 EB、巨细胞病毒，行肝胆 B 超检查，以排除其他疾病；④分娩后 2～4 周内症状消失及血液生化改变恢复正常。

（四）鉴别诊断

见表 9－6。

表 9－6　妊娠期肝脏疾病的鉴别诊断

	重型肝炎	急性脂肪肝	HELLP	肝内胆汁淤积症
好发孕周	全孕期	晚孕，35周左右	中晚期	妊娠中晚期
转氨酶/胆红素	肝酶异常，严重时酶胆分离	酶胆分离，	肝酶异常，严重时酶胆分离	肝酶异常，几乎无酶胆分离
血小板/凝血功能	—/异常	—/异常	下降/±	—/—
肝炎标志物	+	—	—	—
尿酸	+ —	+++	±	±
尿胆红素	+	—	+	—
溶血	+	—	+	—
主要特点	肝酶异常为主，严重时发生肝衰	尿酸增高，低血糖、尿胆红素阴性	伴有妊娠期高血压，肝酶升高、血小板减少	以肝酶轻度异常和胆汁酸升高为主

三、妊娠期肝脏疾病的处理原则

（一）HBV 母婴传播阻断

2013 年我国《乙型肝炎病毒母婴传播预防临床指南（第 1 版）》指出：对 HBV 感染孕妇在孕晚期不必

应用乙型肝炎免疫球蛋白（HBIG）。新生儿预防措施如下：①足月新生儿 HBV 预防：孕妇 HBsAg 阳性时，无论 HBeAg 是阳性还是阴性，新生儿必须在出生后 12 小时内肌内注射 HBIG 100~200U 并全程接种乙型肝炎疫苗（0、1、6 个月 3 针方案），采取此正规预防措施后，对 HBsAg 阳性而 HBeAg 阴性孕妇的新生儿保护率为 98%~100%，对 HBsAg 和 HBeAg 均阳性孕妇的新生儿保护率为 85%~95%。②早产儿 HBV 预防：HBsAg 阳性孕妇的早产儿出生后无论身体状况如何，在 12 h 内必须肌内注射 HBIG 100~200U，间隔 3~4 周后需再注射一次。如生命体征稳定，无须考虑体质量，尽快接种第 1 针疫苗；如果生命体征不稳定，待稳定后，尽早接种第 1 针；1~2 个月后或者体重达到 2000g 后，再重新按 0、1、6 个月 3 针方案进行接种。HBsAg 阳性孕妇的新生儿正规预防后，不管孕妇 HBeAg 阴性还是阳性，均可行母乳喂养。

（二）积极终止妊娠

妊娠合并重型肝炎在短期内病情多数难以康复；妊娠期急性脂肪肝可迅速恶化；保守治疗可能导致肝功能衰竭，凝血功能障碍，最终导致肝性脑病和肝肾综合征，威胁孕产妇的安全。因此，以上两种疾病确诊后或高度疑诊的患者，尽快终止妊娠是产科处理的重要措施。同时围手术期应强调：①术前纠正凝血功能障碍，采用新鲜冰冻血浆及冷沉淀等改善凝血功能；②术中及术后应采取足够措施减少及预防产后出血，如促子宫收缩药物应用、子宫动脉结扎、B-lynch 缝合、宫腔填塞等；③予保肝治疗、防治感染；④分娩方式：若已临产估计短期内分娩能顺利结束者宜阴道分娩，否则应果

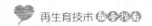

断采用剖宫产终止妊娠。

（三）妊娠期肝内胆汁淤积症的处理原则

早期诊断；熊去氧胆酸是治疗 ICP 的一线药物，重症者可加用 S－腺苷蛋氨酸；每 1～2 周复查肝功能，加强胎儿监护；适时终止妊娠是目前国内外普遍接受的 ICP 的积极管理方案。ICP 不是剖宫产指征，无其他产科指征者可在严密监测下阴道试产，必要时适时引产。但对具有 ICP 胎儿高风险因素者，可适当放宽剖宫产指征。

（邢爱耘）

围分娩期保健及监护

第一节　分娩时机的选择

分娩时机主要考虑分娩对母儿的影响，因此对分娩时机的选择是基于胎儿和孕妇两方面考虑，对胎儿而言，主要从肺成熟、并发症风险考虑，对孕妇主要考虑妊娠并发症和合并症，当继续妊娠较之分娩对母儿具有更高风险时即为终止妊娠的时机。

一、无并发症情况下分娩时机

无病理情况时，足月儿胎肺已经成熟，预后最佳。$37\sim41^{+6}$周均是适宜的分娩时间，当超过42周新生儿风险明显增加，足月儿41周未临产发作应进行引产，避免过期妊娠。

二、择期剖宫产的分娩时机

据统计，妊娠37周、38周、39周择期剖宫产术后新生儿转NICU的概率分别为$7\%\sim11\%$、6%及1.5%。对于择期剖宫产的孕妇（如漏斗骨盆、胎位异常、巨大儿、社会因素等），主要考虑胎儿因素，一般如无特殊并发症，胎儿宫内状况良好，择期剖宫产应在39周后进行，以保证充分的胎肺成熟。如孕妇足月后临产发作，考虑胎肺已经成熟，可考虑行剖宫产。

三、常见病理情况下的分娩时机

对于孕妇并发症和合并症的分娩时机，应该评估母婴双方的病情，按照并发症对孕妇影响和胎肺是否成熟进行综合考虑。原则上，期待治疗适于母亲病情稳定，胎肺尚不成熟，胎儿宫内无缺氧征象者；而当继续妊娠危及母亲生命，或胎儿宫内缺氧，或胎肺已成熟者，应考虑终止妊娠。胎儿肺是否成熟，临床上多以孕周来判断。母亲病情不危重者，37周后考虑胎肺已成熟；母亲病情危重者，应该给予糖皮质激素促胎肺成熟，34周后可积极终止妊娠。以下介绍常见异常妊娠的分娩时机；妊娠期高血压疾病、妊娠合并糖尿病、胎膜早破等，参见相关章节。

（一）胎儿宫内生长受限

1. 孕周≥37周：估计胎儿体重小于第10百分位合并羊水过少合；或者胎儿血流异常应该终止妊娠；否则尽量延长孕周至39周，可以引产；根据产科指征选择剖宫产。

2. 孕周<37周：不可能对于时间给予绝对的建议，胎儿宫内状况的监测（生物物理评分、羊水量、NST、多普勒脐带/胎儿血管血流）很重要。以下情况可考虑终止妊娠：如果胎儿大于14天未发育，胎监异常或胎儿脐动脉舒张期血流消失或倒置；如果可能在

32 周前分娩，建议应用 $MgSO_4$ 以保护胎儿神经系统，如果分娩孕周小于 34 周，应用糖皮质激素促进胎肺成熟，并应该有 NICU 病房。

（二）前置胎盘

孕妇反复多量出血或休克应该立即终止妊娠；36 周后胎肺已经成熟，为终止妊娠的时机。中央型前置胎盘 36 周后即可终止妊娠；边缘性可在 37 周终止妊娠，部分性根据情况选择 36~37 周；但 37 周后，前置胎盘宫缩出血等风险增加，继续妊娠增加出血风险。凶险型前置胎盘有阴道出血倾向者，34 周后积极终止妊娠。

（三）胎盘早剥

Ⅱ、Ⅲ型胎盘早剥应立即终止妊娠。

（四）双胎

（1）无并发症及合并症的双绒毛膜双胎，建议≥38 周终止妊娠。

（2）无并发症及合并症的单绒毛膜双胎，严密监护下至 37 周分娩。

（3）单绒毛膜单羊膜囊双胎在严密监护下可期待至 32~34 周分娩。

（4）有并发症的单绒毛膜双胎终止妊娠时机需个性化。

（五）妊娠期肝内胆汁淤积症

轻度 ICP 可严密监护胎儿至孕 39 周后终止妊娠；重度 ICP 胎儿监护正常可在 37~38 周终止妊娠。终止妊娠时机的选择还需考虑是否合并其他高危因素，如既往 ICP 死胎史、双胎、其他合并症等。

第二节 剖宫产的指征

剖宫产术（ceasarean section）是指妊娠 28 周及 28 周以上，经剖腹和切开子宫取出胎儿及其附属物的手术。剖宫取胎术是指妊娠不足 28 周，经腹切开子宫取出胎儿及其附属物的手术。剖宫产术是产科医师最基本的技术，恰当运用可最大程度地改善母儿状况，获得良好预后，不当使用不仅增加并发症，同时也造成各种远期危害，因此需要掌握好剖宫产指征。剖宫产的指征可分为绝对指征和相对指征。前者是指不能经阴道分娩，如头盆不称、产道梗阻、异常胎位、中央型前置胎盘等；后者指剖宫产比阴道分娩对母子更安全，不宜经阴道分娩，包括母体原因如妊娠合并严重的产科并发症（子痫前期等）及内外科合并症（妊娠合并心脏病等），和胎儿因素如脐带脱垂等。剖宫产指征可以是单因素、也可以是多因素，可以是绝对的，也可以是相对，而且分娩是一个动态的过程，分娩过程中可能动态变化，需要不断评估，正确判断。本节按照剖宫产指征是否与分娩的各要素直接相关，分为难产指征和非难产指征。

（一）难产指征

指因产道、产力、胎儿异常所致难产，需以剖宫产终止妊娠或结束分娩者。

1. 骨盆狭窄或畸形

骨盆狭窄的诊断主要依靠临床上骨盆外测量和内测量，骨盆明显狭窄（如坐骨结节间径＋后矢状径＜15cm等）或畸形应行择期剖宫产。

2. 相对头盆不称

相对头盆不称是指骨盆径线在正常范围，但胎儿过大或胎头与骨盆比例不相适应使骨盆相对狭窄。经严格试产（正规宫缩 6~8 小时），胎头仍不下降，宫口扩张受阻者应行剖宫产。

3. 软产道异常

（1）阴道异常

阴道创伤、手术或感染后的疤痕引起阴道狭窄者；阴道横隔位置高、厚，阻挡先露下降者；阴道重建性手术和生殖道瘘修补或陈旧性会阴Ⅲ度裂伤修补术后者；阴道内肿瘤阻挡先露下降又不能切除者；阴道广泛或巨大的尖锐湿疣者；以上情况考虑剖宫产。

（2）宫颈异常

宫颈手术或严重感染后遗留疤痕影响宫颈扩张者；宫颈水肿或坚韧经处理（利多卡因或地西泮）和数小时规律宫缩不扩张者；晚期妊娠合并宫颈癌、广泛宫颈尖锐湿疣者；宫颈肌瘤阻挡先露入盆者；以上情况考虑剖宫产。

（3）子宫异常

1）疤痕子宫 子宫体部切口或切口不详者，下段切口有撕伤，愈合欠佳，术后有感染史或有子宫破裂史；存在明显的剖宫产指征；子宫瘢痕处有胎盘附着；有两次以上剖宫产史；以上情况均可考虑应剖宫产。

2）子宫畸形 因宫腔形态异常导致胎位异常、子宫发育不良导致宫缩乏力经处理无效、双子宫之非孕子宫嵌顿骨盆中阻碍分娩者，应考虑剖宫产。

3）盆腔肿瘤阻碍分娩进程者。

4. 产力异常

宫缩乏力经处理无效，伴有产程延长或停滞者，应考虑剖宫产。宫缩过强伴子宫先兆破裂、强直性或痉挛性子宫收缩经处理无缓解伴胎儿窘迫，均应立即剖宫产。

5. 胎位异常

（1）胎头位置异常（头位难产）　额位、高直后位、前不均倾位、颏后位，如果诊断明确，足月活婴均应考虑剖宫产。持续性枕横位或枕后位，经充分试产并经各种处理不能纠正，宫颈扩张或先露下降阻滞，应行剖宫产。

（2）横位　足月妊娠横位，胎儿正常，应行择期剖宫产，经产妇也不例外，已临产者应行急诊剖宫产。横位或忽略性横位，胎儿已死亡，宫口已开全，若无子宫先兆破裂，可在全麻下行内倒转术或行断头术、碎胎术经阴道取出胎儿，产后应做子宫阴道内诊除外子宫破裂；若有子宫破裂征象，应立即剖宫产。

（3）臀位　骨盆狭窄或临界，足先露，高龄初产妇（≥35岁），估计胎儿体重大于3500g，B超提示胎头过度仰伸（望星空式），过期妊娠，胎膜早破，胎儿珍贵，既往有难产史或臀位死产史、合并子痫前期等均应考虑剖宫产。

6. 胎儿异常

（1）巨大儿　估计非糖尿病孕妇胎儿体重≥4500g、糖尿病孕妇胎儿体重≥4250g，或合并过期妊娠，均应考虑剖宫产。

（2）联体双胎　足月妊娠应行剖宫产术。

（3）胎儿畸形　胎儿畸形应经阴道分娩，但经各种毁胎术仍不能阴道分娩者可考虑剖宫产。

（4）多胎妊娠　双胎如第一胎为臀位或横位，或双胎系易发生胎头交锁和嵌顿的胎位，单羊膜囊双胎，两胎儿体重估计均＞3500g，应考虑择期剖宫产。三胎及三胎以上者，考虑剖宫产。

（二）非难产指征

指在妊娠期或分娩期，因母儿并发症或合并症危及母儿健康或生命，需急速终止妊娠或结束分娩，或因阴道分娩条件不成熟，短期内不能经阴道分娩而行剖宫产者。

（1）胎儿窘迫　此项指征要慎重掌握，既不要轻率诊断增加剖宫产率，也不可犹豫不决而延误抢救时机。

（2）脐带脱垂　胎心尚好，估计胎儿能存活而短时间内又不能经阴道分娩者。

（3）产前出血　胎盘早剥和前置胎盘多考虑剖宫产，少见的有前置血管或胎盘边缘血窦破裂，出血较多者，也应施行剖宫产。

（4）严重的妊娠合并症和并发症　妊娠合并症或并发症病情严重者，不宜耐受分娩过程，需作选择性剖宫产。

①重度子痫前期　经治疗后有终止妊娠的指征，而宫颈条件不成熟，不能在短时间内经阴道分娩，或引产失败，或胎盘功能明显减退，或已有胎儿窘迫征象，或病情严重如血压控制不理想或伴眼底出血或伴视网膜剥离等应考虑剖宫产；子痫控制病情稳定后可考虑剖宫产。

②妊娠期急性脂肪肝　一旦确诊或临床高度怀疑时，无论病情轻重、病程早晚，无论胎儿存活还是胎死宫内，均应尽快终止妊娠，并以剖宫产为宜。

③妊娠合并心脏病　胎儿偏大或产道条件不佳、风

心病双瓣膜病变、主动脉瓣关闭不全、紫绀型先心病、心功能Ⅲ级以上或有心衰及心房纤颤者,均应择期剖宫产。

④妊娠合并严重肝、肾疾患者;妊娠合并糖尿病,病情严重或胎儿巨大或胎盘功能不良者;以剖宫产为宜。

⑤特发性血小板减少性紫癜 血小板$<50\times10^9$/L,有出血倾向,尚未临产,宜输注血小板后择期剖宫产为宜。

⑥胎盘功能低下 常见于过期妊娠、胎儿生长受限、羊水过少等。

⑦HIV感染和生殖器疱疹病毒感染活跃期,为降低母婴传播,选择剖宫产为宜。

⑧珍贵儿 如多年不育、既往有难产史或死胎死产而无活婴者、反复自然流产史、迫切希望得到活婴者、试管婴儿、高龄初产,不愿阴道试产者,可适当放宽剖宫产指征。

第三节　引产的指征及措施

引产是一种当继续妊娠较终止妊娠具有更高风险时采取的结束妊娠的措施,是通过药物或/和机械的方法诱导宫缩,从而促进阴道分娩的措施。近几十年来,引产已经是一种缩短妊娠时间的重要措施,在发达国家,足月妊娠孕妇接受引产的比例已达到25%。引产本身也存在一些风险,因此引产需要明确的医学指证。选择引产方式时,需要综合评估孕妇的宫颈条件、产次以及胎膜破裂、并发症及合并症等情况,还需了解各种引产方法的适应证和禁忌证。引产增加子宫张力，同时增加子宫破裂及胎儿宫内窘迫的风险，因此引产中需要密切的监护母儿状况，同时应做好立即剖宫产的准备，因此引产需要住院期间进行。采取引产的措施需要明确以下方面。

一、引产的适应证

（1）正常妊娠未自然发作，常规于 41^{+0} 至 42^{+0} 引产以避免过期妊娠。

（2）过期妊娠。

（3）妊娠合并症、并发症，需提前终止妊娠，并具备阴道分娩条件者。

（4）胎膜早破（＞34 周）未临产者。

（5）可疑胎儿宫内窘迫、胎盘功能不良。

（6）死胎、严重胎儿畸形。

二、引产的禁忌证

（1）严重合并症、并发症不能耐受阴道分娩者。

（2）子宫手术史：古典式剖宫产术、未知子宫切口的剖宫产术、穿透子宫内膜的肌瘤剔除术、子宫破裂史等。

（3）子宫颈癌。

（4）某些生殖道感染性疾病，如未经治疗的单纯疱疹病毒感染活动期等。

（5）未经治疗的 HIV 感染者。

（6）明确的剖宫产指征：前置胎盘、前置血管、胎位异常、头盆不称等。

三、引产方式的选择

（1）正确使用静脉滴注缩宫素是安全的引产方法，几乎适用于所有需要引产的孕妇，特别是胎膜早破、宫颈已成熟及存在前列腺素使用禁忌者。

（2）单独采用人工破膜术不应用于引产。

（3）球囊和阴道内低剂量的前列腺素类药物（PG E_2）可用于引产，特别是宫颈不成熟者；前列腺素 E_2 片剂和凝胶间隔 6 小时使用一次，最多使用 2 次，而缓释剂型可维持 24 小时，无须再次用药；当无法获得前列腺素或存在前列腺素使用禁忌时，可考虑联合使用宫颈球囊加静脉滴注缩宫素的方法引产。

（4）间隔 6 小时阴道使用米索前列醇 $25\mu g$ 可用于胎膜完整的足月引产。

（5）对于既往有剖宫产史的孕妇，不应使用前列腺素制剂引产。

（6）对晚孕期的死胎或胎儿畸形（经评估孕妇及家属选择放弃者），除以上引产方法外，若肝肾功能正常，可选择利凡诺羊膜腔内注射引产。

四、注意事项

（1）引产前必须准确核实孕周，避免孕周错误而增加引产的风险。

（2）对于可疑的巨大儿，不宜进行引产。

（3）对于接近或已经足月的双胎妊娠，是否引产尚有争议。

（4）引产过程中，应该密切注意子宫的收缩反应，密切监护胎心及母亲情况，当引产中出现子宫收缩过强时，可考虑使用 β 受体激动剂或硫酸镁抑制宫缩。

（5）引产失败不是剖宫产的指征，应该结合母儿状况和孕妇的意愿，可尝试采取其他的引产方法，必要时方可采取选择性剖宫产。

第四节　胎心电子监护

胎心电子监护（electric fetal monitoring，EFM）是临床上最常用的评估胎儿宫内状况的监护手段。主要包括无应激试验（non-stress test，NST）及宫缩应激试验（contraction stress test，CST）。CST 包括临产后自然宫缩所做的 CST 及运用缩宫素诱发宫缩的缩宫素激惹试验（oxytocin challenge test，OCT）。临产后自然宫缩所做的 CST 是评价分娩期胎儿宫内状况的最主要手段。

一、胎心电子监护基本术语的定义

详见表 10-1。

表 10-1　胎心电子监护基本术语的定义

FHR 名称、波型及宫缩类型	定义及解析
基线	FHR 基线是指 10 min 内除外胎心周期性或一过性变化及显著变异的平均 FHR 水平，至少观察 2 min。正常 FHR 基线：（110~160）bpm，胎心过速 FHR 基线：>160bpm，胎心过缓 FHR 基线：<110bpm

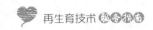
FHR 名称、波型及宫缩类型	定义及解析
基线变异	基线变异是指 FHR 基线存在振幅及频率波动。按照 FHR 基线将基线变异分为消失型：缺乏变异；小变异：变异幅度≤5bpm；中等变异（正常变异）：变异幅度为（6～25）bpm；显著变异：变异幅度>25bpm
加速	加速是指 FHR 突然显著增加（开始至波峰的时间<30s）。妊娠>32 孕周：加速>15bpm，2min≥持续时间>15s；妊娠<32 孕周：加速>10bpm，2min≥持续时间>10s；延长加速：加速持续（2～10）min；加速≥10min，则考虑 FHR 基线变化
早期减速	早期减速是指伴随宫缩 FHR 的对称性、渐进性减慢及恢复。FHR 渐进性减慢是指从开始到 FHR 最低点的时间≥30s。FHR 减慢程度是从开始下降到 FHR 最低点。FHR 早期减速的最低点与宫缩高峰一致。大部分 FHR 早期减速的开始、最低值及恢复与宫缩的开始、峰值及结束相一致
晚期减速	晚期减速是指随着宫缩，FHR 的对称性、渐进性减慢及恢复。FHR 渐进性减慢是指从开始到 FHR 最低点的时间≥30s。FHR 减慢程度从开始下降到 FHR 最低点。晚期 FHR 减速的发生延后于宫缩，FHR 最低点晚于宫缩高峰。大部分晚期 FHR 减速的开始、最低值及恢复延后于宫缩的开始、峰值及结束
变异减速	变异减速是指 FHR 突然显著减慢。FHR 突然减慢是指从开始到 FHR 最低点的时间<30s。FHR 减慢程度是从开始下降到 FHR 最低点。变异减速程度应≥15bpm，2min≥持续时间≥15s。变异减速与宫缩无固定关系
延长减速	延长减速是指 FHR 显著减慢。延长减速程度应≥15bpm，10min≥持续时间≥2min；减速≥10min，则考虑 FHR 基线变化
正弦波	正弦波是指 FHR 基线呈平滑正弦波摆动，频率固定，为（3～5）bpm，持续时间≥20min

FHR 名称、波型及宫缩类型	定义及解析
宫缩	正常宫缩：观察 30min，10min 内有 5 次或 5 次以下宫缩；宫缩过频：观察 30min，10min 内有 5 次以上宫缩。当宫缩过频时，应记录有无伴随 FHR 变化

二、胎心电子监护结果评估及处理

（一）无应激试验（NST）

NST 指在无宫缩、无外界负荷刺激下，根据胎心率基线、胎动时胎心率变化（变异、减速和加速）对胎儿储备能力进行判断。结果分为反应型 NST、可疑型 NST 和无反应型 NST，详见表10-2。

表10-2 NST 结果的评估及处理

参数	反应型 NST	可疑型 NST	无反应型 NST
基线	110~160bmp	100~110bmp >160bmp， 小于 30min 基线上升	胎心过缓<100bmp 胎心过速>160bmp 超过 30min 基线不确定
变异幅度	6~25bmp （中等变异）	≤5bmp （无变异及最小变异）	≤5bmp ≥25bmp， 超过 10min 正弦型
减速	无减速或者偶发变异减速持续短于 30s	变异减速持续 30~60s	变异减速持续时间超过 60s 晚期减速

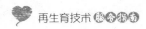

参数	反应型 NST	可疑型 NST	无反应型 NST
加速（足月胎儿）	20min 内≥2 次加速超过 15bmp，持续 15s	20min 内<2 次加速超过 15bmp，持续 15s	20min 内<1 加速超过 15bmp，持续 15s
处理	观察或进一步评估	需要进一步评估（复查 NST）	立即采取行动：全面评估胎儿状；生物物理评分；及时终止妊娠

（二）宫缩应激试验（CST）

CST 指在宫缩应激刺激下，监测胎心率的变化；通过胎盘于宫缩时一过性缺氧的负荷变化，以了解胎儿的储备能力。结果评估分为Ⅰ类、Ⅱ类和Ⅲ类。

（1）Ⅰ类　满足下列条件：①FHR 基线为 110～160bpm；②基线变异为中度变异；③无晚期减速及变异减速；④存在或缺乏早期减速、加速。

此类 EFM 结果提示，胎儿酸碱平衡正常，可常规监护，不需采取特殊措施。

（2）Ⅱ类　除第一类和第三类 EFM 的其他情况，均划为第二类 EFM。该类结果尚不能说明存在胎儿酸碱平衡紊乱，但应综合考虑临床情况、行持续胎儿监护、采取其他评估方法判定胎儿有无缺氧，可能需要宫内复苏来改善胎儿状况。

（3）Ⅲ类　有两种情况：①胎心基线无变异，并且存在复发性晚期减速或复发性变异减速或 FHR 过缓（FHR 基线<110bpm）；②出现正弦波型。该类结果提示，胎儿存在酸碱平衡紊乱，即胎儿缺氧。应立即采取

相应措施纠正胎儿缺氧，包括改变孕妇体位、给予孕妇吸氧、停止缩宫素使用、抑制宫缩、纠正孕妇低血压等措施；若上述措施不奏效，应紧急终止妊娠。

（三）注意事项

（1）尽管 EFM 临床运用广泛，但仍存在诸多弊病，如假阳性率高，增加临床不必要干预，导致阴道助产及剖宫产率增加。临床应用中需结合其他情况，如病员是否存在胎儿缺氧的高危因素、羊水性状、胎儿生物物理评分等综合评定。

（2）基线变异减少，但存在反复的加速，应视为正常胎心监护结果；规则的早期减速是良性的，没有临床意义；胎儿心动过速（达 160~180）bpm，但是存在加速，没有其他不利特征，应视为 EFM 正常。

（3）胎儿心动过缓持续时间>3min，应采取医学帮助，尽快娩出胎儿，如果胎心 9min 后仍未恢复，应将产妇转至手术室准备急诊手术。

（4）持续胎心电子监护时，每 1 h 应分析记录胎心监护 1 次；当产妇仰卧位，出现异常胎心率时，应让其改为左侧卧位；产妇长期面罩吸氧对胎儿有害，应避免；当胎心监护结果异常时，应停止使用缩宫素。

（5）NST、胎动、羊水量均正常时，不需行胎儿生物物理评分。

（6）<32 孕周的胎心基线变异幅度>10bmp，持续10s，即视为有效加速。

（7）产程中，若胎心基线变异、加速不理想，可肛检或阴道检查刺激胎儿头皮，观察有无胎心加速。

（8）偶尔出现的晚期减速、单个延长减速持续 2~3min，不能诊断胎儿缺氧，但需要进一步监护、评估。

第五节　产后出血的防治

产后出血是指胎儿娩出后 24 h 内出血量＞500ml，剖宫产术时超过 1000ml，是目前我国孕产妇死亡的首要原因。根据出血发生的时间不同，产后出血分为早期产后出血，指产后 24h 内的出血，亦是临床上最常见的产后出血；产后 24h 至 6 周发生的出血，称为晚期出血，主要原因为剖宫产子宫切口愈合不良及阴道分娩时胎盘、胎膜或蜕膜残留。本节主要介绍早期产后出血。绝大多数产后出血所导致的孕产妇死亡是可避免或创造条件可避免的，其关键在于早期诊断和正确处理。而再生育的妇女由于高龄人群比例增高，妊娠并发症发生概率增加，发生产后出血的风险也相应增高，更需要产科医师足够重视，减少这类不良事件的发生。

一、产后出血的常见原因

（一）宫缩乏力

此情况的发生概率约占 70%。胎儿、胎盘娩出后，子宫肌纤维的收缩，使其周围的子宫螺旋血管得到生理性结扎，是产后胎盘剥离面止血的最主要机制。干预子宫有效收缩的因素是导致产后出血的主要原因，

（二）产道损伤

此情况约占 20%。为软产道的损伤。常见于阴道助产、急产及软产道异常（静脉曲张、水肿、弹性差等）。

（三）胎盘因素

此情况的发生概率约占 10%。主要原因为胎盘残留、胎盘滞留及不同程度的胎盘粘连、植入。再生育人群，由于为经产妇或既往有剖宫产史，胎盘植入的风险增加。文献报道，胎盘粘连、植入的发生率：正常位置胎盘为 0.004%，前置胎盘为 9.3%，而合并瘢痕子宫的前置胎盘为 50%~67%。因此，基于我国过高的剖宫产率，今后再生育妇女因胎盘植入，产时、产后出血的比例将会明显增加，而且这种出血往往是凶险性的。

（四）凝血功能障碍

此情况发生概率不足 1%。妊娠期凝血功能障碍的最常见原因为重型胎盘早剥、急性脂肪肝、重症肝炎、血液系统疾病。

临床上四大原因常合并存在，且互为因果。表 10-3 对产后出血的各种病因进行了分类汇总，有助于临床医师对产后出血风险评估，同时也有助于寻找产后出血病因以及处理，详见表 10-3。

二、产后出血的诊断要点

（一）准确估计出血量

500ml 的出血标准非常重要，但是常常未对出血量进行准确估计，尤其是低估出血量，使得错失产后出血救治措施的良机。WHO 产后出血技术小组提出：靠临床估计和测量比实际失血量低估 30%~50%。可见，医生对产后出血的估计及认识都还非常不够。因此，准确估计失血量是及时诊断产后出血、尽早实施有效的抢救措施、降低孕产妇死亡率及发病率的关键。以下是常

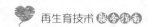

用的估计失血量的方法。

（1）称重法或容积法

①称重法　1.05g 相当于 1ml 血液；

②容积法　将收集的血液用量杯测定（扣除羊水）；一张标准手术用湿纱布被血液浸湿后估计出血 15ml，干纱布被血液浸湿后估计出血 25~30ml。

表 10-3　产后出血常见原因

原因	病因	高危因素
宫缩乏力	全身因素	产妇体质虚弱、合并慢性全身性疾病或精神紧张
	药物	过多使用麻醉剂、镇静剂或宫缩抑制剂等
	产程因素	急产、产程延长或滞产、试产失败等
	产科并发症	子痫前期等
	羊膜腔内感染	胎膜破裂时间长、发热等
	子宫过度膨胀	羊水过多、多胎妊娠、巨大儿等
	子宫肌壁损伤	多产、剖宫产史、子宫肌瘤剔除后等
	子宫发育异常	双子宫、双角子宫、残角子宫等
产道损伤	宫颈、阴道或会阴撕裂	急产、手术产、软产道弹性差、水肿或瘢痕等
	剖宫产子宫切口延伸或撕裂	胎位不正、胎头位置过低
	子宫破裂	前次子宫手术史
	子宫内翻	多产次、子宫底部胎盘、第三产程处理不当

原因	病因	高危因素
胎盘因素	胎盘异常	多次人工流产或分娩、子宫手术史、前置胎盘、胎盘早剥
	胎盘、胎膜残留	产次多，既往胎盘粘连史
凝血功能障碍	血液性疾病	遗传性凝血功能疾病、血小板减少症
	肝脏疾病	重症肝炎、妊娠急性脂肪肝
	产科DIC	羊水栓塞、重型胎盘早剥、死胎滞留时间长、重度子痫前期及休克晚期

（2）监测生命体征、尿量和精神状态

生命体征评估与出血量的关系详见表10-4。

表10-4 生命体征评估与出血量关系

失血量占血容量比例（%）	脉搏（次）	呼吸（次）	收缩压	脉压	毛细血管充盈度	尿量（ml）	中枢神经系统症状
<20	正常	14~20	正常	正常	正常	>30	正常
20~30	>100	20~30	稍下降	偏低	延迟	20~30	不安
30~40	>120	30~40	下降	低	延迟	<20	烦躁
>40	>140	>40	显著下降	低	缺少	0	嗜睡或昏迷

（3）休克指数法

休克指数＝心率/收缩压（mmHg），休克指数与出血量的关系详见表10-5。

表 10-5　休克指数与出血量关系

休克指数	估计失血量（ml）	占血容量（%）
<0.9	<500	<20
1.0	1000	20
1.5	1500	30
≥2.0	≥2500	≥50

（4）血红蛋白测定

血红蛋白每下降 10g/L，估计失血约 400～500ml。但是在产后出血早期，由于血液浓缩，血红蛋白值不能准确反映实际出血量。

虽然上诉几种方法均可用于出血量的估计，但受到出血量本身、出血时间、血液浓缩等因素影响，最好首选休克指数法，如果确保能准确称量或计量容积，也靠采用此法，而临床表现和血红蛋白法主要对临床出血量估计相互验证，避免低估和错估，延误抢救时机。

（二）出血原因的诊断

（1）子宫收缩乏力

①具有高危因素，如双胎、羊水过多、产程过长等；②胎儿或胎盘娩出后阴道流血；③宫底高，轮廓不清，质软；按摩子宫后阴道流血减少。

（2）胎盘因素

胎儿娩出后 10min 内胎盘未娩出，阴道流血；或胎盘部分娩出。

（3）软产道损伤

助产或急产、胎儿偏大等；胎儿娩出后即刻阴道流鲜血，子宫收缩好，质硬。

（4）凝血功能障碍

具有以上妊娠期凝血功能障碍的高危因素；阴道流血，血液不凝。

三、产后出血的处理流程

产科出血是危急重症，应迅速启动紧急抢救通道，包括迅速建立畅通的静脉通道、吸氧、监测生命体征和尿量、向上级医护人员呼救、交叉配血，并与麻醉科、ICU、血液科医师等相关科室密切协作并全力抢救。病因治疗是最根本的治疗，迅速寻找出血的原因：了解子宫收缩情况（第一步）；仔细检查整个软产道；仔细检查每个胎盘的完整性；是否有凝血块形成。产后出血的处理流程包括，针对其原因进行积极处理，及时补充血容量，抢救休克及预防感染。

（一）针对原因迅速止血

1. 子宫收缩乏力的处理

原则：先简单、后复杂；先无创，后有创。

（1）子宫按摩或按压

最方便、可及、安全、有效、低成本的促进子宫收缩方法；包括腹壁按摩子宫及腹部－阴道双手压迫子宫法，时间以子宫恢复正常收缩并能保持收缩状态为止。建议对每个因子宫收缩乏力所致的产后出血病人，首先选择按摩子宫，要配合应用宫缩剂，子宫按摩方法如图10－1所示。

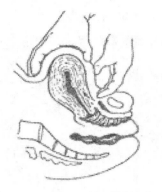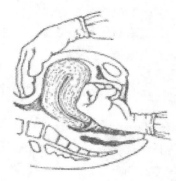

图 10-1　子宫按摩方法

（2）促进子宫收缩的药物

1）缩宫素　为预防和治疗产后出血的一线药物。Cochrane 的系统评价表明，与安慰剂相比，预防性应用缩宫素显著减少产后出血的发生率和需要治疗性应用缩宫素的比率，因此强烈建议在第三产程预防性应用缩宫素。治疗性应用缩宫素：先 10U 肌内/子宫肌层/宫颈注射，或 5U 静脉小壶内注入，以后 10～20U 加入 500～1000ml 晶体液静脉滴注，80mU/min；因缩宫素有受体饱和，故 24 小时总量应控制在 60～80U。

2）卡前列素氨丁三醇　强有力的子宫收缩剂，引起全子宫协调有力的收缩。适应证：作为二线药物，用于常规方法处理无效后的子宫收缩乏力引起的产后出血。用法：$250\mu g$（1 支）深部肌肉注射或子宫肌壁注射，3min 起作用，0.5h 达高峰，作用可维持 2h；如需要可 15～90min 重复，总量不超过 2mg（8 支）。不良反应轻微，暂时性的恶心、呕吐、腹泻等。禁忌：哮喘、青光眼、心脏病和高血压等。

3）米索前列醇　PGE1 的衍生物，引起全子宫有力收缩。口服吸收迅速，达峰时间为 15min，半衰期为 36~40min。Cochrane 系统评价：与安慰剂相比，口服或舌下含化米索 600μg 对减少严重产后出血的发生可能有益，但不推荐重复使用。用法：米索 200~600μg 单次顿服或舌下给药，对于麻醉下的患者，可以采用直肠给药途径。

4）卡前列甲酯（卡孕栓） 15-甲基 PGF2α 衍生物。用法：胎儿娩出后，用手指将卡孕栓 1mg 置于阴道下 1/3 处或直肠内（约 4cm 左右），按压 2min，待药栓溶化后，再取出手指，必要时可酌情再次用药。

（3）手术治疗

在上述处理效果不佳时，可根据患者情况、医师的熟练程度选用下列手术方法，对于出血迅猛、出血量大者也可在应用宫缩剂的同时直接应用。

1）宫腔填塞 包括宫腔水囊压迫和宫腔纱条填塞两种，阴道分娩后宜选用球囊压迫，剖宫产术中选用球囊压迫或纱条填塞。宫腔填塞应掌握要领，严格按照填塞标准方法进行，同时填塞后更需密切观察出血量、子宫底高度、生命体征变化等，可动态监测血红蛋白、凝血功能的状况，以避免宫腔积血，延误治疗。球囊或纱条放置后应该在 24~48h 内，在密切监护和做好再次出血抢救准备情况下取出，填塞后应注意预防感染。

2）B-Lynch 缝合 适用于宫缩乏力、胎盘因素和凝血功能异常性产后出血。先试用两手加压观察出血量是否减少以估计 B-Lynch 缝合成功止血的可能性。应用可吸收线缝合。B-Lynch 术后并发症的报道较为罕见，但也有感染和组织坏死的可能，应掌握手术适应证。详细的缝合方法，如图 10-2 所示。

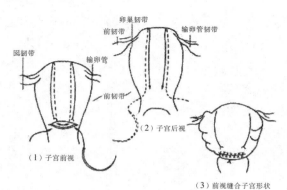

（1）子宫前视

（2）子宫后视

（3）前视缝合子宫形状

卵巢韧带
前韧带
输卵管韧带
圆韧带
输卵管
前韧带

图 10-2　子宫 B-Lynch 缝合方法

3）盆腔血管结扎　包括子宫动脉结扎和髂内动脉结扎。子宫血管结扎适用于难治性产后出血，尤其是剖宫产术中宫缩乏力或胎盘因素的出血，经宫缩剂和按摩子宫无效，或子宫切口撕裂而局部止血困难者。推荐五步血管结扎法（如图 10-3 所示）：单侧子宫动脉上行支结扎；双侧子宫动脉上行支结扎；子宫动脉下行支结扎；单侧卵巢子宫血管吻合支结扎；双侧卵巢子宫血管吻合支结扎。

4）经导管动脉栓塞术（transcatheter arterial embolization，TAE）　适应证：经保守治疗无效的各种难治性产后出血（包括宫缩乏力、产道裂伤和胎盘因素等），晚期产后出血，生命体征稳定。禁忌证：生命体征不稳定、不宜搬动的患者；合并有其他脏器出血的DIC；严重的心、肝、肾和凝血功能障碍；对造影剂过敏者。方法：经股动脉穿刺插管。由于治疗原则是尽快止血，在紧急情况下以栓塞双侧髂内动脉前干为好，在患者情况允许的情况下，可选择栓塞双侧子宫动脉。动脉插管到位后需推注抗生素预防感染。

5）子宫切除术 适用于各种保守性治疗方法无效者。一般为次全子宫切除，如前置胎盘或部分胎盘植入宫颈时行全子宫切除。操作注意事项：由于子宫切除时仍有活动性出血，故需以最快的速度"钳夹、切断、下移"，直至钳夹至子宫动脉水平以下，然后缝合打结，注意避免损伤输尿管。子宫切除后如盆腔广泛渗血，用纱条填塞止血并积极纠正凝血功能。

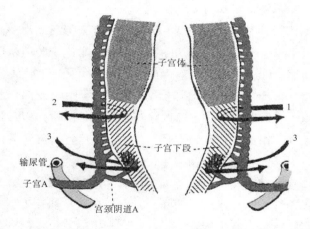

1. 单侧子宫动脉上行支结扎；2. 双侧子宫动脉上行支结扎；3. 子宫动脉下行支结扎

图10-3 子宫血管结扎步骤示意图

2. 胎盘因素的处理

（1）胎盘娩出后应常规检查胎盘、胎膜的完整性，及早处理，避免发生胎盘因素的产后出血。

（2）诊断为胎盘因素的产后出血，应即刻做阴道检查或在麻醉下进行宫腔检查：①已剥离和部分剥离的胎盘取出；②若胎盘部分粘连则顺着已剥离的边缘，将手指并拢向上延伸缓慢剥开粘连，另手扶压子宫底，轻巧地将胎盘与子宫内壁分离；③胎盘胎膜残留者应用手或器械清理，动作要轻柔，避免子宫穿孔；④若感到分离困难切不可强行用力剥，警惕胎盘植入，⑤胎盘完全粘连可手剥胎盘。遇此情况可将不易剥离的部分保留子宫内，剥离部分取出即可止血；胎盘植入采用子宫局部楔形切除或子宫切除术，但如无明显的活动性出血，也有主张保留在宫腔待产后组织自溶脱落而自愈，日后并无出血和感染，但其间需密切观察。

（3）胎盘植入的处理　①部分性植入伴活动性出血者可采用子宫局部楔形切除、局部缝合术或宫腔填塞压迫止血；②植入胎盘出血少或无出血，可严密监测下保守治疗（药物或子宫动脉栓塞）；③前置胎盘或部分胎盘植入宫颈时，往往出血凶险行全子宫切除术。以最快的速度"钳夹、切断、下移"，直至钳夹至子宫动脉水平以下，注意避免损伤输尿管。对凶险性前置胎盘，术前实施动脉球囊压迫术，可明显减少出血的风险；无此技术条件的医疗机构，切除子宫前用血浆管捆扎子宫下段阻断血管，减少子宫血供，也有一定的效果。剖宫产术时采集自体血回输明显改善了前置胎盘，特别是凶险性前置胎盘术中大出血的危害。

3. 软产道损伤的处理

在良好的照明下，检查整个软产道，查明损伤部位，及时进行修补。注意有无多处损伤，特别是阴道手术产、臀牵引、宫缩剂引产的产妇。如果经检查宫颈裂口已达穹窿涉及子宫下段时，特别是3点、9点部位的裂伤，可伤及子宫动脉，而且勉强盲目缝合，还可能伤及输尿管和膀胱，应剖腹探查，腹部、阴道联合处理。子宫破裂者立即开腹行手术修补术或行子宫切除术。

4. 凝血功能障碍的处理

（1）一旦确诊应迅速补充相应的凝血因子 血小板、新鲜冰冻血浆、冷沉淀、纤维蛋白原。

（2）止血功能改善的指标 保持红细胞压积（HCT）30％左右；②保持纤维蛋白原>100mg/dl。

（3）保持血小板>50×10⁹/L。

（二）及时、正确地补充血容量

1. 积极补充血容量

强调早期静脉补液，补充量＝累积丢失量＋继续丢失量。补容液体选择：晶体液，胶体液，血液，各种补容液体的比例详见表10-6。

表10-6 各种补容液体的比例

失血量（占总血量%）	晶体	胶体	血液
<20	可只用晶体	<20	
20～40	3	1	0.5
40～80	3	1	1
≥80	3	1	1.5以上

2. 补充血容量的目标

①收缩压>100mmHg，心率<100/min；②尿量>30ml/h，HCT>30％。

3. 输血

（1）大量失血后，补液扩容只能恢复心输出量和组织血流灌注；如有明显贫血（<70g/L），必输注红细胞，提高血液的携氧能力，才能纠正组织缺氧。首选红细胞悬液，200ml全血制备1U红悬，理论上输注2U红细胞悬液可提升HB10g/L。

（2）新鲜冰冻血浆 新鲜冰冻血浆 FFP，是新鲜抗凝全血于 6~8h 内分离血浆并快速冰冻（200ml 全血制备 100ml FFP），几乎保存了血液中所有凝血因子、血浆蛋白、纤维蛋白原。输入指征：①PT 大于正常值 1.5 倍或 INR 大于 2.0 或 APTT 大于正常值 2 倍；②输入超过人体一个血容量的血液时，为纠正病人继发的凝血因子缺乏。应用时剂量要足，达到 10~15ml/kg 才能有效。

（3）冷沉淀 系 FFP 置 4℃ 融化、重离心后的白色沉淀物，即刻冷冻；200ml FFP（400ml 全血）制备的冷沉淀为 1U（约 25ml，含纤维蛋白原>150mg）。输注冷沉淀主要为纠正纤维蛋白原的缺乏，如纤维蛋白原浓度高于 150mg/dl 不必输注冷沉淀。冷沉淀常用剂量为 1~1.5U/10kg 体重。

（4）纤维蛋白原 输入纤维蛋白原 1g 可提升血液中纤维蛋白原 25g/L，1 次可输入纤维蛋白原 2~4g。

（5）血小板 用于大量输血后的稀释性血小板减少者，血小板低于 $20~50\times10^9$/L 或血小板降低出现不可控制渗血时使用。建议用机器单采血小板，1 袋为 1U（1 个治疗剂量，含血小板 2.5×10^{11} 个）。每次应输注单采血小板 1U（相当于手工血小板 12U）。

（三）预防感染、纠正休克

抢救过程中，注意无菌操作，并给予广谱抗生素预防感染。及时补充血容量是抢救失血性休克的关键；在此基础上若血压低，可使用升压药物，同时注意保护心、肾功能。

四、产后出血的预防

虽然我们对每例产妇均做好出血的评估准备，但是预防产后出血也十分重要，尤其是存在高危因素的情况。

（1）产前保健　产前积极治疗基础疾病，详细评估高危因素，分娩前完善准备（有输血和抢救的预案和条件）、合理转诊的管理措施。

（2）产程中注意关注孕妇的精神状态，包括休息、饮食情况，导乐待产，分娩镇痛等。

（3）加强第三产程的管理　①头位胎儿前肩娩出后、胎位异常胎儿全身娩出后、多胎妊娠最后一个胎儿娩出后，预防性应用缩宫素；②及时钳夹并切断脐带（胎儿娩出后45~90s），协助胎盘娩出；③胎盘娩出后按摩子宫，及时排空膀胱等。

（4）产后2h内是发生产后出血的高危时段，应密切观察宫缩和出血情况。准确估计阴道出血量，有活动性出血，即使未达到产后出血的诊断标准，也应开始寻找出血原因，积极止血，并做好抢救大出血的准备。

第六节　分娩镇痛

分娩镇痛是用各种方法来消除或缓解分娩时的产痛，不同程度地减轻产妇在整个分娩过程中的精神、情绪的紧张和焦虑，更利于顺利分娩和胎儿的安全。它是一种用于减轻产妇分娩疼痛的方法。

一、时机

宫口开大约 2～3cm 行椎管内阻滞为佳。目前，也提倡只要进入产程，孕妇有需求，即可给予分娩镇痛。

二、方式

椎管内麻醉是分娩镇痛的首选，也是最佳的麻醉方式，椎管内阻滞可分为连续硬膜外腔阻滞、蛛网膜下腔阻滞和蛛网膜下腔－硬膜外腔联合阻滞，常用的方法是硬膜外阻滞和蛛网膜下腔－硬膜外腔联合阻滞。

三、药物选择

分娩镇痛除了要给母体提供完善的镇痛效果外，还要尽量减轻运动障碍，要求控制局麻药的浓度在一定的范围之内。目前局麻药多选择 0.075％～0.15％罗哌卡因或 0.0625％～0.125％丁哌卡因，再复合一定剂量的阿片类药（如芬太尼 1～2μg/ml 或舒芬太尼 0.5μg/ml）。在此浓度范围之内，既能阻滞支配痛觉的感觉神经，又对运动神经无明显影响，从而最大限度地降低分娩镇痛对分娩方式的影响。罗哌卡因浓度超过 0.2％或丁哌卡因的浓度超过 0.125％将会引起明显的运动神经阻滞，增加器械分娩的发生率，不建议使用。局麻药中加入阿片类药能明显提高镇痛效果，降低局麻药的浓度，减少局麻药的用量，延长麻醉时间，从而减少椎管内分娩镇痛对分娩的影响。目前芬太尼和舒芬太尼是比较常用的阿片类药物。芬太尼和舒芬太尼分别为 1～2μg/ml和 0.5μg/ml，舒芬太尼的镇痛效果优于芬太尼，两者并不增加母亲、胎儿或新生儿副作用的发生率。

四、适应证

一般认为只要无医学禁忌证，符合分娩镇痛条件的孕妇，只要孕妇要求均可实施分娩镇痛。

五、禁忌证

（1）产妇拒绝接受椎管内穿刺和给予镇痛药物。

（2）对局麻药过敏。

（3）硬膜外腔穿刺禁忌证（例如：凝血机制紊乱、背部感染等）。

（4）产科异常情况（例如：头盆不称、骨盆异常、持续性宫缩乏力或宫缩异常等）。

六、注意事项

（1）产妇自愿、无产科及麻醉禁忌证者。

（2）分娩镇痛前常规建立输液通道，严格无菌操作。

（3）分娩镇痛中应加强监测：BP、HR、RR、SpO2、ECG。

（4）应该密切监护胎心及宫缩、运动神经阻滞情况（Bromage 评分）及疼痛（VAS 评分）。

（5）积极预防和处理椎管内阻滞可能出现的并发症（如低血压、全身毒性反应、高位椎管阻滞等）。

（6）在保证产妇满意镇痛的前提下，使用最低浓度的局麻药和最少量的麻醉性镇痛药。

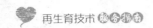

第七节　产后随访

再生育妇女常常年龄偏大，且并发症和合并症偏多，部分妇女孕前可能已经存在内外科疾病，因此应该对产后疾病随访及康复情况加以重视。

一、妊娠期高血压疾病的随访

妊娠期高血压疾病往往存在累及全身器官的损害，且部分孕妇为妊娠期首次发现高血压疾病，子痫前期患者产后 3~6 天为血压高峰期，容易发生子痫等，分娩后仍需动态观测。出院后，产妇仍需长期监测血压，至少应该监测到产后 3 个月，如血压未恢复回复正常，应该考虑原发性高血压可能，应该按照高血压病进行治疗。

二、妊娠期糖尿病的随访

妊娠期糖尿病是妊娠期常见并发症，有 20% 的患者孕前有糖尿病，且产妇远期发展为糖尿病风险增加。因此有妊娠期糖尿病的产妇产后仍应监测和控制血糖。所有 GDM 孕妇产后应检查空腹血糖，空腹血糖正常者产后 6~12 周进行口服 75gOGTT 试验，确诊为糖尿病者按照糖尿病患者进行管理。

三、妊娠合并心脏病的随访

妊娠合并心脏病是导致孕产妇死亡的重要原因，产后产妇血流动力学变化巨大，是心衰发生的高发时期，需要密切监护。产后应该评估心功能情况，有原发心脏疾病的应该积极治疗，不宜再妊娠者应该行绝育术。

四、妊娠期肝内胆汁淤积症的随访

妊娠期肝内胆汁淤积症产妇肝功能一般在产后逐渐恢复，一般一周左右下降明显，可考虑产后1周复查肝功能，对于合并有胆道结石的患者，产后应该长期随访，必要时复查肝胆彩超，避免遗漏胆道疾病导致的胆汁淤积和原发性肝脏疾病。ICP分娩后2~4周内症状消失及血液生化改变恢复正常。产后持续存在的胆汁淤积应排除ICP的诊断。

五、内科疾病的随访

对于妊娠期合并的一些常见内科疾病应根据情况在产后进行复查，如妊娠期合并甲状腺功能异常、免疫和血液系统疾病、蛋白尿或者隐血等情况，产后应及时复查，明确原因并及时处理。妊娠期由于全身脏器负荷的增加，一些内科疾病在妊娠期容易出现临床表现，应该引起重视，产后密切随访，有助于对疾病的早期干预。对合并对于孕前已经存在基础疾病的产妇，即使在妊娠期症状缓解甚至消失，检查正常，产后仍应复查，并长期随访。

六、外科疾病的随访

妊娠期发现的外科疾病或妊娠前已经存在的外科疾病，在妊娠期由于存在孕周、手术风险等情况，处理可能与非妊娠期不一致，如胆囊结石、泌尿道结石、阑尾炎、胰腺炎等，产后应该及时复查，长期监测，及时处理。

（邢爱耘）

第六篇

新生儿保健

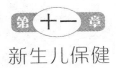

新生儿保健

　　新生儿是指从出生脐带结扎开始到满 28 天以前的婴儿，根据出生孕周分为足月儿（胎龄满 37 周至不满 42 足周的出生新生儿）、早产儿（胎龄满 28 周至不满 37 足周出生的新生儿）、过期产儿（胎龄满 42 周以上出生的新生儿）和未成熟儿（极早早产儿，胎龄小于 28 周出生）。根据出生后的日龄分为早期新生儿（1 周以内）和晚期新生儿（满一周以后）。根据出生体重分为正常体重儿（出生体重大于等于 2500g，小于 4000g）、巨大儿（出生体重大于等于 4000g）、低体重儿（出生体重小于 2500g）、极低体重儿（出生体重＜1500g）和超低体重儿（出生体重＜1000g）。

　　新生儿从母体直接供给养分的良好保护环境中脱离出来，经历出生的过程中容易受到一些伤害，在适应外界环境的历程中会出现适应不良从而产生疾病甚至死亡，新生儿期是五岁以下儿童死亡的高发阶段，做好本阶段的保健可以减少新生儿疾病和死亡发生，促进新生儿健康成长。

　　早产儿、低出生体重儿、出生窒息儿、缺氧缺血性脑病、颅内出血、高胆红素血症、新生儿期严重感染

（肺炎、败血症、颅内感染等）、新生儿患有各种影响生活能力的出生缺陷（如唇裂、腭裂、先天性心脏病等）、遗传代谢性疾病、母亲有异常妊娠及分娩史、高龄分娩（母亲年龄≥35岁）、带养者患有残疾（视、听、智力、肢体、精神）并影响养育能力等属于高危新生儿，这类儿童更是重点保健对象。

由于医疗技术进步，许多孕期处于高危状态的胎儿得以出生并能存活下来，这些对于新生儿保健医务工作者提出了更大的挑战，需要医护人员掌握更多新知识和新技能。为提高医护人员的知识和技能、确保新生儿保健工作的质量，国家组织专家制定了多项技术规范、指南与建议，如：新生儿访视技术规范、儿童喂养与营养指导技术规范、儿童营养性疾病管理技术规范、新生儿疾病筛查技术规范，以及诸多儿童疾病的诊治指南及规范。掌握这些规范及指南能更有效地开展工作。

第一节　新生儿访视

新生儿是相对脆弱的人群，为了减少不利情况发生，此期无严重状况的儿童几乎常驻家中。为了向带养人宣传正确的育儿知识，及时发现有损儿童健康的因素，减少疾病发生，确保新生儿期健康成长，需要医护人员定期或不定期进行新生儿家庭访视。

一、访视的时间

正常足月新生儿访视次数至少2次以上，首次访视和满月访视是最基本的要求，医疗资源相对丰富的地区可在首访和满月访视之间增加一次。特殊儿童如高危新生儿、家庭分娩新生儿和访视过程中发现异常的新生儿需根据具体情况适当增加次数。每个孩子出生后离开医院的时间不同，在家分娩的孩子报告的时间也不一致，正常足月新生儿首次家庭访视时间须在出院后 7 日之内，特殊儿童须在接到出院报告或出生报告后 3 日内进行首访。满月访视可以在出生后 28~30 日、结合预防接种在乡镇卫生院、社区卫生服务中心进行随访。

二、访视内容

（一）了解儿童基本情况和生活起居

观察儿童居住环境的布置情况（居室通风、采光、色彩搭配、温度等），询问孩子母亲孕期有无特殊情况（营养、疾病及用药等）、新生儿出生状况（孕周、分娩方式、是否多胞胎、出生体重、身长、出生高危因素等）、是否已做新生儿听力筛查和新生儿遗传代谢性疾病筛查等基本情况。了解儿童喂养情况（喂奶方式，是否按需哺乳、吃奶次数、奶量、溢奶，是否适时补充维生素 D 制剂及其他喂养相关问题）、护理情况（衣物材质、穿衣量及松紧度是否合适，洗浴方式是否恰当，脐部护理方法是否正确）、睡眠情况（睡眠时长，有无睡眠时间颠倒及其他问题）、发育情况（对声光的反应、饥饿时的表现、大小便刺激的反应、哭声是否洪亮等）、大小便情况（次数、颜色、形状等）、疾病表现（皮肤黄染、精神反应变差、易惊、烦躁、哭闹不安等）、预防接种情况（是否接种了新生儿出生时接种的疫苗、有无异常反应等）。

（二）体格测量

儿童的生长指标可以判断其生长情况，增长速度可以间接判断新生儿适应情况和喂养方法是否合理，出生时几乎测量了儿童的身长和体重，新生儿家庭访视因不能携带大型测量工具，同时考虑到工作实用性，一般选择体重这一反应比较灵敏的儿童生长指标进行监测。测量工具多采用简易杠杆秤或电子体重秤，测量前调零。在新生儿相对空腹并排空大小便时测量，室温较高的家庭中可以脱光孩子衣物称裸体重量，室温低的家庭先连同衣物一起称重，再将儿童衣物脱下（及时用另外的衣物保暖）称重，然后计算出儿童的体重。以称重计最小刻度后估计一位数记录，电子体重秤直接记录稳定后的读数。男女新生儿体重增长每天平均分别为 39g 和 33g，最低增长分别为 31g 和 26g，分别以不超出 49g 和 41g 为宜。

（三）体格检查

（1）一般状况　精神状态、面色、体温、心率、呼吸、哭声。

（2）皮肤黏膜　有无黄染、发绀或苍白（口唇、指趾甲床）、皮疹、出血点、糜烂、脓疱、硬肿、水肿。

（3）头颈部　头发颜色及光泽、前囟大小及张力、颅缝、颅骨软化、有无血肿、头颈部有无包块。

（4）眼　外观有无异常、结膜有无充血和分泌物、巩膜有无黄染、对光刺激的反应。

（5）耳　外观有无异常、外耳道是否有异常分泌物、对声音刺激的反应。

（6）鼻　外观有无异常、有无异常分泌物、呼吸是否通畅、有无鼻翼扇动。

（7）口部腔　有无外观异常、唇腭裂及是否影响吸奶、口腔黏膜及牙龈有无异常、舌体有无异常、咽部有无异常。

（8）胸部　外观有无畸形、有无呼吸困难表现、双肺呼吸音是否对称、心脏有无杂音及性质。

（9）腹部　腹部有无膨隆及包块、肝脾有无肿大。观察脐带是否脱落、脐部有无红肿及渗出、有无脐疝。

（10）外生殖器及肛门　有无畸形、检查男孩睾丸位置及大小、有无阴囊水肿及睾丸鞘膜积液、有无腹股沟疝、会阴部有无尿布疹。

（11）脊柱四肢　有无畸形、双大腿皮纹是否对称、双下肢是否等长、双髋关节外展是否受限。

（12）神经系统　四肢活动度及肌张力、原始反射是否正常。

（四）指导

根据新生儿年龄、了解和检查到的情况提出与年龄和特殊状况相匹配的建议，例行提出促进新生儿感知觉发育的建议，针对发现的问题提出指导意见，提醒带养人定期进行预防接种和儿童保健。对于不能在家进行治疗的情况，要立即转诊至上级医疗保健机构。这些情况包括：

（1）发热及低体温　体温 $\geqslant 37.5℃$ 或体温 $\leqslant 35.5℃$。

（2）反应差伴面色发灰、吸吮无力。

（3）呼吸过缓或过快　呼吸频率 <20bmp 或 >60bmp，呼吸困难（鼻翼翕动、呼气性呻吟、胸凹陷），呼吸暂停伴发绀。

（4）心动过缓或过速 心率＜100bmp 或
＞160bmp，有明显的心律不齐。

（5）皮肤严重黄染（手掌或足跖均黄染），苍白，
发绀和厥冷，有出血点和瘀斑，皮肤硬肿，皮肤脓疱较
严重。

（6）反复眨眼、凝视、面部肌肉抽动、四肢痉挛性
抽动或强直、角弓反张、牙关紧闭、机械重复性的动作
等，囟门张力高。

（7）四肢无自主运动，双侧肢体活动不对称，肌张
力减低或增高，原始反射异常。

（8）眼窝或前囟凹陷、皮肤弹性差、尿少等脱水
征象。

（9）眼睑明显肿胀，结膜重度充血，有较多脓性分
泌物；耳部有脓性分泌物。

（10）腹胀明显伴呕吐。

（11）脐部脓性分泌物多，有肉芽或黏膜样物，脐
轮周围皮肤发红和肿胀。

（12）其他不能处理的情况。

三、新生儿访视流程

新生儿访视流程如图 11-1 所示。

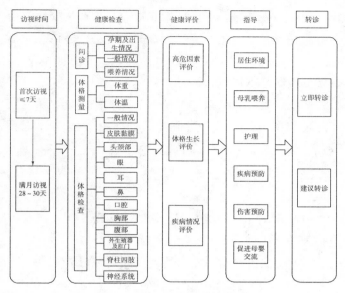

图 11-1 新生儿访视流程图

四、工作要求

（1）新生儿访视人员应经过专业技术培训。访视时应携带新生儿访视包，出示相关工作证件。

（2）新生儿访视包应包括：体温计、新生儿杠杆式体重秤或电子体重秤、听诊器、手电筒、消毒压舌板、75％酒精、消毒棉签，新生儿访视卡、笔等。新生儿杠杆式体重秤和电子体重秤最大载重为10kg，最小分度值分别为50g和10g。

（3）注意医疗安全，预防交叉感染。检查前清洁双手，检查时注意保暖，动作轻柔，使用杠杆秤时注意不要离床或地面过高，以免跌伤。

（4）加强宣教和健康指导。告知访视目的和服务内容，反馈访视结果，提供新生儿喂养、护理和疾病防治等健康指导，对新生儿疾病筛查的情况进行随访。

（5）发现新生儿危重征象，应向家长说明情况，立即转上级医疗保健机构治疗。

（6）保证工作质量，按要求询问相关信息，认真完成测量和体检。完整、准确填写新生儿家庭访视记录表，并纳入儿童健康档案。

五、考核指标

（1）新生儿访视覆盖率＝（该年接受 1 次及 1 次以上访视的新生儿人数/同期活产数）×100％

（2）新生儿纯母乳喂养率＝（同期纯母乳喂养新生儿数/满月访视有喂养记录的新生儿数）×100％

（3）出院后新生儿的患病率、死亡率也是工作质量考核指标。

第二节　新生儿护理

新生儿护理的内容包含了环境布置、衣着、睡眠、喂养、洗浴、特殊部位（脐部、五官、皮肤、会阴部等）以及特殊情况下的护理。

一、环境布置

出院后的新生儿主要生活环境就是在家里，布置好孩子的居室可以更好地利用声色光等刺激来促进孩子的发育。刚出生新生儿能够看得见眼前的物品，也能听得到周围的声音（鼓室充满羊水的在出生后一周内对声音反应差一些），要纠正认为孩子看不见、听不着的部分家长的观念，因为只有确信孩子有视听能力的家长才会主动地采用相应途径的方法去训练孩子。

家中光线不要强光刺眼，也不要过于昏暗，白天亮度以晴天阳光不直射房间内为宜。孩子睡觉的时候可以拉上窗帘，孩子清醒的时候应该拉开窗帘，逐渐培养孩子适应自然光线的能力，从小培养孩子根据外界光线强弱调整作息时间的习惯。

房间背景颜色整体素净，利用家具、衣物、被褥、玩具、墙贴等装点，使房间内颜色丰富而不杂乱，适度变换使孩子不觉得枯燥单调。婴儿最敏感的颜色依次为红、黄、绿，最先可以用黑白条纹分明的图案以及红色引导孩子视物并逐渐训练追视，以后引入其他颜色进行训练。在孩子清醒时，把孩子抱到窗口观察自然界的各种颜色。

环境声音不要太嘈杂，噪音环境不利于孩子发展，孩子耳边不要出现巨大的声音，以免伤害鼓膜。孩子清醒的时候可以让其欣赏音乐，尽可能不要培养孩子依赖音乐入睡的习惯。可以用人声和相对轻柔脆响的声音观察孩子对声音的反应，逐渐训练孩子找寻声音的能力。

房间要经常通风换气，保持室内空气清新，期间孩子别处在风道上。室内温度在孩子出生 2 周以后，由 20~25℃逐渐过渡到与自然温度保持一致，这样可以锻炼孩子调节身体适应四季变化的能力，特别寒冷和炎热季节需要使用室温调节装置以减少婴儿不能适应而患病。

尽量控制亲朋好友接触新生儿，母亲感冒时要增加换气次数，同时戴上口罩给孩子喂奶。

二、衣着护理

新生儿的衣被应以柔软且吸水性强的棉织品为主，最好不用质地较硬材质，以免边条粗硬部分划伤稚嫩的皮肤，吸水性差的材质对于相对多汗的婴儿也不适合。衣物颜色以浅淡为主，可减少染料对皮肤的刺激，也有利于观察到污物。衣服松紧度要合适，有利于穿脱，太紧身的衣服妨碍新生儿身体活动，太宽松孩子的四肢容易滑出且保暖性能差。

我国大多数地区都存在给孩子过度保暖的情况，这是因为很多家庭是由年老怕冷的老年人指导护理，很多是因为选择判断衣物多少的指标有误，例如有些地方用孩子的手是否暖和作为判断衣服是否足够的指标，这个指标是不客观的，因为即使孩子的手温保持不变，不同的人判断的结果也会不一致。要纠正这类错误的判断方法才能改变这种现状，判断衣服不够的方法很难有客观的指标，但是判断衣被过多却有客观的指标，如孩子轻微活动即出汗、孩子汗不多但总是尿色黄、孩子睡觉总想钻出被窝、穿多了出现皮疹减少即消退等，如果发现这些情况及时减少衣被，就可克服过度保暖的倾向。寒冷气候下新生儿需要戴帽，但气候温暖的季节不要戴帽。有些地方在夏天气温高时也要用布遮住孩子的囟门，这种错误做法也要克服。

尿不湿需选择大小适度、吸水性、透气性和柔韧性较好的制品，尿湿的尿不湿要及时更换，夜间也要如此，否则皮肤敏感的孩子很容易形成尿布疹。换下尿不湿后要用清水冲洗会阴部和臀部。

应该给孩子穿衣服和裤子，而不是直接用包被裹起来，包被裹起后会影响孩子身体活动，且寒冷季节护理时身体暴露面积大，容易受凉。

三、睡眠护理

足够的高质量睡眠是保证孩子正常生长发育的重要因素。绝大多数新生儿每天总睡眠时间大约 18～20h，多数时间处于睡眠状态，能主动表达饥饿的孩子在饥饿时会自动醒转，一般间隔 2～4h 醒一次，不必定时唤醒，对于无主动觅食能力的早产儿等特殊新生儿，应 2～3h 唤醒喂奶。要保证新生儿良好的睡眠质量，需要提供相对安静的环境，避免噪音，在按需哺乳的基础上建立相对稳定的进食规律，每餐奶量足够，被褥衣服厚薄与松紧度适中，减少因过热或冷感而影响睡眠质量。因奶蛋白不耐受影响睡眠质量的，需提供低敏配方代乳品以减轻身体不适。睡眠姿势在奶后 1h 内右侧卧位，可减少溢奶呛入，溢奶少的新生儿 1h 后可仰卧、左侧卧及俯卧等，俯卧位要经常左右变换姿势，长期单侧俯卧位的儿童胸骨容易变形，长期右侧仰卧位的孩子右枕部容易变形，重者可造成双侧面部不对称。

避免拍抱摇着新生儿使其入睡，好的入睡习惯是孩子想睡觉时将其放在小床上自动入睡，不要培养孩子含着奶头或安抚奶嘴入睡的习惯，也不要培养依赖音乐及其他物品才能入睡的习惯。白天睡眠多夜间睡眠少的孩子，在白天清醒的时候多引导孩子保持相对兴奋的状态，夜间孩子清醒的时候尽量不开灯、减少陪他玩的时间，这样逐渐会将颠倒的睡眠纠正过来。孩子睡眠时小床应与大床相距不远，距离以不影响带养人观察孩子情况和方便护理为度。孩子有状况的时候带养人能够及时处理，孩子醒来的时候带养人能够及时出现在孩子面前，这样能更好地形成安全感，也有助于提高睡眠质量。

四、喂养护理

喂养护理主要按照新生儿喂养部分的内容进行。喂奶后要注意用温热湿毛巾清理嘴唇及周围黏附的奶液。

五、洗浴

（一）洗澡准备

新生儿洗澡前需要准备的物品有：婴儿包被、衣裤、毛巾、浴巾、尿片、澡盆、冷水、热水、脐部消毒物品等物。

手部有感染者勿接触孩子的皮肤，手指甲不宜过长，以免划伤孩子，给孩子洗澡前要清洗好双手。

寒冷季节尽可能将室温提升到 20～25℃，水温控制在 37～42℃，在气候暖和季节水温可稍低一些。水温太高会烫着新生儿，偏高的水温容易洗掉保护皮肤的脂肪，使皮肤缺乏保护而变得干燥。干燥型皮肤不宜每天洗澡，但是每天都要擦拭腋下、颈部、皮肤皱折处及清洗会阴部、臀部，这类皮肤可根据油脂多少来确定洗澡间隔时间。从锻炼孩子耐寒能力着想，正常新生儿出生 2 周以后可逐渐降低水温。新生儿脐带脱落前多采用流动水淋浴，脐带脱落没有分泌物以后可采用盆浴。

（二）洗澡的顺序及方法

当室内温度偏低时，先脱掉外面的包裹物，将头面部洗好以后在脱掉衣裤，室内温度较高时，可以将新生儿衣物全部脱下再洗。一般先洗眼部，用沾水浸湿的毛巾轻轻擦拭眼睑及眼角的分泌物，擦拭方向由眼睛中部向内及向外移动，擦拭时动作要轻柔，以免孩子产生恐惧感。接下来让孩子保持头后仰姿势，头发油份少的可直接用清水冲淋洗头，油分多者在淋湿头发以后，用洗头水（最好是不刺激眼睛的）初洗，再用清水冲淋干净，冲淋头部时，要压住婴儿上方耳朵的耳门，避免水流入耳道。形成头垢者，可在洗澡前将婴儿油涂抹其上，这样洗上3~5天以后就会全部洗掉，切勿强行去除头垢。接下来用湿毛巾擦洗脸部、耳郭前后。洗净头面部后，可用水冲淋孩子颈部、躯干、会阴部及四肢，对皮肤油分重可使用婴儿沐浴液，油分不重者直接冲淋干净即可。洗浴顺序是颈部、前胸、腋下、后背、上肢、会阴、臀部、下肢，盆浴者也按可按这个顺序洗浴。洗完后将孩子放置于浴巾上，抹干全身。脐带未脱落者先用包被裹住孩子，暴露脐部并用聚维酮碘进行消毒处理，皮肤皱褶容易发红处可抹上一些爽身粉，皮肤干燥者可以抹上一些婴儿润肤油，然后穿上干净的衣裤。整个洗浴过程中一定要防止水进入孩子眼和鼻腔中，量大时孩子会出现明显的恐惧感。

六、特殊部位（脐部、会阴部）护理

新生儿脐带脱落之前是每日重点护理部位，脐带根部有较多分泌物，受到污染时细菌很容易繁殖，可引发脐炎及继发严重感染。护理脐部前需准备好消毒液（如聚维酮碘）及消毒棉签，操作者先洗净双手，将消毒液渗入到脐轮与脐带之间去，脐带上和脐轮周围也要涂抹消毒液，正常情况下每天消毒1~2次。

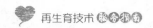

再生育技术秘密指南

　　新生儿每天大小便次数较多，会阴部清洁卫生工作不到位，很容易造成尿布疹，有些甚至会继发感染。孩子每次排便后都应及时用清水冲洗干净会阴部和臀部，容易红臀的孩子尽量保持局部干燥，并可抹上护臀霜。

七、其他生理状态的护理

　　新生儿鼻腔有时会有分泌物结痂，经喷嚏后可能会黏附于鼻腔出口处，带养人可以帮助清除，但是不要去掏鼻腔深部的分泌物，以免损伤深部黏膜，导致分泌物增多而影响通气。鼻腔具有自净功能，在无须帮助的情况下不要忙于干涉。

第三节　新生儿营养和喂养

一、新生儿营养

　　哺乳动物繁衍后代能力在适应自然环境的过程中，能够提供给新生幼崽的第一口食物是母乳，不同种类的哺乳动物的母乳成分相差十分明显，能够让子代在生命早期成长得更加健壮、能够减少疾病发生和死亡的母乳才能更好地让种族得以延续。实践证明，质量得到保证的母乳是新生儿的最好食物，母乳的优势十分明显，其营养素种类齐全，各种营养素的比例适当，对胃酸中和作用弱，有利于消化，母乳具有增进婴儿免疫力的作用，减少患病机会，乳量随小儿生长而增加，温度及泌乳速度合适，卫生、经济、方便，母乳喂养可增进母子感情，有利于母亲观察小儿的变化，还可促进母亲康复及健康。即使是完全按照母乳成分配制的配方乳，其功能始终达不到母乳所能体现的程度。母乳也有不足的方面，例如维生素 K 不足，新生儿出生时需要常规注射维生素 K，以减少婴儿出血症发生。在人类生活方式快速转变的过程中，户外活动明显减少造成自身合成维生素 D 不足，母乳中的维生素 D 也是相对不足的，需要额外补充。当母乳不足或缺乏的时候，需要给新生儿提供母乳化的配方奶粉，以满足能量和各种营养素需要。

母乳以及母乳化配方奶喂养新生儿不需要额外补充水，对于过度保暖、出汗多或不显性失水增多导致尿色较黄的新生儿，最好是改变护理方法以减少失水，不能改变者可以适当补水，补充水的量以不影响进食奶量为度。

中国营养学会建议新生儿营养素摄入量如下：

能量 120 kcal/kg，蛋白质 2～4g/kg，脂肪（脂肪供能占总能量的百分比）45％，钙 300mg，磷 150mg，钾 500mg，钠 200mg，镁 30mg，铁 0.3mg，锌1.5mg，硒 15μg，碘 50μg，铜 0.4mg，氟 0.1mg，铬 10ug，锰 3.5mg，维生素 A400μg，维生素 C40μg，维生素 D10μg，维生素 E3mg，维生素 B1 0.2mg，维生素 B2 1.4mg，维生素 B6 0.1mg，维生素 B12 0.4μg，泛酸 1.7mg，叶酸 65μg，烟酸 2mg，生物素 5μg。

二、正常新生儿喂养

根据新生儿进食乳类或代乳品种类及量的不同，将喂养分为三类：纯母乳喂养、部分母乳喂养和人工喂养。纯母乳喂养是指除母乳以外，不给新生儿吃任何其他含能量食物，部分母乳喂养是指因母乳不足而加用其他乳类或代乳品者，人工喂养是指因各种原因不能以母乳喂养而采用动物乳或其他代乳品喂哺者。

（一）纯母乳喂养

1. 促进成功母乳喂养的方法

（1）产前准备

树立用母乳喂养孩子的观念，注意孕期适度的营养，即保证胎儿正常生长和自身孕期体重适当增加（12～14kg），贮存脂肪以供哺乳能量的消耗。乳头凹陷者每天坚持向外牵拉，也可以用乳头矫正器协助矫正。

（2）尽早开奶

生后2周是建立母乳喂养的关键时期，及早开奶可以更好地促进母子依恋情感的建立，良好的母子依恋情感能提升母亲喂养婴儿的意愿和信心。要帮助没有严重疾病的母亲在产后1小时内尽早实现第一次喂奶。

（3）母婴同室

除非特殊情况，新生儿应尽可能与母亲在一起，可增加母乳喂养成功的机会。

（4）促进乳汁分泌

1）按需哺乳 正常足月新生儿在饥饿的时候会用嘴主动觅食，当孩子在不碰脸的情况下（即不是因为觅食反射）出现明显的觅食行为时，及时给予母乳喂养，这样可使母亲乳头得到足够次数和强度的吸吮刺激，促进乳汁分泌。除了喂养没有主动觅食能力的孩子需要明确安排喂奶次数和时间外，有主动觅食能力的孩子在按需喂养数天以后会形成自己的进食规律和相对固定的进食时间。

2）乳房排空 每次哺乳时应先喂空一侧乳房，再喂另一侧，下次哺乳则让孩子先吸吮本次后吸吮的一侧乳房。挤出未吸空乳房中的乳汁可以促进生成更多的母乳。

3）乳母生活安排 乳母身心愉快、充足睡眠、合理营养可促进泌乳。

（5）喂奶技能

1）确定哺乳时间 正常足月新生儿用嘴主动觅食的时候，无主动觅食能力的孩子到了指定进食的时候，如早产儿2小时左右就需要喂奶。

2）哺乳方法 每次哺乳前，母亲应洗净双手。抱持婴儿的姿势有斜抱式、卧式、环抱式，双胞胎同时喂奶时多用环抱式。使婴儿的头和身体呈一条直线，头高于躯干，婴儿身体贴靠母亲，婴儿头和颈得到支撑，嘴贴近乳头附近。母亲可用乳头触碰孩子口角外脸颊或鼻尖，在觅食反射下孩子嘴会张得很大，母亲及时将乳头及大部分乳晕放置到孩子口中。当含接姿势良好时，孩子出现节律性的吸吮吞咽动作，吞咽声明显。如果母亲射乳反射太强，孩子吞咽速度不能匹配，就会出现呛奶，这种情况需要母亲用拇食指挤压住乳房前部，让母乳喷出减速，要注意不要影响到孩子含接乳晕。哺乳过程中母亲要与孩子进行眼神交流。

3）每次哺乳持续时间 正常新生儿在正确的喂奶方法下10分钟以内可进食需要量的80%奶液，大多数新生儿每次吃奶时间持续大约15～20min，每次喂奶时间尽量控制在20min以内完成，最多不超过半小时，对于吸吮力低下的孩子可适当延长。

2. 母乳喂养常见问题

（1）乳量不足

母乳不足最初可表现为无睡眠颠倒的孩子夜间频繁

吃奶，明显不足的可出现吸吮时不能闻及吞咽声、孩子吃奶持续时间长、每次哺乳后常哭闹不能安静入睡、尿量每天少于 6 次、体重增长达不到平均增速甚至低于最低增速；当母乳明显不足时，要调整哺乳母亲的饮食以确保营养足够，保证母亲足够的休息时间，坚定继续母乳喂养的信心。每次哺乳后可补充母乳化配方奶以保障新生儿的正常生长。

（2）溢奶

新生儿胃呈水平位，贲门括约肌相对松弛，当抱持姿势不良、哭闹较多或喂养方法不当可使孩子吞入过多空气、孩子用力使胃部压力增大时容易出现溢奶，打嗝过程中有时也会引发溢奶。喂奶后将婴儿竖直抱起，头靠在带养人肩上，带养人将手背拱起用手掌面拍新生儿背部，可帮助排出空气而减少溢奶，对于拍背排气过程中会引发更多溢奶的婴儿不适合采用此方法。奶后 30～60min 内婴儿睡眠时宜右侧卧位，可减少溢奶，同时有利于预防溢奶呛入。长期右侧卧位的新生儿可导致头右侧枕部变形，无明显溢奶的新生儿可变换着体位睡觉。长期溢奶以及因溢奶影响体重增长者，要及时寻找疾病原因。

（3）乳头皲裂

喂奶姿势不良、过度清洗乳头导致乳头油脂缺乏都会造成乳头皲裂。喂奶时母亲要让孩子含住大部分乳晕，奶后可挤出少许乳汁涂在乳头上可防止乳头皲裂发生。

（4）母乳性黄疸

母乳性黄疸是指纯母乳喂养新生儿到了黄疸消退年龄而黄疸仍然没有消退者，此类婴儿生长良好，无其他临床表现。继续母乳喂养黄疸可逐渐消退，一般不必治疗。疑似母乳性黄疸新生儿黄疸严重者，可建议停喂母乳3天，观察黄疸是否明显减轻，若黄疸明显减轻更能明确诊断，3天后恢复母乳喂养，之后黄疸可能会再次加重，但会比原黄疸轻。停喂母乳期间，母亲应按平时哺乳规律定时挤奶，以确保继续泌乳，暂用配方奶喂养孩子。

3. 储存母乳的方法

母亲与孩子分离或母乳过多时，挤出母乳存放于煮沸消毒过的干净容器中，室温下可保质4h，冰箱冷藏室可保质48h，冰箱冷冻室可保质3个月，储备奶食用前需用温水加热至40℃左右即可，勿煮沸。

4. 母乳喂养禁忌情况

母亲身体严重虚弱、母亲正在接受放化疗、未经有效治疗的活动期肺结核、患乙型肝炎且新生儿出生时未接种乙肝疫苗及乙肝免疫球蛋白、HIV感染、乳头乳房局部感染性疾病、吸毒等情况下以及严重乳糖不耐受的新生儿，不适合母乳喂养。母亲患其他传染性疾病或服用特殊药物，有可能影响孩子身体健康时不易哺乳。

（二）配方奶喂养

当没有或不能用母乳喂养新生儿时，需要选择母乳化配方奶粉进行喂养。新生儿期间仍然以按需哺乳为原则，逐渐形成相对固定的喂奶次数，一般按斜抱式的姿势喂奶，喂奶过程中仍然要注意母子眼神交流。配方奶喂养与母乳喂养不同的主要在于选择合适的配方奶、喂奶器具和配奶过程。

（1）选择配方奶和喂奶器具

选择符合国家标准的新生婴儿配方奶粉进行喂养，

在不能获取配方奶的情况下，可以使用鲜牛乳或普通奶粉。喂奶器具应选择可以经受煮沸消毒的奶瓶和奶嘴，奶瓶需要符合国家标准，材质无毒，具有较高的强度，透明度较好，以便观察奶粉溶解情况；奶嘴需要质地适中，非圆孔开口的奶嘴可阻止奶液自行流出以防止孩子呛奶。

（2）奶液配制

按照奶粉说明进行配奶，配方奶粉要求水温在50℃左右，超过60℃可破坏部分营养素如维生素C，低于40℃奶粉溶解性差。奶粉与水的比例按重量为1：7，大约一勺4.3g奶粉加入30ml水中，这样可避免过稀或过浓，过稀的奶液造成营养摄入不足，影响孩子生长发育，过浓的奶液可造成渗透性腹泻。配奶时不要加入其他食物或营养素，不能用果汁水或蔬菜水配奶。特殊情况下使用鲜牛乳喂养者，要用巴氏消毒法进行处理，巴氏消毒法是将牛奶加热到62℃～65℃，保持30min。奶液温度不宜过高以免烫伤，可将奶液滴在手背或前臂的前内侧，以无烫感为宜。

（三）部分母乳喂养

部分母乳喂养有补授法和代授法两种。补授法是每次哺喂时，先喂母乳，后再补充配方奶。补授的乳量根据孩子需要而定。补授法可以让孩子每次饥饿时先吸吮母乳，母亲乳头受到足够次数和强度的吸吮刺激，可以促进母乳分泌更多的乳汁，部分母婴经过此方法可以逐渐实现纯母乳喂养。代授法是每天一次或多次使用配方奶粉喂养，这种方法会减少母亲乳头接受孩子吸吮刺激的次数，母乳分泌会逐渐减少，一般仅用于无法坚持母乳喂养的情况。

三、早产/低出生体重儿喂养

早产/低出生体重儿是指出生胎龄小于 37 周，出生体重小于 2500g 的新生儿，这类新生儿生活能力低下，适应环境困难，合理的喂养方法和适度的营养是提高其存活率的至关重要条件。喂养护理不当的早产/低出生体重儿常常生长速度达不到足月正常体重儿水平，更难实现追赶生长。在良好喂养及护理下，可以使其体重增长速率达到平均 15g/kg·d。早产/低出生体重儿的理想食物是母亲的乳汁，但是因为早产，此类新生儿的母亲常常母乳不足或缺乏，需要给予早产儿配方奶粉进行喂养。含蛋白质、矿物质和维生素的母乳强化剂可以为母乳喂养的早产/低出生体重儿补充充足的营养，从而促进其更快生长。当早产儿每日母乳量达到 100ml/kg 以上时，可以按比例添加母乳强化剂。

胎龄过小（<34 周），吸吮和吞咽功能不协调或由于疾病因素不能直接喂养的早产/低出生体重儿需要管饲喂养，包括间歇管饲法和持续管饲法，间歇管饲法更能建立生理节律性，胃食道反流明显者多采用持续管饲法。管饲法采用微量喂养法，可从小于 10ml/kg·d 的母乳或早产儿配方乳均匀分成 6~8 次，通过经口放置的胃管推注到胃内，能耐受者可按 2ml/kg·d 逐渐加量，大约在 5~7 天内加到 20ml/kg·d。当婴儿状况稳定，奶量增加量可逐渐加大，但最大增加量勿超过 20ml/kg·d，以免造成不耐受或坏死性小肠结肠炎。在管饲期间可以采用非营养性吸吮来促进胃肠动力和胃肠功能成熟，缩短管饲喂养时间，促进新生儿胃肠激素和胃酸分泌及帮助消化，改善早产儿的生理行为和增加

安静睡眠时间，减少激惹和能量消耗并加快临床状态改善的进程。对胎龄大于 34 周，吸吮和吞咽功能较好，病情稳定，呼吸小于 60bmp 的早产儿可采用经口喂养。早产儿主动觅食能力和吸吮力差，可每两个小时唤醒，哺喂挤出的并加用强化剂的母乳或早产儿配方奶粉。

早产儿生后即应补充维生素 D 800～1000U/d，3 月龄改为 400U/d。生后 2 周需开始补充元素铁 2～4mg/kg·d，直至校正年龄 1 岁。

保证早产儿成功喂养的技巧包括尽早开奶，提倡母乳喂养、微量喂养、适量加奶、非营养性吸吮、不轻易禁食和保持大便通畅等。

（一）治疗性配方奶喂养

确诊为牛乳蛋白过敏的婴儿，应坚持母乳喂养，母亲要限制奶制品的摄入。如不能进行母乳喂养而牛乳蛋白过敏的婴儿应首选氨基酸配方或深度水解蛋白配方奶，轻度过敏者可逐渐过渡到部分水解蛋白配方奶甚至未水解的配方奶粉。

对有乳糖不耐受的婴儿应使用无乳糖配方奶（以蔗糖、葡萄糖聚合体、麦芽糖糊精、玉米糖浆为碳水化合物来源的配方奶）。

苯丙酮尿症的婴儿应使用低苯丙氨酸配方奶。

第四节　新生儿特殊生理状态及处理

一、生理性体重下降

新生儿生后 2～3 天，由于皮肤上胎脂的清除吸收、排尿、体内胎粪的排出及皮肤失水，而且刚出生的新生儿吸吮能力弱、吃奶少，体重非但不增，反而出现暂时性下降，在出生第 3～5 天体重下降，有时可达出生体重的 6%～9%，生后 7～10 天恢复到出生时的体重，这称为生理性体重下降。如果体重下降超过出生体重的 10%以上，或在出生后第 10 天仍未恢复到出生时的体重，这是不正常的现象。说明有某些疾病，如新生儿肺炎、新生儿败血症及腹泻或母乳不足等，应进一步检查。

二、生理性黄疸

出生后第 2～3 天开始出现黄疸，表现为巩膜、皮肤发黄，4～6 天时黄疸明显，在出生后第 10～14 天消退，早产儿可在出生后第 3 周才消退。这是由于宫内相对低氧使胎儿红细胞较多，一旦出生后有较多的红细胞被破坏，产生的大量胆红素需经肝脏加工处理而排出体外，但新生儿肝脏的酶系统发育不完善，不能将过多的胆红素处理掉，而出现皮肤黄染现象。如果黄疸在出生后 24h 之内出现，黄疸程度严重，血清胆红素大于 $205\mu mol/L$，黄疸持续 2 周以上不退，或黄疸消退后又重新出现或进行性加重，要考虑为病理性黄疸，应及时查找原因和治疗。

三、假月经、乳腺肿大及泌乳

假月经是由于胎儿在子宫内受母亲雌激素的影响，出生后激素水平突然下降，导致女婴在生后第 5～7 天出现少量阴道出血，持续 1～2 天后停止，不需要处理。

新生儿的乳房在生后第 4～5 天出现轻度肿胀，并有少许乳汁溢出，7～10 天达高潮。这是胎儿通过胎盘吸收了较多母亲分泌的雌激素造成的乳腺一过性肿胀，男孩、女孩都可发生，属于生理现象，2～3 周即可消失，不要去挤压。

四、马牙和板牙

婴儿牙龈部可见散在淡黄白色米粒样隆起颗粒，这是上皮细胞珠残留所致，俗称为"马牙"。如在齿龈黏膜下见到白色斑块，是黏液腺滞留所致，俗称为"板牙"。两者都会在数月内自然消退，不必进行处理。

五、颊脂体

新生儿两侧口角后方颊黏膜下有脂肪垫凸起，这是有利于孩子吸奶时增加密闭性避免漏气的组织，俗称"螳螂嘴"。在孩子稍大一些自然会消退，不应用针去挑破这两种组织，以免引发感染。

第五节　新生儿疾病筛查

新生儿疾病筛查采用快速、简便、敏感度高的检验检测方法，在新生儿群体中常规检查可危及儿童生命、危害儿童生长发育和社会功能的先天性疾病、遗传代谢性疾病，以达到早期诊断和治疗，避免患儿出现不可逆损害的目的。新生儿筛查的疾病一般具有生命早期无疾病表现或损害轻微，到一定年龄发病后损害严重且不可逆，早期发现进行干预可以阻止疾病损害机体功能而实现正常生活，疾病发病率较低（一般万分之一到数千分之一）等特性。

我国已经开展先天性甲状腺功能减低症和苯丙酮尿症两项筛查。"十一五"规划中要求有条件的地区逐渐开展新生儿听力筛查和视力筛查，经济发达地区相继开展了更广泛的遗传代谢性疾病筛查。

一、先天性甲状腺功能减低症和苯丙酮尿症

（一）采血要求

采取新生儿的血标本是新生儿疾病筛查工作的第一步，也是筛查工作最基本、最关键的第一步，与筛查工作的质量息息相关，需要经过规范培训的采血者进行操作。采血应当在婴儿出生72h并吃足6次奶后进行，以免在未哺乳、无蛋白负荷的情况下出现苯丙酮尿症筛查阴性。在婴儿出生72h后采血，可避开生理性血清促甲状腺素上升时期，减少了先天性甲状腺功能减低症筛查的假阳性机会，并可防止血清促甲状腺素上升延迟的患儿产生假阴性。因各种原因提前出院、转院的婴儿，不能在72h之后采血的，应进行跟踪采血，但时间最迟不宜超过出生后20d。血片采集的滤纸应当与试剂盒标准品、质控品血片所用滤纸一致，采血针必须一人一针。合格滤纸干血片应采集至少3个血斑，且每个血斑直径大于8mm，血滴自然渗透，滤纸正反面血斑一致，血斑无污染，血斑无渗血环。无检测条件机构，滤纸干血片应当在采集后及时递送，最迟不宜超过5个工作日。

（二）血片采集步骤

血片采集人员清洗双手并佩戴无菌、无滑石粉的手套；按摩或热敷新生儿足跟，并用75％乙醇消毒皮肤；

待乙醇完全挥发后，使用一次性采血针刺足跟内侧或外侧，深度小于 3mm，用干棉球拭去第 1 滴血，从第 2 滴血开始取样；将滤纸片接触血滴，切勿触及足跟皮肤，使血液自然渗透至滤纸背面，避免重复滴血，至少采集 3 个血斑；手持消毒干棉球轻压采血部位止血；将血片悬空平置，自然晾干呈深褐色。避免阳光及紫外线照射、烘烤、挥发性化学物质等污染；及时将检查合格的滤纸干血片置于密封袋内，密闭保存在 2~8℃冰箱中，有条件者可 0℃以下保存；所有血片应当按照血源性传染病标本对待，对特殊传染病标本，如艾滋病等应当作标识并单独包装。

二、先天性甲状腺功能减低症诊断治疗

（一）诊断

先天性甲状腺功能低下症的确诊指标为血清促甲状腺素（TSH）和游离甲状腺素（FT4）浓度：当血 TSH 增高，FT4 降低者，诊断为先天性甲状腺功能减低症；当血 TSH 增高，FT4 正常者，诊断为高 TSH 血症。甲状腺超声检查、骨龄测定以及甲状腺同位素扫描等可作为辅助手段。

（二）治疗

先天性甲状腺功能减低症患儿给予左甲状腺素替代治疗，每天剂量 1 次口服。左甲状腺素初始治疗剂量 $6~15\mu g/kg \cdot d$，使 FT4 在 2w 内达到正常范围。在之后的随访中，左甲状腺素维持剂量必须个体化，根据血 FT4、TSH 浓度调整。血 FT4 应当维持在平均值至正常上限范围之内。高 TSH 血症酌情给予左甲状腺素治

疗，初始治疗剂量可根据 TSH 升高程度调整。

治疗期间患者要定期复查 FT4、TSH 浓度，以调整左甲状腺素治疗剂量。首次治疗后 2w 复查，如有异常，调整左甲状腺素剂量后 1 个月复查。在甲状腺功能正常情况下，1 岁内 2~3 月复查 1 次，1 岁至 3 岁 3~4 月复查 1 次，3 岁以上 6 月复查 1 次。定期进行体格发育评估，在 1 岁、3 岁、6 岁时进行智能发育评估。

甲状腺发育不良、异位者需要终生治疗，其他患儿可在正规治疗 2~3 年后减药或者停药 1 个月，复查甲状腺功能、甲状腺 B 超或者甲状腺同位素扫描。如 TSH 增高或伴有 FT4 降低者，应当给予左甲状腺素终生治疗；如甲状腺功能正常者为暂时性甲状腺功能减低症，停药并定期随访。

三、苯丙酮尿症和四氢生物蝶呤缺乏症的诊断治疗

（一）诊断

新生儿血苯丙氨酸浓度持续 $>120\mu mol/L$ 为高苯丙氨酸血症。所有高苯丙氨酸血症者均应当进行尿蝶呤谱分析、血二氢蝶啶还原酶活性测定，以鉴别苯丙氨酸羟化酶缺乏症和四氢生物蝶呤缺乏症。四氢生物蝶呤负荷试验可协助诊断。

（1）苯丙酮尿症　高苯丙氨酸血症排除四氢生物蝶呤缺乏症后，Phe 浓度 $>360\mu mol/L$ 为苯丙酮尿症，血 Phe $\leq 360\mu mol/L$ 为轻度高苯丙氨酸血症。

（2）四氢生物蝶呤缺乏症　最常见为 6-丙酮酰四氢蝶呤合成酶缺乏症（尿新蝶呤增高，生物蝶呤及生物蝶呤与新蝶呤百分比极低），然后为血二氢蝶啶还原酶缺乏

症（血二氢蝶啶还原酶活性明显降低），其他类型少见。

（二）治疗

治疗原则：一旦确诊，立即治疗，以减轻脑损伤。

（1）苯丙氨酸羟化酶缺乏症约能源　在正常蛋白质摄入情况下，血苯丙氨酸浓度持续 $>360\mu mol/L$ 两次以上者均应当给予低苯丙氨酸饮食治疗，新生儿服用低苯丙氨酸配方奶，血苯丙氨酸浓度 $\leqslant 360\mu mol/L$ 者需定期随访观察。血苯丙氨酸浓度监测：低苯丙氨酸饮食治疗者，如血苯丙氨酸浓度异常，每周监测 1 次；如血苯丙氨酸浓度在理想控制范围内可每月监测 1～2 次，使血苯丙氨酸浓度维持在各年龄组理想控制范围。定期进行体格发育评估，在 1 岁、3 岁、6 岁时进行智能发育评估。治疗至少持续到青春发育成熟期，提倡终生治疗。对成年女性苯丙酮尿症患者，应当告知怀孕之前半年起严格控制血苯丙氨酸浓度在 120～360$\mu mol/L$，直至分娩。

（2）四氢生物蝶呤缺乏症　给予四氢生物蝶呤、神经递质前质（多巴、5-羟色氨酸）等联合治疗。

四、新生儿听力筛查

正常新生儿听力障碍发生率为 3‰，中重度以上的占 0.5‰，经过重症监护病房救治过的新生儿中听力障碍发生率高达 22.6%，中重度以上占 1%。新生儿听力损失高危因素：新生儿重症监护病房住院超过 5 天；儿童期永久性听力障碍家族史；巨细胞病毒、风疹病毒、疱疹病毒、梅毒或弓形虫等引起的宫内感染；颅面形态畸形，包括耳郭和耳道畸形等；出生体重低于 1500g；高胆红素血症达到换血要求；病毒性或细菌性脑膜炎；

新生儿窒息（Apgar 评分：1 分钟 0～4 分或 5 分钟 0～6 分）；早产儿呼吸窘迫综合征；体外膜氧；机械通气超过 48 小时；母亲孕期曾使用过耳毒性药物或袢利尿剂、滥用药物和酒精；临床上存在或怀疑有与听力障碍有关的综合征或遗传病。

　　绝大多数听力障碍者在出生后一岁以内很难被发现，而一岁以内是语言形成的关键时期，错过这个阶段再发展语言要困难得多。进行新生儿听力筛查能够有效早期进行诊断和干预。

　　耳声发射和自动听性脑干反应是新生儿听力筛查常用的两种方法，耳声发射是声波传入内耳，产生于耳蜗的声能经中耳结构再穿过鼓膜，进入耳蜗的外毛细胞，然后由外毛细胞反射出能量，在外耳道记录信号。耳声发射是无创伤性的，操作简便，测试两耳仅需要 5～10min。自动听性脑干反应可以反映外耳、中耳、耳蜗及蜗神经通路的功能，自动听性脑干反应通不过，说明听觉通路上可能有问题。自动听性脑干反应检测耗时较多。

　　正常出生新生儿实行两阶段筛查：出生后 48h 至出院前完成初筛，未通过者及漏筛者于 42 天内均应当进行双耳复筛。复筛仍未通过者应当在出生后 3 个月龄内转诊至听力障碍诊治机构接受进一步诊断。新生儿重症监护病房（NICU）婴儿出院前进行自动听性脑干反应（AABR）筛查，未通过者直接转诊至听力障碍诊治机构。具有听力损失高危因素的新生儿，即使通过听力筛查仍应当在 3 年内每年至少随访 1 次，在随访过程中怀疑有听力损失时，应当及时到听力障碍诊治机构就诊。

（杨速飞）

第七篇
避孕方法的选择

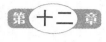

避孕方法的选择

第一节　概　述

已完成了再生育的夫妇，需要采用适当的避孕方法来避免非计划妊娠的发生。目前常用的避孕方法有宫内节育器、甾体激素避孕、屏障避孕、外用避孕药、紧急避孕、安全期避孕等。夫妇双方可以依据个人的意愿及身体情况，在专业医务人员指导下选择落实适合的避孕方式。

第二节　常用避孕方法

一、宫内节育器

（一）种类

宫内节育器主要分为惰性宫内节育器和活性宫内节育器两大类，目前我国使用的宫内节育器（intrauterine device，IUD）为活性宫内节育器，所载活性物质为金属铜或孕激素等药物，此类宫内节育器与惰性宫内节育器相比，脱落率及带器妊娠率低，续用率高。

1. 含铜宫内节育器

目前是我国应用最广泛的宫内节育器，利用铜离子对精子和受精卵的杀伤作用，避孕效果明显提高。铜表面积与避孕效果成正比，故一般推荐使用带铜表面积为 $300\sim380mm^2$ 的宫内节育器，大多数带铜宫内节育器的有效期限为 10 年。目前常用的带铜宫内节育如下：

（1）TCu－380A　按宫腔形态设计成"T"字形。以聚乙烯为支架，纵臂绕有铜丝，横臂带有铜套，有大小两号，铜表面积 $380mm^2$。有尾丝，便于检查及取出。

（2）Tcu220C　是我国使用最广泛的宫内节育器，聚乙烯制成 T 型支架，横臂两侧和纵臂套有 7 个铜套，铜表面积 $220mm^2$。有大小两号，有尾丝。

（3）母体乐 375 宫内节育器（MLCu－375）　呈伞形，以聚乙烯为支架，两弧形臂上附有鳍状小齿，具有可塑性，纵臂上缠绕铜丝，铜表面积 $375mm^2$。有标准型、短型和小型三种，有尾丝。

（4）含铜宫型宫内节育器 300　形态接近宫腔形状，不锈钢丝呈螺旋状构成支架，内置铜丝，铜表面积 $300mm^2$。有大、中、小三号，无尾丝。

（5）含铜元宫型宫内节育器 300　是在含铜宫型宫内节育器基础上开发的，下端呈圆形，较含铜宫型宫内节育器脱落率低，铜表面积 $300mm^2$。

（6）含铜无支架宫内节育器　又称吉妮宫内节育器。6 个铜套串在一根尼龙丝上，顶端有一个线结固定在子宫肌层，悬挂于宫腔中。铜表面积 $330mm^2$，放器时使用特制放置器。

2. 释放药物宫内节育器

目前我国临床主要应用含孕激素宫内节育器和含吲哚美辛宫内节育器。

（1）左炔诺孕酮宫内节育器（LNG－IUD） 呈"T"字形，以聚乙烯为支架，纵管内储存左炔诺孕酮52mg，外包有控释膜控制药物缓慢释放，每日释放左炔诺孕酮20μg，有尾丝。放置时间为5年。

（2）含吲哚美辛宫内节育器 含铜宫内节育器中每日释放一定剂量的吲哚美辛，可有效控制放置宫内节育器后月经血量增加。目前应用的是在含铜元宫型宫内节育器300、含铜元宫型宫内节育器220、r型宫内节育器等。

（二）作用机制

宫内节育器避孕机理主要有以下几方面。

（1）机械作用 机械压迫使其内膜浅层组织损伤，刺激引起无菌性炎症反应，分泌的炎性细胞能吞噬精子，并对着床前胚泡有毒性作用，抑制着床。

（2）吞噬细胞作用 带器子宫内膜表面有大量吞噬细胞，可吞噬精子，还可使囊胚与子宫内膜隔离，可产生蛋白溶解酶溶解透明带影响胚胎发育。

（3）前列腺素作用 炎性刺激产生前列腺素能改变输卵管的蠕动，使受精卵运行速度与子宫内膜发育不同步，影响着床。

（4）免疫作用 置器后，免疫球蛋白IgG、IgM增高，对抗囊胚着床的免疫耐受。

（5）铜离子作用 铜离子对精子有直接毒性作用，使精子头尾分离；铜离子增加内膜炎性反应，使前列腺素增加，干扰子宫内膜酶系统而达到抗着床作用。

（6）孕激素特殊作用　影响子宫内膜，使子宫内膜不利于受精卵着床；改变宫颈黏液性状，不利于精子穿透。

（三）适应证

（1）再生育育龄妇女自愿要求放置宫内节育器而无禁忌证。

（2）用于紧急避孕，适用于愿意继续以宫内节育器作为避孕方法而无禁忌证者。

（四）禁忌证

1. 绝对禁忌证

（1）妊娠或可疑妊娠。

（2）急性生殖道感染。

（3）月经过多过频（含孕激素宫内节育器例外）。

（4）近3月内有月经失调、不规则阴道流血。

（5）宫颈内口过松、重度陈旧性宫颈裂伤（放置含铜无支架宫内节育器者例外），宫颈口重度狭窄。

（6）子宫Ⅱ度以上脱垂。

（7）生殖器官畸形，如双子宫、中隔子宫等。

（8）子宫腔<5.5cm 或>9cm（人工流产时、剖宫产后、正常产后及时放置和有剖宫产史者放置及放置铜固定式宫内节育器例外）。

（9）产后、人工流产后子宫收缩不良，有潜在出血、组织残留、感染等可能。

（10）产时或剖宫产时胎盘娩出后放置，有潜在感染或出血可能。

（11）铜过敏史，不能放置含铜节育器。

（12）各种较严重的全身急、慢性疾患。

2. 相对禁忌证

（1）产后 42 天后，如恶露未净或会阴伤口未愈，应暂缓放置。

（2）葡萄胎史未满 2 年慎用。

（3）严重痛经慎用（含左炔诺孕酮宫内节育器及含吲哚美辛宫内节育器例外）。

（4）生殖器官肿瘤，如子宫肌瘤、卵巢肿瘤等慎用。

（5）中度贫血，Hb＜90g/L 慎用（含左炔诺孕酮宫内节育器及含吲哚美辛宫内节育器例外）。

（6）异位妊娠史慎用。

（五）避孕效果

高铜表面积宫内节育器（Tcu380A、Tcu220C、母体乐 cu375）均有更可靠的避孕效果，Tcu380A 的 12 月妊娠率仅为每百妇女年 0.6～0.8，Tcu220C 为 0.5～2.0，母体乐 cu375 为 2.0～6.0。高铜表面积宫内节育器还可降低异位妊娠发生。年轻、孕次少的妇女因子宫肌壁结构紧密，宫内节育器脱落率和带器妊娠率稍高；宫内节育器的构型与宫腔形态相符脱落率较低；选择宫内节育器大小与宫腔大小相适应，脱落率和出血导致停用率低；放置技术也可影响避孕效果。

（六）宫内节育器放置术

1. 手术时间

（1）月经第 3 天至月经干净后 7 天内，以月经干净 3～7 天为最佳。

（2）月经延期和哺乳期闭经排除妊娠后放置。

（3）阴道分娩 42 天后恶露已干净，会阴伤口愈合，子宫恢复正常。

（4）剖宫产 6 个月后放置。

（5）药物流产于 2 次正常月经后放置，人工流产负压吸宫术和钳刮术后、中期妊娠引产流产后 24h 内清宫术后可即时放置。

（6）自然流产转经后放置。

（7）用于紧急避孕，不论月经周期时间，在无保护性性交后 5 天内放置。

2. 术前准备

（1）询问病史，特别要了解高危情况，如哺乳、多次人流史、近期人流或剖宫产史、长期服避孕药物史等。

（2）全身体格检查及妇科检查。

（3）行血常规及阴道分泌物检查。

（4）做好术前咨询，受术者知情并签署同意书。

（5）测量血压、脉搏、体温，术前 2 次（相隔 4 小时）体温测量，均在 37.5℃以上者暂不放置。

（6）术前受术者排空小便。

（7）检查手术包和宫内节育器的有效灭菌日期。

3. 手术步骤

按节育技术规范操作（参见人民卫生出版社《临床技术操作规范·计划生育分册》）

4. 注意事项

（1）注意无菌操作。

（2）仔细查明子宫大小、位置、倾屈度及附件情况。

（3）器械进入宫腔应与宫腔轴相一致，遇有剖宫产史和宫颈管异常时，应探查宫颈管长度。

（4）宫内节育器必须放至宫腔底部，可通过测量阴道内尾丝长度，以核对宫内节育器是否放置到位（阴道内尾丝长度＝尾丝总长度＋宫内节育器长度－宫腔深度），有条件可在 B 超监测下放置。

5．术后处置

（1）填写宫内节育器放置术记录

（2）发给宫内节育器随访卡

（3）告知受术者注意事项

1）术后休息 3 天。

2）1 周内不做过重的体力劳动。

3）2 周内忌性交和盆浴，保持外阴清洁。

4）放置后可能有少量阴道流血及下腹不适感，均为正常现象，但如出血多、腹痛、发热、白带异常等，应及时就诊。

5）放置宫内节育器后 3～6 个月内，在经期及大便后，应注意宫内节育器是否脱出。

6）放置带尾丝节育器者，经期不使用阴道棉塞。

7）告知放置宫内节育器的种类、使用年限、随访时间。

6．手术并发症及处理

（1）心脑综合征

1）定义

宫腔操作时，由于局部刺激，反射性引起一系列迷走神经兴奋症状。

2）原因

① 受术者过度紧张。

② 宫颈口过紧，机械扩张宫颈口。

③ 受术者牵拉宫颈等操作粗暴。

④ 宫内节育器压迫。

3）诊断

① 在手术过程中受术者有头晕、胸闷、恶心、呕吐、面色苍白、出冷汗等症状。

② 心率减缓，心率下降至 60bmp 以下，并伴有以上临床症状者。

③ 血压下降至 90/60mmHg 以下。

④ 严重者可出现心律失常，甚至发生心脏骤停，一过性意识丧失、晕厥、抽搐。

4）处理

① 立即停止手术操作。

② 取平卧位。

③ 吸氧。

④ 静脉注射或皮下注射阿托品 0.5～1.0mg。

⑤ 严密观察血压、脉搏变化，必要时心电监护。

⑥ 必要时静脉推注 50％葡萄糖 60～100ml，亦可开放静脉给予补液。

⑦ 病情严重或经上述处理无效时应请内科医师会诊协同处理。

5）预防

① 加强术前宣教，消除受术者对手术的恐惧心理，必要时术前使用镇静剂、止痛剂。

② 预计扩张宫颈存在困难者，术前给予扩张宫颈药物，术中局部给予表面麻醉或宫颈阻滞麻醉。

（2）子宫穿孔、术时出血、术后感染　参见第四章。

6. 术后随访

（1）术后第一年 1 月、3 月、6 月、12 月进行随访，以后每年随访 1 次直至停用，特殊情况随时就诊。

（2）随访时了解主诉和月经情况，做妇科检查及节育器定位检查（尾丝判断检查、B 超检查、X 线检查等），如有异常，给予相应处理。

（七）并发症处理

1. 宫内节育器异位

宫内节育器正常位置应置于子宫底部，节育器上缘距宫底子宫内膜层 0.5cm，节育器离开子宫腔正常位置称宫内节育器异位。

（1）原因

1）操作者技术水平不熟练，宫内节育器未放到宫底，出现下移。放置时直接致节育器部分嵌入肌层或致子宫损伤宫内节育器异位于子宫外。

2）选择宫内节育器过大或过小，过大压迫子宫使之收缩致宫内节育器部分嵌入肌层，甚至部分可移出宫外，过小可下移。

3）哺乳期放置宫内节育器，继续哺乳可引起子宫腔缩小致节育器部分嵌入肌层。

4）T 型宫内节育器两横臂及纵臂末端较尖锐易于嵌入肌层，下移时偏斜可致纵臂末端嵌入一侧宫颈管肌壁内。

（2）诊断

1）宫内节育器下移或部分脱落　常无临床症状与体征，少数妇女有阴道点滴出血及下腹痛。在随访复诊时发现有尾丝宫内节育器尾丝延长或尾丝消失，B 超示宫内节育器上缘距离宫底浆膜层 2cm 以上。

2）宫内节育器部分嵌顿　少数妇女感下腹痛，T 型宫内节育器下移伴纵臂部分嵌入子宫颈管时会有性交痛，多数宫内节育器部分嵌顿系在取器困难时发现，B超检查、子宫输卵管碘油造影及宫腔镜检查发现宫内节育器部分嵌入肌层。

3）宫内节育器完全嵌顿　放置宫内节育器时常有腹痛史，放置宫内节育器后近期内妊娠史，终止妊娠时未见宫内节育器排出或有取宫内节育器失败史，B超检查、子宫输卵管碘油造影及宫腔镜检查宫内未见宫内节育器，宫内节育器完全嵌入肌层。

4）宫内节育器异位于子宫外　放置宫内节育器时常有腹痛史，放置宫内节育器后近期内妊娠史，终止妊娠时未见宫内节育器排出或有取宫内节育器失败史。妇科检查有时可于阴道穹窿部触到异位于子宫直肠陷凹外的宫内节育器。可借助探针下X线定位，宫内节育器与探针不能重叠，X线检查宫内节育器偏离盆腔中心线区，X线透视下双合诊左右摆动子宫，宫内节育器不随之摆动。子宫输卵管造影宫内节育器外游。B型超声检查子宫内无节育器、盆腔内可见强节育器影像。腹腔镜检查可确诊异位宫内节育器。

（3）处理

1）发现宫内节育器下移或部分脱落应及时取出宫内节育器。

2）宫内节育器部分异位　可用取环钩或特殊取环器钩住或夹住宫内节育器暴露于宫腔部分拉丝，剪断后取出，取出困难时可在宫腔镜下取器。T型宫内节育器下移伴纵臂部分嵌入宫颈管时可用特制长弯钳夹住纵臂向上推1cm，旋转后可顺利取出。

3）宫内节育器大部分嵌顿于子宫肌层、部分露出于宫浆膜层　可在腹腔镜监视下取出异位宫内节育器，也可开腹取出。

4）宫内节育器异位于子宫直肠凹　可经阴道后穹窿切开取出。

5）宫内节育器异位于盆、腹腔　可在腹腔镜监视下取出宫内节育器，也可开腹取出。

6）宫内节育器异位膀胱、肠管、阔韧带及后腹膜需开腹取宫内节育器。

2. 尾丝消失

（1）原因

1）子宫增大，如合并子宫肌瘤、妊娠等，使尾丝相对过短而缩至子宫腔内。

2）尾丝断裂。

3）宫内节育器脱落。

4）宫内节育器异位。

（2）诊断

1）妇科检查发现尾丝消失。

2）B超或X线确诊宫内节育器是否还在宫腔内正常位置，或用探针探测宫腔内是否有异物感。

（3）处理

1）如确诊宫内节育器仍在宫腔内正常位置，可继续存放。

2）如宫内节育器位置不正常，换置新的宫内节育器。

（八）宫内节育器对阴道微生态的影响

宫内节育器使用中最大的顾虑是存在潜在的感染风险，它为细菌依附和生物被膜形成提供了一个固体表面，生物被膜形成导致的感染是慢性的、难以消退的。临床观察表明，放置带铜宫内节育器的妇女阴道内厌氧菌的数量明显增加，将取出的宫内节育器取样进行培养，提示有凝固酶阴性的葡萄球菌、大肠杆菌、粪球菌和放线菌样的细菌生长，故认为宫内节育器避孕会明显改变正常阴道菌群，可能增加细菌性阴道病、滴虫性阴道炎、外阴阴道假丝酵母菌病的发生率。曼月乐（LNG-IUS，Mire-na）作为一种特殊的宫内节育器，其激素作用可能对阴道菌群有一定影响，在使用 4～6 周内更容易产生异常阴道分泌物，但在放置 6 个月左右后并不明显。

二、甾体激素避孕方法

（一）种类与成分

甾体激素避孕是指女性使用甾体激素（雌激素、孕激素）配伍制成的各种剂型，通过口服、注射及其他特殊方式达到避孕目的。目前我国常用甾体激素避孕方法有复方短效口服避孕药、注射避孕针及皮下埋植剂。详细见表 12-1。

表 12-1 我国目前常用的甾体激素避孕法

种类		名称		雌激素含量（mg）	孕激素含量（mg）	剂型	给药途径
复方短效口服避孕药	单相片	复方左炔诺孕酮片		炔雌醇 0.03	左炔诺孕酮 0.15	21 片/板	口服
		复方去氧孕烯片		炔雌醇 0.03	去氧孕烯 0.15	21 片/板	口服
		复方孕二烯酮片		炔雌醇 0.03	孕二烯酮 0.075	21 片/板	口服
		炔雌醇环丙孕酮片		炔雌醇 0.035	环丙孕酮 2.0	21 片/板	口服
		屈螺酮炔雌醇片		炔雌醇 0.03	屈螺酮 3.0	21 片/板	口服
	三相片	左炔诺孕酮/炔雌醇三相片					
			第一相（1～6 片）	炔雌醇 0.03	左炔诺孕酮 0.05		
			第二相（7～11 片）	炔雌醇 0.04	左炔诺孕酮 0.075		
			第三相（12～21 片）	炔雌醇 0.03	左炔诺孕酮 0.0125		

种类		名称	雌激素含量（mg）	孕激素含量（mg）	剂型	给药途径
长效避孕针	复方制剂	复方庚炔诺酮注射液		庚炔诺酮 200	针	肌内注射
		复方甲地孕酮注射针	17β雌二醇 2.5	甲地孕酮 25mg	针	肌内注射
		复方己酸羟孕酮避孕针	戊酸雌二醇	17α己酸孕酮	针	肌内注射
	单孕激素制剂	醋酸甲羟孕酮避孕针		醋酸甲羟孕酮 150	针	肌内注射
皮下埋植剂（单孕激素制剂）		左炔诺孕酮硅胶棒Ⅰ型		左炔诺孕酮 36/根	6根	皮下埋植
		左炔诺孕酮硅胶棒Ⅱ型		左炔诺孕酮 72/根	2根	皮下埋植
		依托孕烯植入剂		依托孕烯 68/根	1根	皮下埋植

（二）作用机制

（1）抑制排卵　通过避孕药中的雌、孕激素的负反馈机制抑制作用，抑制下丘脑促性腺激素释放激素，从而影响垂体促性腺激素分泌，使卵巢排卵受到抑制。

（2）改变宫颈黏液性状　孕激素使宫颈黏液量减少，黏稠度增加，拉丝度降低，不利于精子穿透。

（3）改变子宫内膜形态与功能　雌、孕激素同时作用下，内膜呈不典型的分泌状态，不利着床。

（4）干扰正常输卵管功能　在持续雌、孕激素影响下，改变了输卵管的蠕动功能和输卵管腺体的分泌功能，改变了受精卵在输卵管正常运行，干扰受精卵着床。

（三）适应证与禁忌证

1. 雌、孕激素复方制剂避孕药

（1）适应证　要求避孕的健康育龄妇女，无使用甾体避孕药的禁忌证者，放置宫内节育器易脱落者均可使用。

（2）禁忌证

1）绝对禁忌证

①血栓性静脉炎或血栓栓塞性疾病，深部静脉炎史或静脉血栓栓塞史。

②脑血管或心血管疾病。

③高血压，血压>140/100mmHg。

④确诊或可疑乳腺癌。

⑤确诊或可疑雌激素依赖性肿瘤。

⑥良、恶性肝脏肿瘤。

⑦糖尿病伴肾或视网膜病变及其他心血管病。

⑧肝硬化、肝功能损伤、病毒性肝炎活动期。

⑨妊娠。

⑩产后 6 周内母乳喂养。

⑪原因不明的阴道异常流血。

⑫年龄≥35 岁的妇女吸烟每日≥20 支。

⑬严重偏头痛，有局灶性神经症状。

⑭肾脏疾病，肾功能损伤。

2）相对禁忌证

①高血压，血压（130～140）/（90～100）mmHg。

②糖尿病但无并发血管性疾病。

③高脂血症。

④良性乳腺疾病。

⑤胆道疾病。

⑥胆汁淤积症史及妊娠期肝内胆汁淤积症史。

⑦宫颈上皮内瘤变。

⑧年龄≥40 岁。

⑨年龄<35 岁的吸烟妇女。

⑩严重偏头痛，但无局灶性神经症状。

⑪服用利福平、巴比妥类抗癫痫药，长期服用抗生素或影响肝酶代谢的药物。

⑫各种疾病急性阶段。

⑬哮喘。

⑭抑郁症。

2. 单纯孕激素制剂避孕针及皮下埋植剂

单纯孕激素制剂避孕针及皮下埋植剂为单纯孕激素制剂，适用范围较复方制剂更广，特别适合于对雌激素有禁忌者，哺乳期选择，但纯孕激素制剂月经紊乱发生率较高。

（1）适应证

1）40 岁以下健康育龄妇女而无禁忌证者。

2）需要长期避孕妇女。

3）应用宫内节育器反复脱落或带器妊娠者。

4）生殖器官畸形不宜放置宫内节育器者。

5）对服用含雌激素避孕药有禁忌证者。

6）应用口服避孕药难以坚持者。

7）产后哺乳＞6 周，产后非哺乳产后 3 周使用，产后闭经月经未复潮排除妊娠后。

8）轻度宫内膜异位症需避孕者。

9）已生育子女，需要长期避孕而不适宜绝育术或对绝育有顾虑者。

10）其余同复方制剂甾体激素避孕药。

（2）禁忌证

单纯孕激素避孕针比较安全，皮下埋植的释放率很低，较长效避孕针有更好安全性。

1）绝对禁忌证

现患乳腺癌。

2）相对禁忌证

①不明原因不规则阴道流血者。

②重度高血压患者（收缩压≥160mmHg、舒张压≥100mmHg）或合并血管疾病。

③有并发症或病史长达 20 年以上的糖尿病患者。

④现患或曾患深部静脉血栓/肺栓塞，缺血性心脏病或脑血管意外者。

⑤存在多种动脉心血管疾病的危险因素（年龄大、吸烟、糖尿病、高血压）。

⑥活动性肝炎、肝硬化。

⑦曾患乳腺癌，5年内无复发。

（四）避孕效果

（1）复方短效口服避孕药　正确使用，有效率可达100%。

（2）长效避孕针　有效率达98%～99%。

（3）皮下埋植剂　有效率达99%以上。

（五）用法

1. 复方短效口服避孕药

单相片：首次服药从月经来潮第1～5天开始，每晚服1片，服21～22天。以后从停药第8天起服下周期药，不管月经是否来潮。漏服药1片，在12小时内补服1片。

三相避孕片：第一周期自月经第3天起服，以后周期从停药第7天起服。服药顺序依次为第一相、第二相、第三相，漏服药时同上处理。

2. 长效避孕针

（1）单纯孕激素制剂

1）醋酸甲羟孕酮避孕针　每隔3个月肌内注射1支。

2）庚炔诺酮避孕针　每隔2个月肌内注射1支。

（2）雌、孕激素复合制剂　较少用。首次于月经周期第5日和第12日各肌内注射1支，以后在每次月经周期第10～12日各肌内注射1支，一般于注射后12～16日月经来潮。

3. 皮下埋植剂放置术

（1）术前准备

1）术前咨询，说明优缺点，介绍可能发生不规则出血、闭经等副反应，受术者知情并签署同意书。

2）询问病史。

3）体格检查，包括测体重、血压、心肺听诊、乳房和盆腔检查。

4）做血常规、盆腔 B 超检查、有条件做宫颈防癌刮片。

5）填写皮下埋植避孕法接纳和手术记录表，安排手术日期。

（2）埋植时间

1）月经来潮第 1～7 天内。

2）人工流产术后（确保无妊娠组织残留）立即埋植。

3）产后月经未转经者，排除妊娠后埋植。

（3）埋植部位

左上臂内侧为宜，习惯使用左手者埋于右上臂内侧。

（4）麻醉

可选用 0.5％利多卡因局部浸润麻醉。如采用普鲁卡因麻醉者，术前需做过敏试验。

（5）手术步骤

1）受术者取平卧位，左（右）手臂外展外旋平放于托板上。

2）手术者戴帽子、口罩、穿清洁手术衣。

3）助手打开消毒手术包，术者戴无菌手套，以无菌纱布擦净手套上的滑石粉。

4）用 2.5％碘酒和 75％酒精或用碘附消毒上臂皮肤，铺上消毒孔巾。

5）打开皮下埋植剂的包装，置于手术台消毒巾上，清点埋植剂数目。

6）肘关节上 6～8cm 处以 5 号针头行扇形浸润麻醉。

7）用尖刀切开皮肤长 2～3mm。

8）认清套管针的刻度，斜向刺入皮下组织内，轻轻将皮肤挑起，向扇形的一侧推进达第二或第三刻度处（视皮下埋植剂的类型而定），拔出针芯，放入一根埋植剂，用针芯将其推送到遇阻力时停止并固定针芯，后退套管达第一刻度处，针头以 15°角向外侧移动，固定第一根埋植剂。再行第 2 次穿刺，同法推送埋植剂，6 根型则呈 75°角扇形排列，2 根型则呈 45°角排列。

9）放置完毕拔出套管针，酒精消毒后以创可贴封闭切口，外覆盖纱布再用绷带包扎。

（6）术中注意事项

1）麻醉剂注入真皮下皮下组织内，分离真皮与皮下组织。

2）套管针行进时，应将皮肤轻轻挑起，保证埋植于紧贴真皮下的皮下组织内。避免误入深皮下组织或肌层。

3）穿刺中如遇阻力应改变方向，不可强行穿刺。

4）每做下一次穿刺时，左手食指固定已植入的前一根胶棒，避免重叠或将其刺破。

5）后退套管必须固定针芯，以免胶棒移位。

6）术中若发现皮下出血较多，术毕应用绷带加压包扎压迫止血。

（7）术后处置

1）填写手术记录表。

2）告知受术者注意事项：

① 加压包扎者术后 4～6h 自行松解绷带。

② 3 天后取下绷带和纱布，第 5 天取下创可贴。7 天内保持伤口干燥，不浸水。

③ 伤口局部可能出现肿胀、疼痛和轻度皮下瘀血，不需特殊处理。

④ 术后可进行日常活动。

⑤ 告知定期随访，随访时应填写皮下埋植避孕法随访记录表。

⑥ 有以下情况时应随时就诊：可疑妊娠或已确诊为妊娠。局部肿胀、瘀血、感染或埋植物脱出。持续性阴道多量出血。下腹部剧烈疼痛或可疑异位妊娠。严重头疼、黄疸、乳房肿块、高血压或视觉障碍等特殊症状。

3）皮下埋植剂放置后，如果发生如下情况应立即取出：

① 首次发生偏头痛型的头痛。

② 反复发生异常剧烈的头痛。

③ 急性视觉障碍。

④ 血栓性静脉炎或血栓栓塞症。

⑤ 长期因病卧床不起。

⑥ 肝病症状。

⑦ 明显的血压增高。

⑧ 意外妊娠。

⑨ 可疑异位妊娠时。

到期取出或因各种原因提前取出者，应到原埋植单位或开展皮下埋植手术的单位施行手术。

(六) 副作用及处理

1. 复方口服避孕药的不良反应及处理

(1) 类早孕反应　由于雌激素刺激胃黏膜所致。轻者无须处理或服药时间改在每天晚饭后或睡前服药，较重者可口服维生素 B_6 10mg 及山莨菪碱 10mg，每日 1～3 次，加服抗不良反应片，治疗无效可停药或改用单纯孕激素的避孕药。

（2）服药期出血　又称突破性出血，多发生在漏服药之后。出血量少并发生在周期前半期，为雌激素不足，可在服药同时加服炔雌醇 0.005～0.015mg，直到本周期药服完为止。出血发生在周期后半期，为孕激素不足，量少可在服药同时加服本药 1 片，直到本周期药服完为止，出血量多，似月经量时，应当晚停服药，从停药第 5 天再开始服用下周期药。

（3）对月经的影响　经量过少，由于内膜生长受到抑制，对健康无影响可不处理。服药期连续闭经达 2 个月，需停药观察，排除妊娠，同时采用其他避孕方法。停药后大多数妇女月经能自然恢复，持续闭经，应查明原因，给予相应治疗。

2．雌、孕激素避孕针

（1）经期延长　经期 7 天以上者，可口服短效避孕药，每日 1～2 片，连服至该周期注射避孕针时止。

（2）月经周期缩短　可在下次用药时增加药量。

（3）不规则出血　可酌情加用雌激素或雌、孕激素，无效则停药。月经过多药物治疗无效时，可考虑诊断性刮宫或停用。

（4）闭经　处理同短效口服避孕药。

3．单孕激素制剂的不良反应及处理

（1）月经紊乱　60%～70% 可发生，主要表现为月经频发，流血时间长，经间期出血，月经稀发或闭经，但有逐步好转的自然规律。处理以咨询解释为主，不必过多干预。如不能耐受可加用雌激素，但应权衡利弊，因改变了使用不含雌激素的初衷。

1）少量点滴出血　咨询为主，确实需辅助治疗，确实不能耐受，权衡利弊后加雌激素。

2）流血时间长或不规则出血　可用短效口服避孕药，连用三个周期。

3）大于月经量出血　可用短效口服避孕药，连用三个周期，药物治疗无效时，考虑诊刮止血，也可终止其避孕方法。

4）月经稀少　不须处理。

对出血问题不愿继续观察，经咨询无效可改用其他避孕方法。

5）闭经　强调治疗前咨询，充分解释，随访时消除顾虑，此类闭经不同于绝经，雌激素可维持在卵泡期水平。如伴有其他症状，应做妇科检查及妊娠试验排除妊娠。闭经持久，忧虑较大者，可用 1~2 个短疗程雌激素治疗，或复方口服避孕药 1 个周期（21 天），或炔雌醇 20~50mg/d，10~21d，或戊酸雌二醇1mg/d，共10~14d，或环戊丙酸雌二醇 5mg，肌注。不宜多次周期性使用雌激素。

（2）体重变化　少数人体重增加，可调整饮食结构，加强体育锻炼，以咨询为主，一般不用药物处理。个别体重增加过多，可考虑终止使用此种避孕方法，终止后可逐渐恢复。

（3）其他　使用过程如发生严重头痛或偏头痛、复视时，应停药，并立即就诊。必要时，请相关科室医师会诊、检查，并做相应处理。

三、屏障避孕法与外用避孕药

（一）常用种类

（1）男用避孕套　也称阴茎套，我国市场上有三种规格，大、中、小号，按套膜厚度分为厚型、标准型、薄型，按材料学分为乳胶套、聚氨酯套，天然皮膜套。

（2）女用避孕套　由聚氨酯或乳胶制成，国产为乳胶制成。

（3）外用避孕药　含有对精子有灭活作用的活性成分壬苯醇醚及基质，剂型有避孕栓剂、片剂、胶冻剂、凝胶剂和避孕薄膜等。

（二）作用机制

（1）男用、女用避孕套　作为屏障阻止精子进入阴道，从而阻断精子和卵子相遇达到避孕目的。

（2）外用杀精剂　使用具有灭活精子作用的化学制剂，有强烈杀精作用，能破坏精子细胞膜，使精子失去活性。

（三）适应证及禁忌证

1. 避孕套适应证及禁忌证

（1）适应证　育龄妇女无禁忌证者均可使用。

（2）禁忌证

1）对乳胶过敏者不适合用乳胶阴茎套。

2）男性阴茎不能保持在勃起状态者不宜使用阴茎套。

3）女方阴道用药期间，不宜用乳胶避孕套。

4）以下几种情况不宜使用女用避孕套：

①子宫Ⅱ度脱垂，阴道前后壁中度膨出。

②阴道过紧、生殖道畸形或生殖道肿瘤。

③生殖道急性炎症未控制。

④反复尿路感染。

2. 外用避孕药适应证及禁忌证

（1）适应证

1）育龄妇女均可使用。

2）有慢性肝、肾疾患，不宜放置宫内节育器和对不能使用甾体激素类避孕药。

3）哺乳期妇女。

（2）禁忌证

1）对杀精剂过敏者。

2）可疑生殖道恶性肿瘤患者。

3）不明原因阴道流血。

（四）用法

（1）男用避孕套　使用前检查包装是否破损，是否在使用有效期内。用手指压扁避孕套前方储精囊，排出空气，性交前套在阴茎上，用食指、中指和拇指指腹，将避孕套向阴茎根部推展，射精后在阴茎尚未软缩时捏住套口和阴茎一起取出。每次性交时应全程使用，并且不能在以后的性交中反复使用。

（2）女用避孕套　用食指和中指握住避孕套封闭端及内环，轻轻挤压将内环推入阴道5～7cm深处，沿阴道壁置入后穹窿前方，将内环覆盖子宫颈，外环覆盖外阴。性交后，握住外环旋转一周，使套口封闭，轻轻拉出。

（3）外用杀精剂　每次性交前置入阴道最深处，等待5～10min，待溶解后使杀精剂充分分散在阴道上部和宫颈周围才能起效，于置入30min内性交，如超过

30min 则需要再次放置。性交后 6 小时不能冲洗阴道。

（五）避孕效果

（1）男用避孕套　正确使用避孕率第一年失败率为 15%。

（2）女用避孕套　与其他屏障避孕法大致相似，年妊娠率 5%。

（3）外用杀精剂　正确使用失败率 0.3%～8% 妇女，使用失误时失败率高达 20%～30% 妇女。

（六）使用注意事项

（1）使用前应向使用对象详细说明使用要点，正确指导使用方法。

（2）每次性交均须使用。

（3）性交中发现避孕套破裂、滑脱，不能起到避孕作用，需加用紧急避孕措施。

（4）避孕套应注意生产日期，在有效期内才能使用。

（七）屏障避孕法、外用避孕药与阴道微生态的关系

临床观察表明，使用避孕套可减少性传播疾病及细菌性阴道病的发病率；阴道避孕环的使用能增加阴道湿度、改善阴道菌群；阴道避孕用杀微生物剂对阴道菌群的影响尚存在一定争议，可能减少艾滋病、淋病和衣原体感染，但它也可以杀死乳酸杆菌，从而影响阴道微生态平衡。

四、紧急避孕

紧急避孕为在无保护性生活后或使用其他避孕措施失效后在一定时间内，采用药物或放置宫内节育器等措

施，以避免非意愿妊娠的避孕措施。

（一）放置含铜宫内节育器

1. 作用机制

（1）铜离子的作用　含铜宫内节育器中的铜离子具有杀伤精子作用，以干扰受精为主。

（2）占位作用　宫内节育器占据宫腔位置，使受精卵不适宜着床。

2. 适应证

（1）无保护性交120h内，需要紧急避孕，并希望长期避孕者。

（2）符合宫内节育器放置术适应证者。

（3）对激素紧急避孕有禁忌证者。

3. 禁忌证

具有宫内节育器放置术禁忌证者。

（二）口服紧急避孕药

主要使用左炔诺孕酮和米非司酮两类。

1. 适应证

（1）无保护性交或避孕方法使用不当72h内需要紧急避孕者。

2. 禁忌证

（1）已确诊妊娠。

（2）紧急避孕药的使用时间短于常规使用避孕药，可以预计对临床影响较小，即使有心血管、肝脏疾患、偏头痛也可酌情使用。

3. 用法

（1）单孕激素制剂　我国现有左炔诺孕酮片，含左炔诺孕酮0.75mg及1.5mg两种，0.75mg制剂在无保护性生活后 72h 内服 1 片，12h 后再服 1 片，1.5mg 在无保护性生活后 72h 内仅服一次。

（3）米非司酮，在无保护性生活后 120h 内服 10mg 或 25mg 即可。

4. 注意事项

（1）强调仅用于紧急避孕，不建议频繁使用。

（2）服用紧急避孕药到下次月经来潮前，不应再有无防护措施的性生活，因紧急避孕药对服药后发生的性交无避孕作用。

（3）与常规避孕方法相比，紧急避孕药激素含量大、避孕有效率低，因此不能替代常规避孕法，服用紧急避孕药后应尽快落实常规避孕措施。

（4）对已肯定妊娠不能使用，对紧急避孕失败者应予警惕，除外异位妊娠，左炔诺孕酮对胎儿目前未观察到不利影响。米非司酮安全性需进一步观察。

（5）紧急避孕没有抗 HIV / AIDS 和性传播疾病感染的功能，对性传播疾病高危人群，应提供何处可获得诊治和咨询的信息。

五、安全期避孕

（一）机制

卵子排出后 24h 内才能受孕，根据月经周期推算排卵的日期，在容易受孕的时期禁欲达到避孕的目的。

（二）方法

此法关键是如何确定排卵日，目前使用判断排卵日的几种方法。

（1）日期计算法　月经规则妇女，排卵通常发生在下次月经来潮前 14±2 天，排卵前、后 5 天为受孕期。根据以往 6~12 月月经周期记录推算易受孕期和不易受孕期（安全期）的公式，最短周期（天数）减 21 天，向前是前安全期，最长周期（天数）减 10 天，向后是后安全期。此法简单可行，但影响排卵因素很多，使用时有效率仅 80% 左右。

（2）基础体温法　性成熟期排卵妇女体温呈双相型，排卵后较排卵前高 0.2℃ 以上，此法仅可以判断安全期后半期开始日，体温升高 3 昼夜后为安全期。

（3）宫颈黏液观察法（比林斯法）　女性观察宫颈黏液周期性变化判断自己的易受孕期和不易受孕期，称宫颈黏液法，由于由比林斯医生创立又称比林斯法。随着卵泡发育成熟，宫颈黏液量逐渐增多，排卵后，宫颈黏液分泌减少。比林斯法观察宫颈黏液主要依靠外阴干和湿的感觉判断，潮湿为易孕期，干燥期是不易受孕阶段。

（三）适用范围

安全期避孕只适用于月经周期规律，夫妻经常生活在一起，能熟练掌握和严格遵照安全期性交的人使用。

（四）禁用范围

（1）月经周期不规律、不规则阴道流血的妇女、新婚夫妇、不经常生活在一起的夫妇。

（2）分娩和流产后、哺乳期及近绝经期处于特殊阶段的妇女。

（3）影响体温的疾病发病期、不能坚持基础体温测定者、三班制工作妇女，不宜用基础体温法避孕。

（4）因疾病、精神情绪、生活环境和健康状况有变化引起月经改变的妇女，一般不适宜使用安全期避孕法。

（5）不能掌握观察要领者。

（五）避孕效果

安全期避孕法的避孕效果依赖于使用者能否正确掌握，其实际使用效果不理想，不建议推广使用。

第三节　避孕方法的选择

一、不同生理阶段避孕方法选择

（一）产后

产后 42 天为产褥期，不宜性交。

（二）哺乳期

哺乳期妇女选用避孕的方法以原则不影响乳汁质量及婴儿健康为原则。可选用男用、女用避孕套，这是哺乳妇女最适宜的避孕方法，也可以在生产 6 周之后选用单纯孕激素制剂长效避孕针或皮下埋植剂，使用方便，不影响乳汁质量。阴道分娩 42 天后或剖宫产 6 个月后可选择放置宫内节育器，哺乳期放置宫内节育器，操作要轻柔，防止子宫损伤。

不哺乳的妇女在产后 3 周内可选用纯孕激素甾体激素避孕方法，6 周后可选用其他长效或短效避孕法、外用避孕法等多种避孕方式，但未恢复规律月经前不建议使用安全期避孕。由于哺乳期阴道较干燥，不宜用避孕药膜。

哺乳闭经避孕法是一种自然避孕法，其原理是吸吮乳头刺激，抑制下丘脑—垂体分泌的促性腺激素释放激素和促性腺激素，继而使卵巢不排卵或黄体不健。采用哺乳闭经法必须具备条件：纯母乳喂养、产后 6 个月内、月经未复潮。以上三个条件任何一个条件改变，均不应采用此法。有一些影响哺乳的情况，如母体有感染性疾病（活动性病毒性肝炎、HIV 感染等）、正在服药期间、产后 4~6 月给婴儿添加辅食，也限制了此法的使用。

（三）育龄期

生育后育龄期只要不存在避孕方法禁忌证，各种避孕方法均适用，根据个人身体状况进行选择，可选用安全、可靠的避孕方法，以减少非意愿妊娠的发生。

（四）绝经过渡期

此阶段仍存在排卵，应坚持避孕，选择以屏障避孕法为主的避孕方法，可选用避孕套，也可选用外用避孕药，但绝经过渡期阴道分泌物较少，不宜选择避孕药膜避孕，可选用避孕栓、凝胶剂。不建议选用复方短效口服避孕药及安全期避孕。

二、合并疾病时避孕方法选择

其避孕方法选择见表 12-2。

表 12-2 合并疾病时避孕方法选择

	宫内节育器	复方短效口服避孕药	长效避孕针	皮下埋植剂	避孕套	外用杀精剂	安全期避孕
月经量多	×（含孕激素宫内节育器除外）	√	√	√	√	√	√
月经周期紊乱	×	√	×	×	√	√	×

	宫内节育器	复方短效口服避孕药	长效避孕针	皮下埋植剂	避孕套	外用杀精剂	安全期避孕
子宫肌瘤大/多	×	×	×	×	√	√	×
生殖器官恶性肿瘤	×	×	×	×	√	×	×
生殖器官畸形	×	√	√	√	√	×	√
生殖道急性感染/性传播疾病	×	×	×	×	√	×	×
心脑血管疾病	√	×	×	×	√	√	×
内分泌疾病	√	×	×	×	√	√	×
肝肾功能异常	√	×	×	×	√	√	×
凝血功能异常	×	×	×	×	√	√	×
中重度贫血	×（含孕激素宫内节育器除外）	√	√	×	√	√	√
呼吸系统疾病及长期吸烟史	√	×	×（雌孕激素）√（单孕激素）	√	√	√	×
偏头痛	√	×	×	×	√	√	√
精神疾病	√	×	×	×	√	√	√

（杜娟　杨丹）

参考文献

1. 四川省再生育技术服务专家指导组. 四川省再生育技术服务规范化流程，2009.

2. 世界卫生组织生殖健康与研究部. 避孕方法选用的医学标准（第4版）[M]. 北京：中国人口出版社，2011.

3. 国家人口和计划生育委员会人事司. 全国计划生育中级专业技术资格考试指导（第1版）[M]. 北京：中国人口出版社，2011.

4. 全国人大. 中华人民共和国母婴保健法. 1995.

5. 国务院. 中华人民共和国母婴保健法实施办法. 2001.

6. 丘祥兴，等. 医学伦理学[M]. 北京：人民卫生出版社，2008.

7. 全国人大. 中华人民共和国侵权责任法. 2010.

8. 国家人口计生委科技司、全国计划生育生殖健康研究会. 孕前优生健康检查风险评估指导手册[M]. 北京：中国人口出版社，2013.

9. 国家卫生部. 孕前保健服务工作规范（试行）. 2007

10. 国家计生委. 国家免费孕前优生健康检查项目试点工作技术服务规范（试行）. 2010.

11. 国家人口计生委科技司. 孕前优生：优生咨询指南［M］. 北京：中国人口出版社，2010.

12. 江帆. 出生缺陷预防知识大全［M］. 北京：中国人口出版社，2009.

13. 左伋. 医学遗传学［M］. 北京：人民卫生出版社，2013.

14. 熊庆，等. 妇女保健学［M］. 北京：人民卫生出版社，2007.

15. 江苏省中西医结合学会生殖医学分会. 不孕不育诊疗流程手册［M］. 南京：南京大学出版社，2010

16. 曹泽毅. 中华妇产科学［M］. 第3版. 北京：人民卫生出版社，2014.

17. 曹泽毅. 中华妇产科学（临床版）［M］. 北京：人民卫生出版社，2010.

18. 谢幸，苟文丽. 妇产科学［M］. 第8版. 北京：人民卫生出版社，2013.

19. 熊承良. 临床生殖医学［M］. 北京：人民卫生出版社，2007.

20. 中华医学会. 临床技术操作规范计划生育学分册［M］. 北京：人民军医出版社，2004.

21. 张丽珠. 临床生殖内分泌与不育症［M］. 北京：科学出版社，2001.

22. Peter R. Brinsden. 体外受精与辅助生殖 Bourn Hall 诊所临床实践与实验室操作指南［M］. 北京：人民卫生出版社，2009.

23. 庄广伦主编. 现代辅助生育技术［M］. 北京：人民卫生出版社，2005.

24. 黄荷凤主编. 现代辅助生育技术［M］. 北京：人

民军医出版社，2003.

25. 朱志琼. 最新国内外不孕不育症临床诊治与辅助生育新技术及典型病例分析实用手册［M］. 天津：天津电子出版社，2004.